増刊 レジデントノート

Vol.17-No.11

整形外科の基本
救急での診察・処置に自信がつく！

高橋正明／編

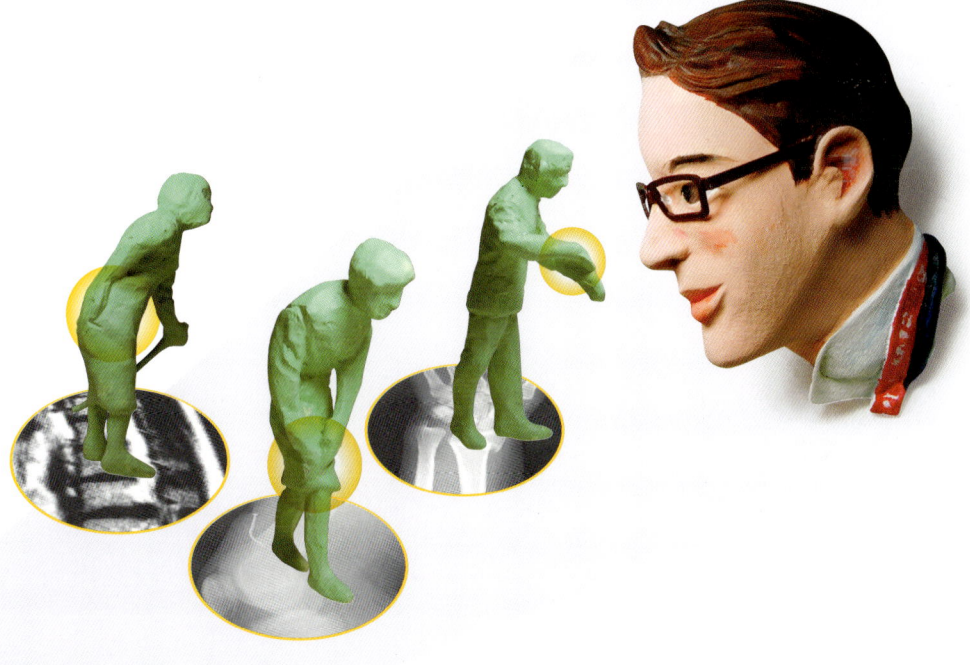

羊土社
YODOSHA

謹告

　本書に記載されている診断法・治療法に関しては，発行時点における最新の情報に基づき，正確を期するよう，著者ならびに出版社はそれぞれ最善の努力を払っております．しかし，医学，医療の進歩により，記載された内容が正確かつ完全ではなくなる場合もございます．

　したがって，実際の診断法・治療法で，熟知していない，あるいは汎用されていない新薬をはじめとする医薬品の使用，検査の実施および判読にあたっては，まず医薬品添付文書や機器および試薬の説明書で確認され，また診療技術に関しては十分考慮されたうえで，常に細心の注意を払われるようお願いいたします．

　本書記載の診断法・治療法・医薬品・検査法・疾患への適応などが，その後の医学研究ならびに医療の進歩により本書発行後に変更された場合，その診断法・治療法・医薬品・検査法・疾患への適応などによる不測の事故に対して，著者ならびに出版社はその責を負いかねますのでご了承ください．

序

　初期研修医の先生は，救急外来で整形外科的な主訴で受診する患者さんを診る機会が多いかと思います．しかしながら診療の際に知っておくべきことは，『適切な診察・診断・手技』，『画像読影のコツ』，『整形外科医にコンサルトするべき症例』，『帰宅後のリハビリや生活指導』などと多岐にわたります．その結果，当院の初期研修医からも，「診断の際，どのような病歴・身体所見に気をつけるべきか知りたい」，「読影しても骨折の有無がわからない」，「整復やシーネ固定がうまくできない」といった声が多く聞かれます．

　そこで本増刊号では，初期研修医が救急外来でよく出会う整形外科疾患に自信をもって対応できるよう，"整形外科診療の基本"についてできるだけ簡明に記載することを心がけました．

　第1章の【総論】は，病歴聴取・身体診察や画像診断のコツ，治療，リハビリなど，整形外科診療全般にわたって重要な内容を解説しています．特に診察技術だけでなく診察するうえでの『心構え』について重点的に記載しています．さらに第1章7には『クレーマー対応法』について，第1章8には医事法に規定されている『医師に望まれる行為および品位』についても言及しています．一見「今の俺達には不必要なこと」だと思う御仁がいるかもしれませんが，それらが役立つことがいつか日常診療のなかで出てくると思います．まずは救急外来を受診する患者さんの気持ちや精神的状態を把握して対応することが，不必要なトラブルを回避する第一歩になります．

　第2，3章の【各論】は，外傷性疾患と非外傷性疾患とに分けて初期研修医がよく出会う疾患の診察から診断，その後の対応までの流れ（まず何をすべきか，行うべき手技のコツなど）について解説しています．

　外傷性疾患では①当日に初期研修医の先生達に最低限実施してもらいたい処置などについて，②緊急性を要すため整形外科医にコンサルトした方がよい疾患などについて，非外傷性疾患では原因が明らかでない疼痛（腰背部痛，関節痛），発熱そして四肢麻痺などを主訴とした患者さんを診察したときに頭に浮かべるべき整形外科的疾患について記載されています．

　ここでの内容は「経験の少ない初期研修医の先生達が画像診断のみに重きをおき，診察や処置が疎かになってしまう場合もある」との声に答えるべく，まずは**丁寧な診察**を行うことの重要性を伝え，その後読者の方々の気になる**画像診断**についてしっかり解説し，これらの結果を受けた**適切で愛護的な処置・対応のしかた**を扱う，というスタンスにしました．

　最後に本書の執筆者の構成について書きます．【総論】は編者の高橋が患者さんと良

好な関係を築き不必要なトラブルを回避するための診察方法について記載しました．**【各論】は直接研修医を指導する立場にある中堅どころの整形外科医の先生に現場感覚を重視**して，初期研修医にぜひ知っていてもらいたい実践的な内容を中心に執筆してもらいました．これらの先生達は，東京医療センターの現および旧スタッフと以前編者が勤務していた静岡市立清水病院の当時のスタッフであり，私とともに救急外傷を中心に忙しく働いていた仲間達です．

　この増刊号を日々の診療の場で役立てていただければ幸いです．

2015年8月

国立病院機構東京医療センター　整形外科
高橋正明

増刊 レジデントノート

Vol.17-No.11

整形外科の基本
救急での診察・処置に自信がつく！

序 …………………………………………………………………高橋正明	3	(2017)
執筆者一覧 ………………………………………………………………	8	(2022)

第1章 整形外科診療の基本

1. **病歴聴取** …………………………………………………………高橋正明 10 (2024)
   1. 病歴聴取が患者とのファーストコンタクト 〜信頼関係の構築〜　2. 病歴から疑うべき疾患　3. いかにして有用な情報を聞き出すか？

2. **身体診察** …………………………………………………………高橋正明 18 (2032)
   1. 整形外科診察について　● Advanced Lecture：痛みの分類　2. 診察の基本について　● Advanced Lecture：特徴的な音のする疾患　3. 関節可動域計測について　4. 麻痺の診察について　5. 外来で実施する検査（画像検査を除く）

3. **画像診断** …………………………………………………………高橋正明 25 (2039)
   1. 単純X線像読影 〜ABCSおよびABCDESについて〜　2. X線オーダーについて　3.『○○ sign』や特徴的所見について　4. 見逃しやすい骨折について

4. **治療・処置** ………………………………………………………高橋正明 36 (2050)
   1. 創傷治療・処置について　● Advanced Lecture：破傷風トキソイドワクチンの追加接種　2. 骨折の治療・処置について　3. 脱臼（脱臼骨折）の治療・処置について　4. 感染性疾患の治療・処置について　5. 脊椎脊髄を原因とする麻痺性疾患の治療・処置について

5. **リハビリ・生活指導** ……………………………………………高橋正明 44 (2058)
   1. 帰宅させるときに説明すること（リハビリ・生活指導）　2. 入院治療させた場合のリハビリ・生活指導について

6. **小児や高齢者の整形外科診療の特徴** …………………………高橋正明 50 (2064)
   1. 小児診療　2. 高齢者診療の特徴

7. トラブル回避 ……………………………………………………高橋正明　57 (2071)
　　1. 院内トラブルは実際にどのような罪に該当するの？　2. 院内暴力について　3. 院内暴力の対応方法について

8. 医事法の知識 …………………………………………………高橋正明　62 (2076)
　　1. 応召義務（医師法第19条第1項）　2. 療養指導義務（医師法第23条）　3. その他の診療義務　4. 医師の品位とは　5. 医療事故について

第2章　外傷性疾患での対応

1. 創傷（皮膚，筋，腱，神経，血管損傷など）での対応
　① 上肢の創傷 ……………………………………………………堀内孝一　67 (2081)
　　1. 病歴聴取・身体診察　2. 画像診断　3. その後の処置・対応

　② 下肢の創傷 ……………………………………………………宇田川和彦　75 (2089)
　　1. 病歴聴取　2. 診察　3. 検査　4. 処置・患者説明　5. アキレス腱損傷

　③ コンパートメント症候群，挫滅症候群 ……………………宇田川和彦　80 (2094)
　　1. コンパートメント症候群　2. 挫滅症候群

　④ 切断肢，デグロービング損傷 ………………………………堀内孝一　85 (2099)
　　1. 病歴聴取・身体診察　2. 画像診断　3. その後の処置・対応　● Advanced Lecture：occlusive dressing

2. 捻挫での対応
　① 四肢の捻挫 ……………………………………………………藤田貴也　93 (2107)
　　1. 症例呈示　2. 病歴聴取・身体診察　3. 画像診断　4. その後の処置・対応　● Advanced Lecture

　② 脊椎の捻挫 ……………………………………………………加藤雅敬　98 (2112)
　　1. 病歴聴取・身体診察　2. 画像診断　3. その後の処置・対応　● Advanced Lecture

　③ 非骨傷性頸髄損傷 ……………………………………………加藤雅敬　103 (2117)
　　1. 症例呈示　2. 病歴聴取・身体診察　3. 画像診断　4. その後の処置・対応　● Advanced Lecture：頸髄損傷の病型分類

3. 骨折での対応
　① 上肢の骨折 ……………………………………………………佐々木 源　108 (2122)
　　1. 病歴聴取・身体診察　2. 画像診断　3. 治療方針　4. 症例呈示　● Advanced Lecture

　② 下肢の骨折 ……………………………………………………藤田貴也　120 (2134)
　　1. 症例呈示　2. 病歴聴取・身体診察　3. 画像診断　4. その後の処置・対応　● Advanced Lecture

　③ 脊椎の骨折 ……………………………………………………加藤雅敬　130 (2144)
　　1. 症例呈示　2. 病歴聴取・身体診察　3. 画像診断　4. その後の処置・対応　● Advanced Lecture

4. 脱臼での対応

① 上肢の脱臼 ·· 河野友祐 134 (2148)
　1. 肩関節脱臼　2. 肩鎖関節脱臼　3. 肘関節脱臼　4. 月状骨周囲脱臼（月状骨脱臼）　5. MP関節ロッキング　6. PIP関節脱臼

② 下肢の脱臼 ·· 武田勇樹 143 (2157)
　1. 外傷性股（膝）関節脱臼　● Advanced Lecture：股関節脱臼の合併症　2. 膝蓋骨脱臼
　● Advanced Lecture：膝蓋骨脱臼の病因　3. 足関節脱臼骨折

③ 脊椎の脱臼・脱臼骨折 ·· 藤吉兼浩 152 (2166)
　1. 頸椎の脱臼・脱臼骨折　2. 胸腰椎の脱臼・脱臼骨折　● Advanced Lecture：非骨傷性脊髄損傷

第3章　非外傷性疾患での対応

1. 化膿性関節炎 ·· 榮　利昌 162 (2176)
　1. 化膿性関節炎　2. 痛風，偽痛風などの結晶性関節炎　3. 症例呈示　4. 治療　5. 膝の関節穿刺のポイント　● Advanced Lecture：関節液による鑑別・診断

2. 軟部組織感染症（蜂窩織炎，壊死性筋膜炎） ································ 川上甲太郎 170 (2184)
　1. 病歴聴取・身体診察　2. 血液検査・細菌検査　3. 画像診断　4. その後の処置・対応
　● Advanced Lecture：重症軟部組織感染症の細分類

3. 明らかな外傷のない脊椎圧迫骨折 ··· 加藤雅敬 179 (2193)
　1. 症例呈示　2. 病歴聴取・身体診察　3. 画像診断　4. その後の処置・対応　5. 特に注意すべき症例（多発性骨髄腫）　● Advanced Lecture：骨粗鬆症性脊椎圧迫骨折に対する手術法

4. 明らかな外傷のない四肢麻痺 ··· 今林英明 187 (2201)
　1. 症例呈示　2. 病歴聴取・身体診察　3. 画像診断　4. その後の処置・対応　● Advanced Lecture

5. 腰痛，背部痛 ·· 今林英明 195 (2209)
　1. 症例呈示　2. 病歴聴取・身体診察　3. 画像診断　4. その後の処置・対応　● Advanced Lecture

● 索引 ··· 201 (2215)

執筆者一覧

■編　集

高橋正明　　　　　国立病院機構東京医療センター　整形外科

■執筆（掲載順）

高橋正明　　　　　国立病院機構東京医療センター　整形外科

堀内孝一　　　　　国立病院機構東京医療センター　整形外科

宇田川和彦　　　　国立病院機構東京医療センター　整形外科

藤田貴也　　　　　国立病院機構東京医療センター　整形外科

加藤雅敬　　　　　国立病院機構東京医療センター　整形外科

佐々木　源　　　　帝京大学医学部　整形外科学講座

河野友祐　　　　　国立病院機構埼玉病院　整形外科

武田勇樹　　　　　済生会横浜市東部病院　整形外科

藤吉兼浩　　　　　国立病院機構村山医療センター　整形外科

榮　利昌　　　　　国立病院機構東京医療センター　整形外科

川上甲太郎　　　　国立病院機構神奈川病院　整形外科

今林英明　　　　　防衛医科大学校　整形外科学講座

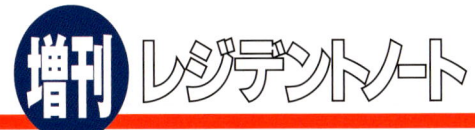

整形外科の基本
救急での診察・処置に自信がつく！

第1章 整形外科診療の基本

1. 病歴聴取

高橋正明

> **Point**
> ・診察は挨拶と自己紹介から始まる
> ・病歴聴取で患者との信頼関係を築く

はじめに

日本整形外科学会卒後研修ガイドラインには『診察する前の心構え』についての記載がある．

①医療行為に関する法律を十分に理解し遵守できる
②患者やその家族と良好な**信頼関係を確立**することができる
③病歴聴取に際して患者の社会的背景や**QOL に配慮**できる

これら3点を記憶に留めてほしい．ルーチンで聞く『既往歴，家族歴，内服薬，アレルギー，手術歴，飲酒歴，喫煙歴，職業歴』などは手短にポイントを押さえて，主訴と現病歴の聴取に集中する．

1. 病歴聴取が患者とのファーストコンタクト ～信頼関係の構築～

患者は何を期待して救急外来を受診するのだろうか？ 多くの場合『何とか現在の苦痛から解放してほしい』と期待して受診しているのではないだろうか？ たとえ疲れていてもイライラすることなく，医師は**慈愛の気持ちをもって**診察することが重要である．このことが患者との信頼関係を築く近道でもある．とにかく第一印象が大事である．
以下例をあげて解説する．

1 交通事故の被害者として受診する患者

加害者が原因で怪我を負わされている立場なので，加害者に対して**怒りの気持ち**をもって受診していることが多い．診察する医師は怪我の程度に関係なく『**大変な目に遭いましたね**』という気持ちをもって対応することが重要である．たとえ『**軽い打撲**』や『**軽い捻挫**』であっても**興奮状態**の患者は重大な痛みとして感じている．おざなりに扱い最初に悪い印象を患者に与えると，

あとあと転位のない骨折が判明したときなどは『苦情として返ってくる』ことがある．しかし真摯に対応していれば患者が不快に思う気持ちを軽減できる．

例えば私が通勤途中の交通事故（運転中の追突）の被害者になった場合を想像してみる．軽い頸椎捻挫でからだの痛み（頸部痛）は軽度だが，①事故処理のため当日予定の仕事がキャンセルになる（患者に迷惑をかける），②車の修理で通勤に車が使えなくなる（生活のペースが変化する），③診断書などの手続きが必要となる（面倒である），④今までに経験したことのない肩こりが出てくる（加害者に対して怒りの気持ちが出る），⑤予定していたレクリエーションを中止にする（加害者に対して怒りの気持ちが出る），などと**心の状態が不安定**になる．このことで仕事に集中できなくなり，思わぬミスを起こすこともあるだろう．そのようになると『**すべてを事故の責任**』にしてしまい，『**加害者が悪い**』と短絡的な思考をすることがあるかもしれない（このような患者を何人も診察し治療した記憶がある）．

❷ 長引く腰痛で受診する患者

長引く腰痛のため**不安感が増大**して救急外来を受診する患者がいる．話を聞くとすでに近くの医院を数件受診している．診断名を聞くと『わからない．X線検査では年齢的な変化だけで異常はないと言われた』という返事が返ってくる．医師側からすれば『それなら受診は必要ないでしょう，冗談じゃない』という気持ちになるかもしれないが，その気持ちは横において『**患者の不安を取り除くこと**』や『**救急外来は夜間・休日外来でないことの周知**』なども医師の仕事と**気持ちを切り替えて診察**するようにしてほしい．緊急性を要しない疾患（入院や緊急手術が必要でない）であることが確認できたら，あらためて整形外科外来受診の必要性を説明して帰すとよい．後日の検査で多発性骨髄腫が腰痛の原因であったと判明することもある．なかにはCTやMRI検査を希望する者もいるが，緊急検査の必要がなければ毅然とした態度で断る．まずはしっかりと診察することが重要である．

> ● **ここがポイント**
> 苦痛とは『**からだや心に感じる苦しみや痛み**』のことで，からだについては注意深く診察するが，**心**に関しては忘れがちになる．例えば『交通事故による頸椎捻挫』や『慢性腰痛症』などで，どのような**心配ごと**や**悩みごと**が患者に起こってくるのか想像してみる．実は患者自身も**これらのことに気づいていない**ことが多い．

2. 病歴から疑うべき疾患（表）

病歴を聞いただけで容易に診断がついたり，疑うべき疾患を推測できたりすることがある（表，図1〜3）．

以下具体例をあげる（症例1〜6）．

表　病歴から疑う疾患

		受傷機転	呼称	診断名
major traumaによる	上肢	突き指してDIPが伸展できない	槌指（骨性マレット）	伸筋腱末節骨付着部での腱断裂または剥離骨折（図1）
		看板を握り拳で殴ったときに拳（尺側）に強い痛みが出現	ボクサー骨折	小指中手骨頸部骨折
		寝ている子を起こそうと手をひっぱってから腕を動かさない		肘内障
		子どもが雲梯から転落して手をついてから肘痛が出現		上腕骨遠位部骨折
		投球時に上腕痛（ボキッと音がする）が出現	投球骨折	上腕骨骨幹部骨折（overuseが原因のこともある，図2）
		腕相撲中に上腕痛が出現	腕相撲骨折	上腕骨骨幹部骨折（overuseが原因のこともある，図2）
	下肢	足を捻った（回外）	下駄骨折	第5中足骨基部骨折
		運動中，足首を後ろから蹴られたような感じ		アキレス腱断裂
		短距離走のスタートダッシュ時の股関節前面の激烈な痛み		上・下前腸骨棘骨折（図1）
		歩行者が走行中の車のバンパーに下腿部を当てられ受傷	バンパー骨折	下腿骨骨折
		車運転中の事故で膝をダッシュボードに打ち付けて受傷	ダッシュボード損傷	股関節脱臼骨折，膝蓋骨骨折，後十字靱帯損傷
	脊椎・脊髄	シートベルト装着者に見られる車運転中の衝突事故	シートベルト骨折	脊椎骨折（水平に入る骨折線），チャンス骨折ともいう
		高齢者が前のめりになり顔面から転倒し受傷		中心性頸髄損傷（非骨傷性頸髄損傷）
		高所から転落		脊椎破裂骨折，踵骨骨折など
overuseによる		過度の投球練習による右肩の痛み（少年）	リトルリーガーズショルダー	上腕骨近位端骨端損傷
		過度のマラソン練習による足の痛み	行軍骨折	第2，3中足骨骨折（軍隊の長距離行軍訓練で多発）
		過度の運動が原因で生じる膝周辺の痛み	ジャンパー膝	膝蓋靱帯炎
			ランナー膝	腸脛靱帯炎
		過度の運動が原因で生じる下腿内側の痛み	シンスプリント	脛骨過労性骨膜炎
		長引く咳嗽による肋骨部痛		肋骨骨折
非外傷性		中高年者に夜間突然生じる激烈な肩の痛み		肩石灰性腱板炎（図3）
		中高年者に夜間突然生じる激烈な母趾の痛み		痛風発作（図1）
長時間の圧迫による		新郎が新婦に腕枕をしたまま寝入る	ハネムーンパルシー	橈骨神経麻痺
		部屋で数時間倒れていて下になっていた側の上下肢の麻痺出現		挫滅症候群，クラッシュ症候群

DIP：distal interphalangeal joint

槌指（突き指の一種）	痛風発作	スタートダッシュ
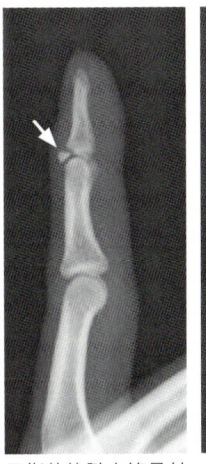	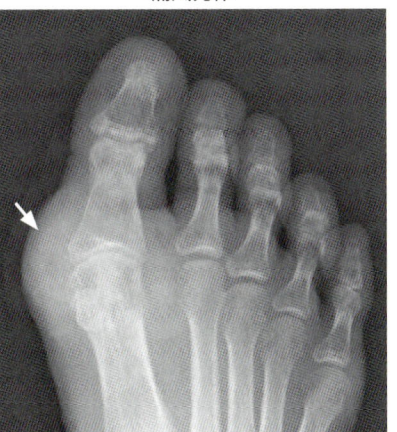	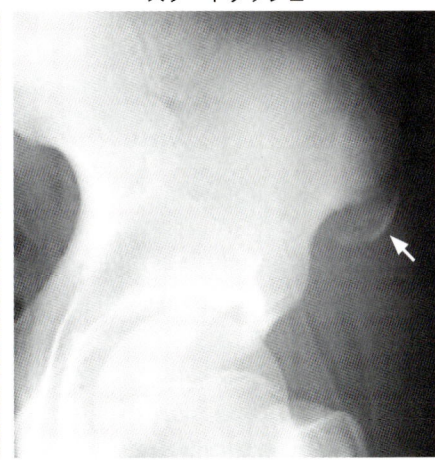
示指伸筋腱末節骨付着部での剥離骨折	母趾MTP関節に尿酸結晶	上前腸骨棘骨折
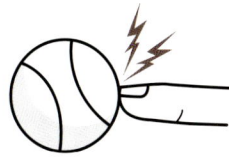	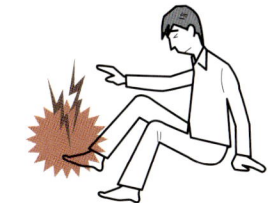	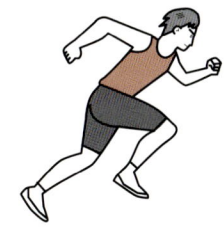

図1　病歴から疑う疾患（槌指，痛風発作，上前腸骨棘骨折）

1 高所からの転落

症例1
20歳，女性．
【主訴】転落外傷．
【現病歴】マンションの5階から飛び降り受傷．

　マンション5階ならおおよそ12 mの高さから飛び降りたことになる．そして飛び降りた場所が『コンクリート』，『土』，『芝生』の上かによって衝撃は異なる．また地面に衝突した肢位によって骨折する部位が異なる．くまなく全身をチェックする必要があるので全身CT撮影が行われる．まず脊椎骨折，肋骨骨折，骨盤骨折の有無を丹念に調べる．次に疑われる四肢骨折（特に踵骨粉砕骨折）部位を単純X線検査で確認する．

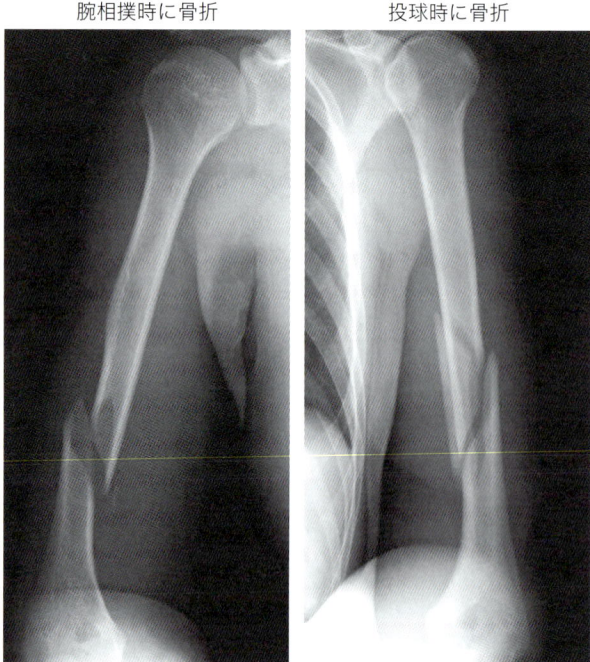

腕相撲時に骨折　　投球時に骨折

図2　病歴から疑う疾患（腕相撲骨折，投球骨折）

❷ 腕相撲中の上腕痛

症例2
25歳，男性．
【主訴】右上腕痛．
【現病歴】腕相撲中にボキッと音がした後から右上腕痛が出現．

　最も疑うべき疾患は上腕骨骨幹部骨折．上腕骨2方向のX線オーダーを出して骨折の有無を確認する．この受傷機転によって生じる骨折には腕相撲骨折（図2）と名前がついている．同じように投球動作により生じる上腕骨骨幹部骨折は投球骨折と呼ばれている．

❸ 誰かに蹴られたような衝撃後の足関節痛

症例3
30歳，男性．
【主訴】右足関節痛．
【現病歴】サッカーの試合中に踵を誰かに蹴られたような衝撃を感じた直後から足関節痛が出現．

　最も疑うべき疾患はアキレス腱断裂．『後ろから物をぶつけられた感覚』，『バットでふくらはぎを叩かれた感覚』，『バチッと音がした』と表現する患者もいる．アキレス腱部を診察して陥凹の有無の確認やThompsonテスト（第2章1-②，pp75〜79）を試してみよう．

4 マラソン練習による1カ月前からの足部の痛み

症例4
15歳，男性．
【主訴】左足痛．
【現病歴】マラソン練習で連日10 km走行をしていたが1カ月前から足部に痛みが出現．そのまま様子を見ていたが痛みが軽快しないので不安になり受診．

最も疑うべき疾患は足部（中足骨骨幹部）の疲労骨折．スポーツの過度の練習によって起こることが多い．軍隊の行軍訓練（長時間の歩行）で足の中足骨に起こる疲労骨折として知られており，行軍骨折と呼ばれる．

5 朝起きたら右手指が伸ばせない

症例5
60歳，男性．
【主訴】右手指伸展障害．
【現病歴】朝起きたら右手指をまっすぐに伸ばせないことに気づき受診．机に伏せて寝てしまったという．

最も疑うべき疾患は橈骨神経麻痺．新郎が新婦に腕枕をしたまま寝入ってしまい，翌朝目が覚めたら手指を伸ばせなくなっていることから『ハネムーンパルシー』と名付けられている．原因は一晩中新婦の頭の重みで上腕骨後方正中部を通る橈骨神経が，ベッドに圧迫され続けたことによる．また週末に仕事から解放されてお酒を飲んだときに，日頃の疲れが出て座席の仕切り板に寄りかかったまま30分ほど寝入ってしまった結果，橈骨神経麻痺を起こす人もいる．以前はサタデーナイトパルシーと呼ばれていたが，週休2日制が多い現在ではフライデーナイトパルシーの方が適切な言葉である．

6 睡眠中に突然出現した肩の激烈な痛み

症例6
45歳，女性．
【主訴】右肩関節痛．
【現病歴】突然睡眠中に激烈な右肩関節痛が出現．強い痛みが途切れることなく続くため受診．

最も疑うべき疾患は石灰性腱板炎．突然の激しい痛みのために，前日まで普通に動かせた肩関節をほとんど動かせなくなるのが特徴である．肩関節2方向（正面・側面）撮影のX線オーダーを出して石灰の有無を確認する．ときに石灰沈着部位が骨陰影と重なると見えにくくなるので，最初から4方向撮影（正側＋内外旋）をオーダーすることもある（図3）．40～50歳代の中年女性に多く，肩腱板内に沈着したリン酸カルシウム結晶が溶け出すときに疼痛が生じる．石灰の存在が確認できないときは，稀だが特発性関節血腫や化膿性関節炎などの疾患を考える．

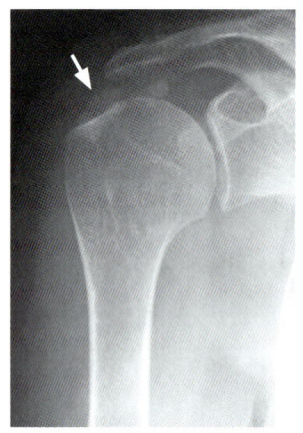
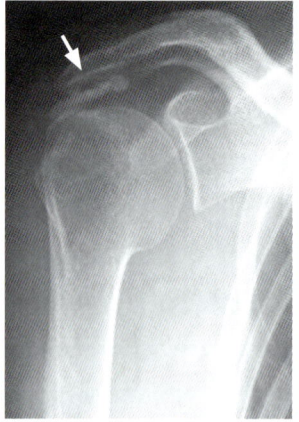

（正面像）中間位　　　　　　（正面像）外旋位

図3　石灰性腱板炎（単純X線像）
石灰沈着部位（⇨）

3. いかにして有用な情報を聞き出すか？

　患者はわれわれが期待する有用な情報をいつも提供してくれるわけでない．そこで**誘導尋問的に情報を聞き出す**テクニックが必要になる．日常診療のなかで患者から『言われてみれば，そのようなことがありました』と答えが戻ってくることをたびたび経験する．特に外傷を原因としない痛みの場合では，日常生活のなかから『**いつもと異なる行動を見つけだす**』ことからはじめる．話をしていて感じることは，医師が『**いつもと異なる行動**』と判断する内容が，患者にとっては『**いつもと同じ行動**』だと感じていることが多々あることだ．質問の内容は，

　『最近家事は大変ですか』，『家の掃除をしましたか』，『仕事は忙しいですか』，『何か運動をしていますか』，『何か趣味をもっていますか』，『買い物に出かけましたか』，『旅行に出かけましたか』

などである．『いつも掃除をしているが，そういえば一昨日庭の草むしりをした』，『買い物に出かけているが，そういえば電車に乗って遠くのデパートまででかけた』などと答えが返ってくることがある．他には

　『旅行に出かけたなら，長距離移動による腰痛』，『試験前なので必死に勉強をしたなら，長時間の座位姿勢による頸部痛や腰痛』，『運動を勧められ2kmのウォーキングをはじめたなら，歩行による股関節や膝関節痛』，『葬儀告別式に参列したなら，式の間長時間立っていたことによる股関節や膝関節痛』

などもよくあるエピソードである．

文献・参考文献

1) 「研修医のための整形外科診療これだけは！ 第2版」（高橋正明/編），医学書院，2014
2) 「STEP整形外科 第4版」（高橋正明/監），海馬書房，2013
3) 「整形外科研修なんでも質問箱145」（冨士武史，他/編），南江堂，2007
4) 「教えて！ 救急 整形外科疾患のミカタ」（斉藤 究/編），羊土社，2014

プロフィール

高橋正明（Masaaki Takahashi）
国立病院機構東京医療センター 整形外科医長
1984年慶應義塾大学医学部卒業．
専門：肩関節外科および脊椎外科．
他に慶應義塾大学医学部整形外科非常勤講師，東京医療保健大学臨床教授．
著書（編集，監修）：『研修医のための整形外科診療これだけは！ 第2版』（医学書院），『STEP整形外科 第4版』（海馬書房）．

第1章 整形外科診療の基本

2. 身体診察

高橋正明

Point

- 五感を研ぎ澄まして診察する
- 会話中は必ず相手の顔をみる
- 痛みのある部位は必ず見て触って確認する

はじめに

診察する部位が衣類で隠れているなら，外傷性疾患や非外傷性疾患を問わず衣類を脱がすことからはじめる．時間を惜しんで服の上から診察を行うと思わぬ落とし穴が待っている．

1. 整形外科診察について

整形外科は**運動器**を専門とする科である．運動器とは体を動かすために必要な部分のことで，①骨（支持），②関節（動きを与える），③腱と靱帯（動きの伝達と制動），④神経と筋肉（動かす）で構成されている．学生時代におそらく勉強しなかった（？）筋骨格および神経血管系の解剖に精通することが基礎になる．解剖に加え，主訴も診察において重要となる．

主な整形外科的疾患の主訴
①痛い，②動きが悪い，③ずれる，④力が入らない，⑤変形している，⑥しびれる，など

では診察をはじめよう．何も難しく考える必要はない．診察は患者の外観の変化を見つけて，体に触れることからはじまる．

1 交通外傷

40代の男性の患者が診察室に運ばれてきた．**右側の大腿部を痛がっている．**破れたズボンを脱がしてみると，右大腿部は大きく腫れて変形している．皮膚には打撲痕が認められる．この状態を見て賢明な先生達は**大腿骨が折れている**のではないかと判断できる．慎重に大腿骨を持ち上げてみると関節でない部分での動きと同時にゴリッと音がする．骨折で間違いないと確信してX線オーダーを出す．また痛がっている部分だけでなく膝関節の腫れに気づくのもこの大腿部の診察

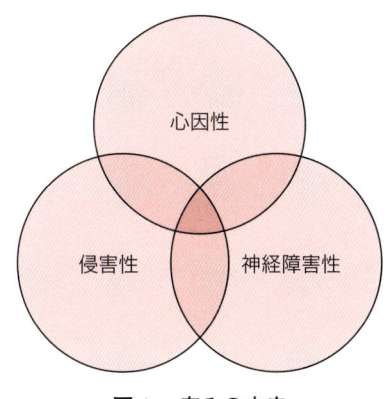

図1　痛みの由来

の延長線上にある．

　外傷で重要なことは，骨の損傷，関節の損傷，腱と靱帯の損傷，神経と筋肉の損傷など運動器を構成する器官の損傷を評価することである．しかし救急外来での診察だから細かな診断までが必要なわけでない．この例では，大腿骨骨折の診断をつけて骨折部を適切に固定できればよい．膝に骨折が認められなければ，膝の損傷の評価については後日整形外科医に任せる．

2 腰痛

　高齢者の患者が車椅子で診察室に入ってきた．『1週間以上続く強い腰痛で動くことも大変』と訴えるが，1週間も継続する強い痛みにしては**患者の表情は穏やかである**．私はこのような場合，話を聞いているときに『**目の力**』と『**声の力**』に注意を払い観察する．力があると感じたなら，『痛みを感じているが緊急性を要するものはまずないだろう』と判断する．そして腰痛の部位，下肢麻痺の有無（座った状態で膝屈伸，足関節底背屈，知覚），などを確認して腰椎単純X線検査へと進めていく．

　ここで大事なことは『**痛みの由来（図1）**』である．痛みは自覚症状であり客観的に評価することは困難である．**医師にとって大袈裟だと思う痛み**であっても，**患者にとっては大変な痛みであることを決して忘れてはいけない**．実際，心因性の痛みで受診する患者が多く『外来が忙しくなってしまう…』と思うこともあるかもしれないが，決してないがしろにしてはいけない．特に心因性の痛みと診断するのは難しく，整形外科的疾患のみならず精神科を除く他疾患を除外する必要がある．

●ここがポイント

しっかりと相手の顔を見なければ『目の力』はわからない．『死んだ魚のような濁った目』ならば精気を感じられず危険な状態である．少なくとも顔を見ることで，『（コンピューター操作のため）よそ見をしながら診察する医師』と悪印象を与えることはない．（これができないと，投書箱に『○○医師は全く顔を見ないで診察する』と書かれた手紙が入ることがある．）

Advanced Lecture

■ 痛みの分類

痛みは，**神経障害性疼痛**，**侵害性疼痛**，**心因性疼痛**，それぞれが複雑に混ざり合った**混合性疼痛**に分けることができる．神経障害性疼痛でNSAIDsによる鎮痛効果がないときには，プレガバリン（リリカ®）やトラマドール塩酸塩/アセトアミノフェン配合剤（トラムセット®）などが効果を発揮することがある．頑固な慢性腰痛を主訴として整形外科を受診する患者のなかには，心因性疼痛の患者が意外と多くいる．

2. 診察の基本について

診察の基本は視診および触診である．診断をつけるのに有用な徒手検査は数多くあるが今すぐ覚える必要はない．救急外来で重要なことは『緊急性がありコンサルトが必要』と『緊急性はなく自分で処置可能』を区別できることである．当然それなりの技術と知識が必要であり，1年目と2年目の初期研修医で対応できる範囲は変わってくる．自分の力量を知ることが必要になる．

●ここがポイント

自分の力量を認識できているか否かが，『安心して仕事を任せることができる優秀な医師』と『危なっかしくて仕事を任せることができない医師』との境目になる．上級医は最初から研修医が何でもできると思っていない．『上手にコンサルトできる』能力を身につけることは臨床医にとって重要である．

■ 診察室に入ったときからすでに身体診察は始まっている

以下に診察のポイントを示す．

1）視診：皮下出血の有無，打撲痕・開放創の有無，腫脹の有無など
2）触診：圧痛の有無，浮腫の有無，熱感の有無など
3）嗅診：主として創部の臭い（感染症では各種細菌に特有の臭気がある）
4）聴診：関節を動かすときの音，腱が擦れ合う音など

1）視診

視診は診察室に入ったときから始まっている．歩容や仕草に注意を払い，痛みや変形を訴える部位の皮膚の状態を見る．

2）触診

痛みを訴える部位の圧痛，熱感，そして腫れなどを実際に手で触れて感じとる．

3）嗅診

ガーゼや服に滲出液がついているなら，その臭いを嗅いでみる．独特な腐敗臭だったらまず感染している．

4）聴診

　診察中に骨折部を動かしてしまい，痛みと同時に『ゴリッ』と音が出てしまったら軟部組織の損傷を拡大する恐れがあるので，できるだけ愛護的に扱うように注意する．関節を動かしていてポコッと音がするだけで痛みを伴っていなければ病的なものとして通常扱わないが，痛みを伴う場合は原因を調べて手術治療することがある．膝関節における半月板損傷や棚（滑膜ひだ）障害などが有名である．前腕部の腱鞘炎で痛みとともにギシギシと音がする疾患もある．

●ここがピットフォール
若い女性を診察するときは，男性医師は1人で診察せずに必ず女性の看護師を傍に呼んで診察をはじめる．特に服を脱がす必要があるときは，このことを忘れてはいけない．思わぬトラブルに巻き込まれることがあるのでご注意！

Advanced Lecture

■ 特徴的な音のする疾患

　手首を動かすたびに前腕部背側に痛みと同時にギシギシと音（油が切れた機械）がする腱鞘炎がある．長母指外転筋・短母指伸筋腱移行部が長・短橈側手根伸筋腱と交差する部位に生じる（腱交叉症候群）．

3. 関節可動域計測について

　『膝の動きが悪い』と訴えて受診する患者がいる．どれくらい悪いのだろう？例えば自動可動域は20〜90°，他動可動域は20〜90°と診療録に記載されていれば，整形外科医ならすぐに状態を把握できる（正常なら自動可動域・他動可動域ともに0〜130°のためかなり悪い）．では動きを悪くする原因にはどのようなものがあるのか？『疼痛』，『麻痺』，『拘縮』などを考える．疼痛が原因なら痛みを取り除けば動かすことができるはずである．神経麻痺や筋肉損傷などで関節を動かす動力源がだめなら自動可動域は制限されることとなる．理由はともかく関節を動かさない期間が長くなれば，関節拘縮状態になり自動および他動での関節可動域が制限される．無理をして他動で動かそうとすると痛みが出る．

簡単な関節可動域の診察方法

必要なら徒手筋力検査も行う．
- **椅子に座らせて**，自動および他動での**上肢**関節可動域チェック
  肩の動きは万歳ができるか？
  肘の屈伸ができるか？
  手指はグーパーができるか？
- **ベッドに寝かせて**，自動および他動での**下肢**関節可動域チェック
  （下肢の診察は関節可動域以外の診察を行ううえで寝かせて行う方が楽な場合が多い）
  股関節屈曲ができるか？（仰臥位）
  膝の屈伸ができるか？（仰臥位）
  足関節の底背屈ができるか？（仰臥位）

4. 麻痺の診察について（図2）

『手に力が入らない』，『歩けない』，『両手がしびれる』，『足の裏に違和感がある』などの患者に対し，麻痺の診療を行う．整形外科的には外傷なら脊椎脊髄損傷，非外傷性なら脊椎疾患や絞扼性神経障害などを疑い診察する．

■ 麻痺の診察手順

筆者の手順を以下に示したが，確認する手順は各人が決めておくことを勧める．**筋力**は筋節を頭に浮かべて徒手筋力テストを行うが，最低でも重力に抗することができるか（5，4，3），重力に抗することができないか（2，1，0）は確認する．**感覚**は皮膚分節を頭に浮かべながら触覚を調べて，正常，鈍い，感覚なしくらいの3段階に分ける．深部腱反射は反射亢進の有無を調べる．

1）上肢：運動→感覚→深部腱反射
2）体幹：感覚
3）下肢：運動→感覚→深部腱反射

1）上肢
運動（バンザイC5→肘の曲げC5，伸ばしC7→手関節背屈C6→手指グーパーC7, C8, Th1，図2），感覚（なでるように，上腕外側→手→上腕内側），深部腱反射（上腕二頭筋腱および三頭筋腱反射）

2）体幹
感覚（なでるように，乳頭Th4→剣状突起Th7→臍Th10→鼠径部Th12，図2）

3）下肢
運動（股関節屈曲L2→膝曲げL5，伸ばしL3→足関節底背屈L4），感覚（大腿外側→足→大腿内側），深部腱反射（膝蓋腱およびアキレス腱反射）

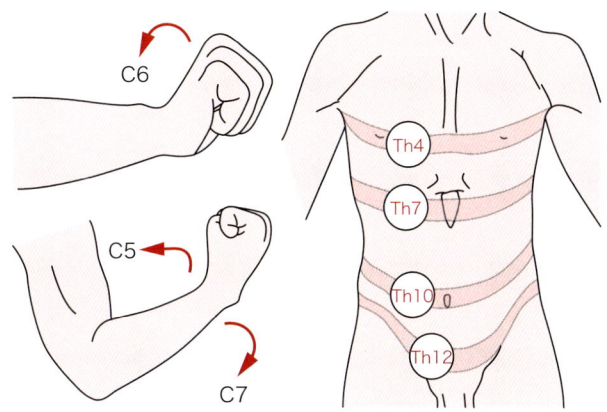

図2 麻痺をみるのに覚えたい運動および神経支配

5. 外来で実施する検査（画像検査を除く）

1 血液生化学検査

　日常診療で整形外科医が血液生化学検査をオーダーすることは非常に少ない．ではどのようなときに救急外来で検査をオーダーすればよいのだろうか？以下の疾患を疑うときに検査をすることを勧める．

①外傷〔（汚染創，開放骨折，1,000 mL以上の出血が予想される骨折（挫滅症候群など）〕
②軟部組織感染症（蜂窩織炎，壊死性筋膜炎，ガス壊疽）
③化膿性関節炎，結晶誘発性関節炎，痛風，偽痛風
④化膿性脊椎炎，化膿性椎間板炎，硬膜外膿瘍
⑤悪性骨腫瘍，がんの骨転移

　主に**末梢血，赤沈，CRP**などを調べる．感染している場合は，通常WBC増加・CRP上昇・赤沈亢進を認める．骨盤骨折や開放骨折などで大量出血が予想される場合は，輸液・輸血実施の指標の1つとしてRBCを確認する．その他，筋肉の挫滅や壊死では**クレアチンキナーゼ（CK）**の上昇，悪性骨腫瘍やがんの骨転移では**血清アルカリホスファターゼ（ALP）**の上昇を認める．

●ここがポイント
骨折部位による出血量の目安は，
骨盤2,000 mL，大腿骨1,000 mL，下腿骨500 mL，上腕骨300 mLである．
開放骨折になると1.5〜2.0倍の出血量を予想する．

2 関節液検査

　関節腫脹を認めたとき関節内に液が貯留していることがある．このようなときに関節穿刺を行い**関節液の性状**を調べる．膝関節を穿刺することが最も多いので簡単に説明する．膝関節伸展位

（または軽度屈曲位）で仰臥位にした患者の膝蓋骨近位外側縁から皮膚消毒後に穿刺を行う（**第3章1**，pp162～169）．通常局所麻酔は行わない．

正常時は関節内に約4 mLの液が存在するが，病的で多いときは約50 mLの関節液を吸引することができる．正常は**淡黄色透明**である．外傷により**赤色血性**であれば関節内骨折を疑う．脂肪滴が存在していれば骨折でほぼ間違いない．**黄色混濁膿性**では細菌感染を疑う．ただし偽痛風や結晶性関節炎との鑑別は困難である．

外観性状を確認した後，感染を疑うときはグラム染色，培養検査を施行する．黄色ブドウ球菌が起炎菌としては最も多い．結晶誘発性関節炎を疑うときは，**偏光顕微鏡検査**で痛風による尿酸塩結晶（針状結晶），偽痛風によるピロリン酸カルシウム結晶（単斜または三斜結晶：長方形・立方形・菱形・棒状）の存在を確認する．

3 ABPI（ankle brachial pressure index）測定検査

外傷以外の下肢痛の原因として神経性と血管性を鑑別する必要がある．整形外科医は神経性の下肢痛を見つけるのは得意だが，ときとして血管性の下肢痛を見逃すことがある．**足の冷感や足背動脈の拍動が減弱または消失**していればABPIの検査を行うことを勧める．ABPIとは足関節血圧を上腕血圧で割った値で，正常では1以上だが下肢の動脈閉塞があれば0.9以下になる．阻血の状態にもよるが緊急手術が必要となる場合もある．

おわりに

患者の訴えに耳を傾け丁寧に診察することが重要である．

文献・参考文献

1)「研修医のための整形外科診療これだけは！　第2版」（髙橋正明/編），医学書院，2014
2)「STEP整形外科　第4版」（髙橋正明/監），海馬書房，2013
3)「整形外科研修なんでも質問箱145」（冨士武史，他/編），南江堂，2007
4)「教えて！救急　整形外科疾患のミカタ」（斉藤 究/編），羊土社，2014

プロフィール

髙橋正明（Masaaki Takahashi）
国立病院機構東京医療センター　整形外科医長
詳細は第1章-1参照．

第1章 整形外科診療の基本

3. 画像診断

高橋正明

Point

- 四肢の単純X線像はABCS（配列・骨・軟骨・軟部組織）を確認しながら読影する
- 脊椎の単純X線像はABCDES（配列，骨，脊柱管，椎間板，腱・靱帯付着部，軟部組織）を確認しながら読影する

はじめに

整形外科診療における画像診断の基本は単純X線像の読影である．Pointに記したチェック項目（ABCSまたはABCDES）を1つずつ確認しながら読影することが重要となる．『○○sign』や『特徴的な名前』がついている所見は覚えてみよう．実際に臨床の場で○○signを見つけて診断に役立てることができると，今まで以上に画像読影に興味をもつきっかけになる．

1. 単純X線像読影 〜ABCSおよびABCDESについて〜

1 四肢のABCSとは（図1）

四肢ではA（alignment：配列），B（bone：骨），C（cartilage：軟骨），S（soft tissue：軟部組織）に着目して読影する．具体的には以下にあげる点などを確認する．

A：骨相互の位置関係
B：骨皮質の連続性の有無・骨梁の乱れの有無・変形
C：関節裂隙の狭小化の有無
S：軟部組織の腫脹の有無

図1で実際に四肢のABCSについて説明する．

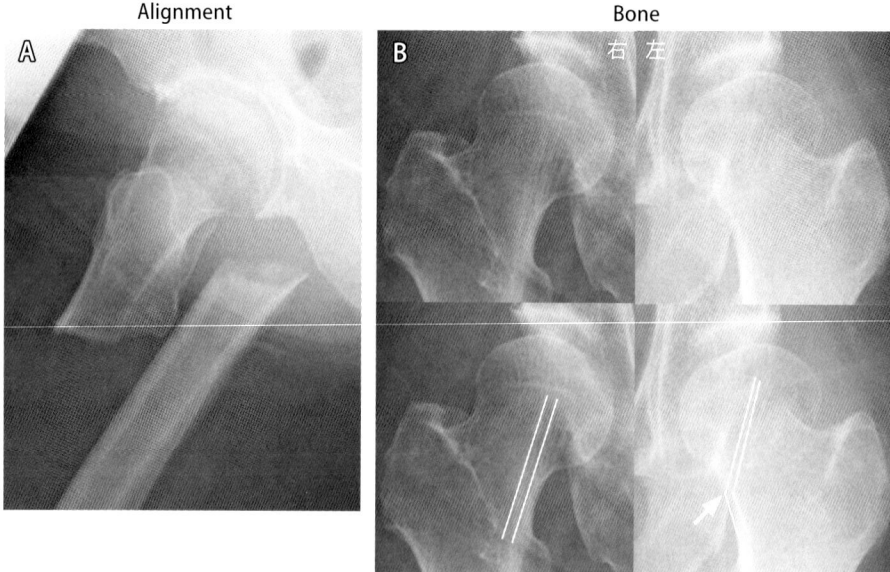
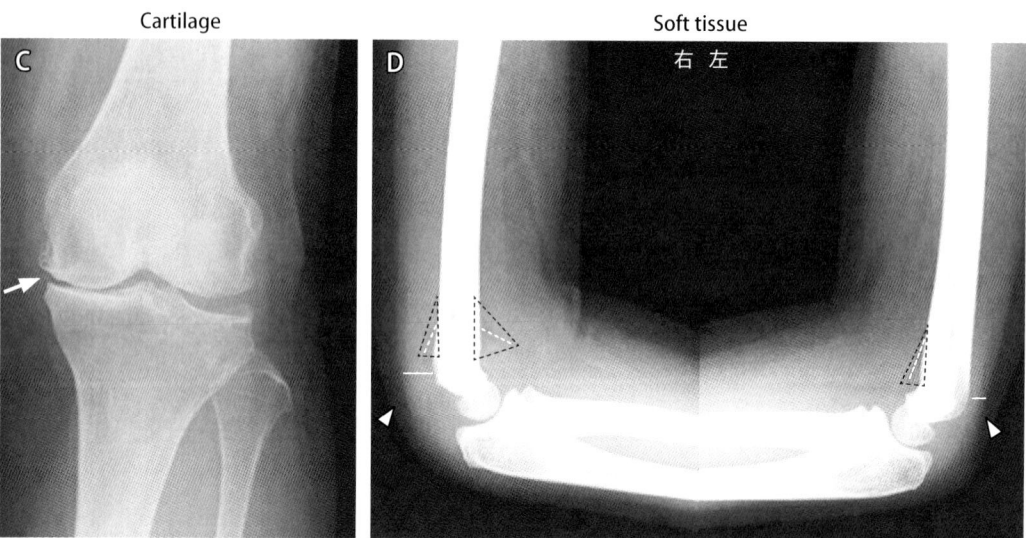

図1 四肢のABCS
A）大腿骨転子下骨折
B）左大腿骨頸部骨折．骨梁の乱れ．右側が正常で直線であるが左側の骨折側では"くの字"に曲がっている
C）変形性膝関節症
D）右肘関節血腫（明らかな骨折なし）

1）Alignment（図1 A）
大腿骨転子下骨折．右大腿骨転子下部は骨折により骨相互の位置関係にズレが生じている．

2）Bone（図1 B）
大腿骨頸部骨折．左大腿骨頸部に骨皮質の連続性が途絶えていて⇨の部位に骨折があることがわかる．また右側と比べて左側骨頭内の骨梁（ ━ ）に乱れが存在し，骨頭は外反変形（骨梁が"くの字"）している．

3）Cartilage（図1 C）
変形性膝関節症．左膝関節内側の関節裂隙狭小化を認める（⇨）．

4）Soft tissue（図1 D）
右肘関節血腫．明らかな骨折は見られていない．通常肘関節屈曲位で前方の脂肪組織は見えるが，後方の脂肪組織は肘頭窩に隠れるために見ることができない．━ はＸ線側面像で透亮像として黒く見える脂肪組織を示している．ヨットの帆を上げたように**透亮像が前後に開いて見えるとき**（図1 D 右肘）は，関節内貯留液により脂肪組織が浮き上がった状態を示している（fat pad signまたはsail sign）．図1 D ▷ で示した白実線は肘後方の軟部組織の幅を示している．"fat pad sign"を認める患側（右肘）の白実線が健側（左肘）より長くなっている（図1 D ▷ ）のが読みとれる．もちろん肉眼的には患側の肘は腫れた状態である．

2 脊椎のABCDESとは（図2）

脊椎ではA（alignment：配列），B（bone：骨），C（canal：脊柱管），D（disc：椎間板），E（enthesis：腱・靱帯付着部），S（soft tissue：軟部組織）に着目して読影する（図2）．具体的には以下にあげる点などを確認する．

> A：脊椎の配列異常の確認（正常な頸椎は中間位側面像で生理的な前弯を呈している，脊椎すべりの有無など）
> B：骨の状態（骨折，骨粗しょう，骨破壊，骨硬化，骨透亮，溶骨などの変化）
> C：脊柱管の狭窄の有無
> D：椎間板腔の狭小化の有無
> E：靱帯付着部の骨化の有無
> S：軟部組織の腫脹の有無

図2で実際に脊椎のABCDESについて説明する．

1）Alignment（図2 A）
首下がり症．頸椎中間位側面像で生理的前弯が消失して著明な後弯変形（ ━ ）を呈している．

2）Bone, Disc（図2 B）
第2腰椎圧迫骨折．L2腰椎側面像で前壁の高さが後壁の高さと比較して1/2の高さに減じている（⇨）．またL3/4椎間腔狭小化を認める（→）．

3）Canal, Enthesis（図2 C）
頸椎後縦靱帯骨化症．C2からC4にかけて後縦靱帯の骨化像を認める（⇨）．同部では脊柱管の狭窄を認める．

4）Soft tissue（図2 D）
化膿性脊椎炎．白線は上が後咽頭腔幅，下が気管後腔幅を示している．咽後膿瘍により腔の幅

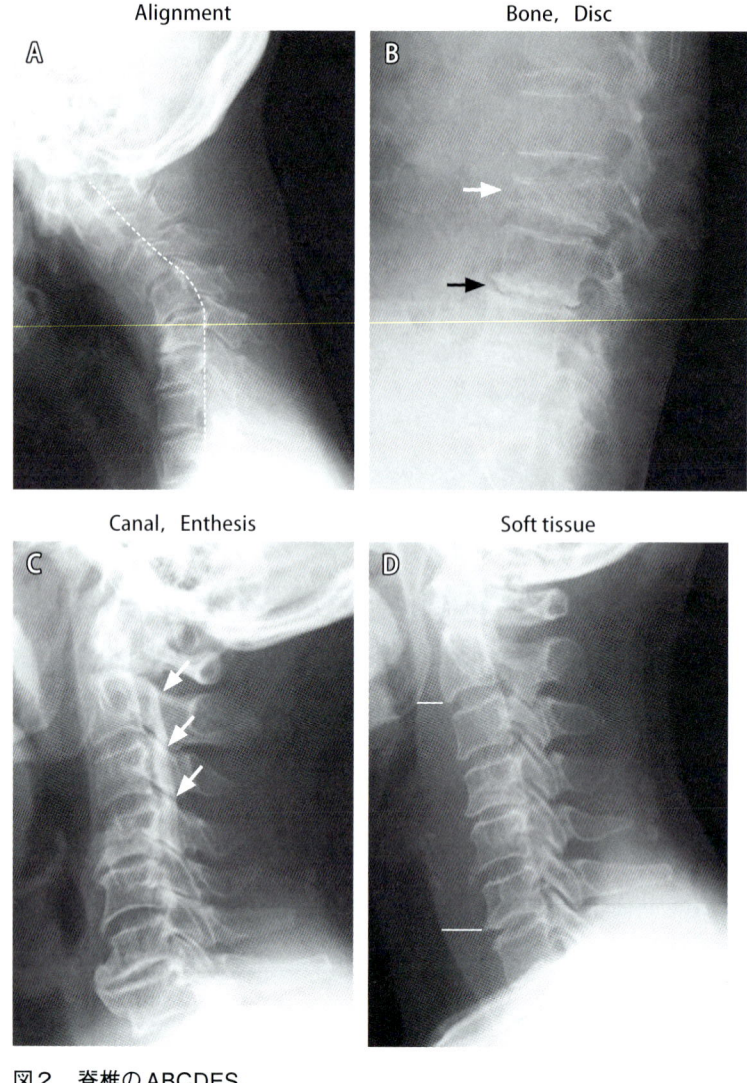

図2 脊椎のABCDES
A) 首下がり症，B) 第2腰椎圧迫骨折，
C) 後縦靭帯骨化症，D) 化膿性脊椎炎（膿瘍）

が拡大している．

2. X線オーダーについて

X線オーダーは**正側2方向**撮影が基本である．読影に自信がなく骨折を見逃したくないなら**斜位2方向**（図3）を追加する．

余談になるが，骨折を確認することができれば問題ないが，確認できなくても臨床症状から骨折を疑っている場合は『**骨折はありませんでした**』と断言しない方が無難である．救急外来では『**臨床症状（疼痛，圧痛，腫脹など）から判断すると骨折を否定することができないので骨折とし**

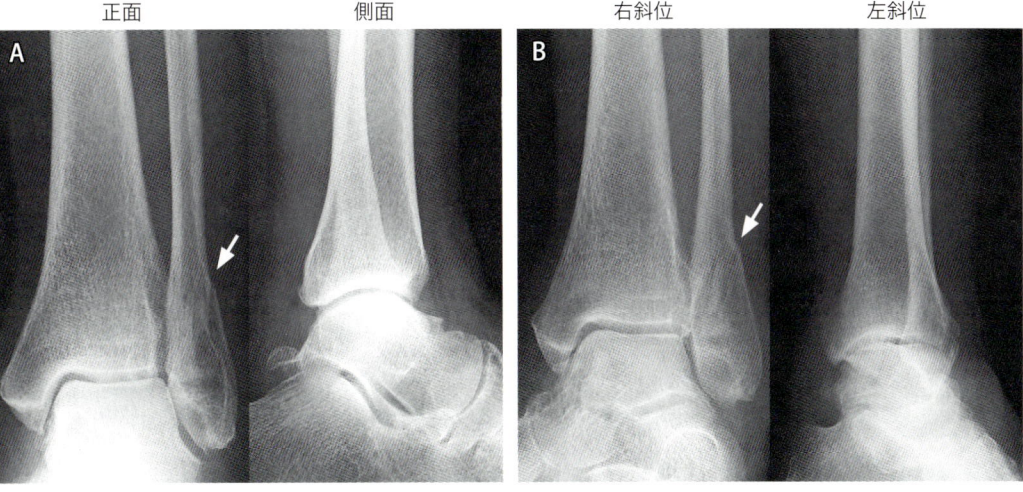

図3　X線撮影4方向（正側＋両斜側）
　A）足関節2方向（正側）
　B）足関節4方向（正側＋両斜）
　A（⇨）で不鮮明な骨折部がB（⇨）で鮮明に描出される

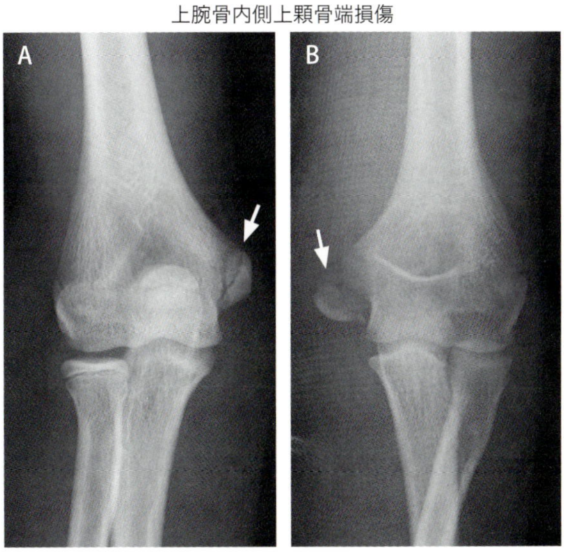

図4　肘関節正面像の左右比較
　A）正常（前腕回外位）
　B）骨端損傷〔前腕回内位（痛みのため）〕

て扱い治療する』と患者に説明して必要な処置を行うことを勧める．また後日整形外科外来を受診することを忘れずに説明することも大事である．
　小児で骨折を疑うときは，見分けづらいので比較するために**健側のX線もオーダーする**（図4）．必ず本人だけでなく親（または付き添いの人）にも健側を撮影する必要性について説明をする．
　股関節や肩関節の場合，2方向撮影の側面像に特殊な名前がついているので覚える必要がある．

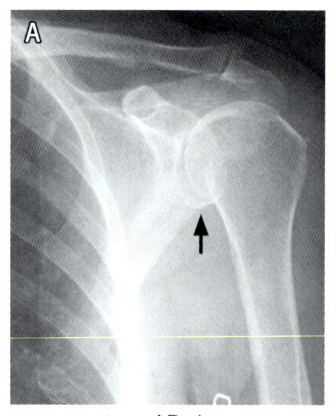 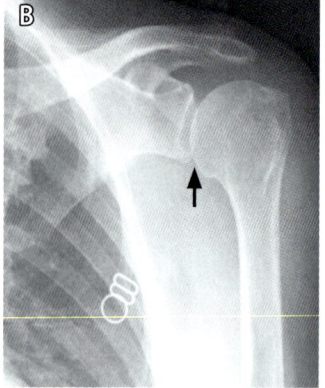

図5　肩関節の撮影方法
肩甲骨上腕関節（➡）

股関節ではラウエンシュタイン像（M字開脚撮影，股関節屈曲90°，外転45°），肩関節ではスカプラY像（70°斜位撮影，肩甲骨内上角と肩峰前角を結ぶ線に入射）である．踵骨にも特殊な撮影法があり，骨折を疑うときには2方向でなく3方向でオーダー〔側面・軸位・アントンセン撮影（外顆を下にした側位，頭尾側25°，後前側に30°で入射）〕をする．
　その他のオーダーとして知っていてもらいたい点を以下に記す．

1 脊椎のオーダー

　脊椎2方向（正側），脊椎4方向（正側＋前後屈，正側＋両斜），脊椎6方向（正側＋前後屈＋両斜）．前後屈像は脊椎の不安定性（椎体のズレ，椎間腔の後方開大）を，斜位像は頸椎の椎間孔の大きさ（神経根の出口の広さ）や腰椎の分離（椎弓の関節突起間部の裂隙形成）などを調べる．注意点として脊椎外傷患者に対して脊椎の不安定性を調べる前後屈撮影は，麻痺を悪化させる原因にもなるので控える．救急外来では2方向撮影で十分である．

2 膝関節のオーダー

　膝関節2方向（正側），膝関節3方向（正側＋軸位）．軸位撮影は膝蓋大腿関節や膝蓋骨を詳細に見たいときにオーダーする．

3 肩関節のオーダー

　肩関節2方向（正側）．肩関節正面像には，肩甲骨関節窩の前後縁を一致させて肩甲上腕関節裂隙を広く描出する撮影法（true AP view）と体幹の矢状面に平行に入射させて上腕骨から肩甲骨まで肩全体を描出する撮影法（routine AP view）とがある（図5）．後者の撮影法は骨性陰影が重なり肩甲上腕関節を読影しづらい．**肩関節正面のオーダーではtrue AP viewを撮影する施設が多い**．

表　名前のついているX線所見

名称	X線像	所見	疾患名
scotty dog sign[※1]（図6）	脊椎斜位像	椎間関節突起部の分離	脊椎分離
corduroy appearance	脊椎正側面像	椎体を縦走する骨梁構造	脊椎血管腫
pedicle sign[※2]（図7）	脊椎正面像	椎弓根の消失	転移性脊椎腫瘍
winking owl sign[※3]（図7）	脊椎正面像	椎弓根の消失	転移性脊椎腫瘍
ivory vertebra	脊椎正側面像	骨硬化性変化	転移性脊椎腫瘍
bamboo spine	脊椎側面像	隣接椎体が癒合し竹筒のように見える	強直性脊椎炎
vacuum phenomenon	脊椎側面像	椎間板腔に見える線状透亮像	変性した椎間板
intervertebral vacuum cleft	脊椎側面像	椎体骨折後の椎体内に見える線状骨透亮像	無腐性壊死
alligator sign[※4]（図8）	脊椎側面前後屈像	脊椎圧迫骨折の後屈像で脊折部が拡大する	脊椎椎体骨折偽関節
fat sign[※5]（図9）	頸椎側面像	C2椎体が側面像で椎体の幅が広く（太く）見える	C2椎体破裂骨折
eyebrow sign	肩関節正面像	眉毛のように見える肩峰下面の骨硬化像	肩峰下インピンジメント
Hill-Sachs lesion	肩関節正面像	骨頭後外側の骨折	肩関節前方脱臼骨折
osseous Bnkart lesion	肩関節正面像	関節窩前下縁の骨折	肩関節前方脱臼骨折
half moon sign	肩関節正面像	肩関節前後像で骨頭と関節窩の重なりの消失	肩関節後方脱臼
elbow fat pad sign（図1）	肘関節側面像	上腕骨遠位部前後面に三角形の透亮像	関節内液貯留
sail sign	肘関節側面像		
pronator sign	手関節側面像	方形回内筋上の脂肪陰影の掌側膨隆	橈骨遠位端骨折の存在
signet ring sign	手関節正面像	舟状骨に見える環状の皮質骨陰影	舟状骨位置異常
cortical ring sign	手関節正面像	舟状骨に見える環状の皮質骨陰影	舟状骨位置異常
Terry-Thomas sign[※6]（図10）	手関節正面像	舟状骨と月状骨間のギャップ	舟状月状骨間解離
crowded carpal sign[※7]（図10）	手関節正面像	遠位手根列と近位手根列の重なりあい	掌側月状骨（周囲）脱臼
crescent sign	股関節正面像	骨頭軟骨下骨折線	大腿骨頭壊死
Stieda陰影	膝関節正面像	大腿骨内側上顆の線状の陰影	膝内側側副靱帯損傷
lateral capsular sign	膝関節正面像	脛骨高原外側端に小さい縦方向の骨片	脛骨付着部剥離骨折

3. 『○○sign』や特徴的所見（表）について

　実際の画像の中から○○signや特徴的な所見を見つけ出そう．**単純X線像から得ることができる情報量が多いか少ないかは読影する者の技量にかかわってくる**．私が卒業した30年前と比べて，現在は若い医師が単純X線像を食い入るように見る光景が少なくなっている．理由はどの施設でもすぐにCTやMRI検査ができるようになったからである．もちろん単純X線像を下手に読影するよりも診断は確実だし情報量も多く有用な検査であることは間違いない．しかし，いつでもどこでもすぐにCTやMRI検査ができる訳ではない．例えば診療所ではまだまだ単純X線像だけが頼りであるところが多い．特に運動器を扱う整形外科の基本として脊椎や四肢骨に関してX線読影力を鍛える必要がある．そのためには興味をもつことからはじめる．

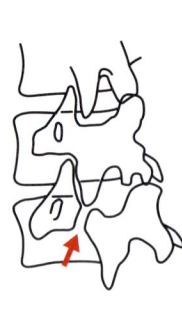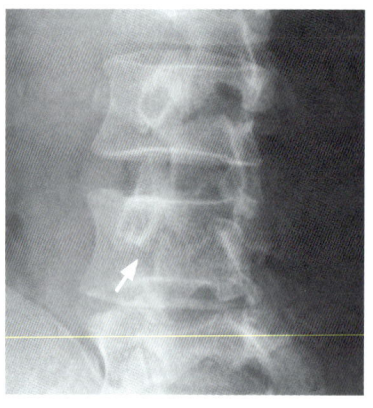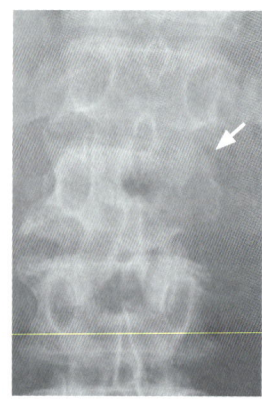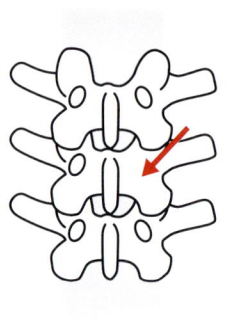

図6　腰椎分離（scotty dog sign）　　　　図7　転移性脊椎腫瘍（winking owl sign）

1 腰椎分離症（図6）

椎弓の関節突起部に裂隙形成（骨性の連続なし，分離）があり，腰椎斜位像で**首輪をした犬（スコッチテリア犬）のように見える**ことから"scotty dog sign"（表 ※1）と呼ばれる．関節突起間部へのくり返す外力を原因とする疲労骨折といわれている．

2 転移性脊椎腫瘍（図7）

脊椎正面像では椎弓根は丸く目玉のように見える．転移性脊椎腫瘍などで椎弓根が破壊されると，目玉のように見えていた椎弓根像が消失して**フクロウがwinkしているかのように見える**ので"winking owl sign"（表 ※3）と呼ばれる．別名では"pedicle sign"（表 ※2）ともいう．

3 脊椎圧迫骨折偽関節（図8）

腰椎側面像での前屈位と後屈位に注目すると，椎体骨折部が**ワニの口が閉じたり開いたりしているように変化している**のがわかる．これは骨折部が骨癒合せずに偽関節部になっていることを示す所見で，alligator sign（表 ※4）と呼ばれる．

4 軸椎椎体骨折（図9）

頸椎側面像で軸椎椎体に骨折（破裂骨折など）があると椎体の前後径が広がり**"太った椎体"に見える**ので"fat sign"（表 ※5）と呼ばれる．

5 月状骨脱臼，月状骨周囲脱臼（図10）

正常な手関節正面像では，遠位手根列と近位手根列は整然と並んでいる．➡ が正常な手根骨間の関節裂隙を示している．月状骨脱臼や月状骨周囲脱臼の単純X線像では，手根骨の配列が乱れ重なり合い**混雑している（ゴチャゴチャしている）ように見える**ことから"crowded carpal sign"（表 ※7）と呼ばれる．月状骨脱臼整復後の画像では月状骨と舟状骨の間が広がって見える．まるで歯の隙間が開いたように見えるため"Terry-Thomas sign"（表 ※6）と呼ばれる．ちなみにTerry-Thomasとは20世紀に活躍した前歯が抜けている英国のコメディアンの名前である．

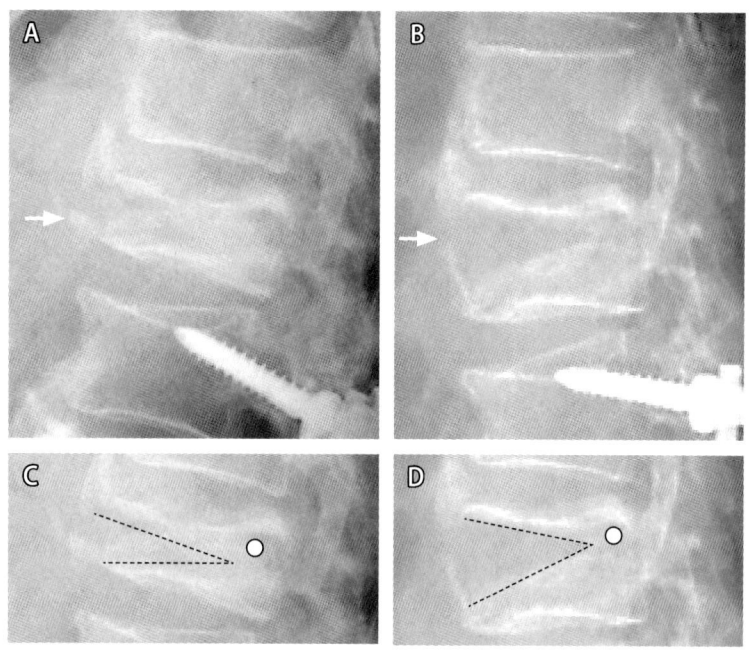

図8 第1腰椎圧迫骨折偽関節（alligator sign）
A，C）腰椎側面前屈像
B，D）腰椎側面後屈像

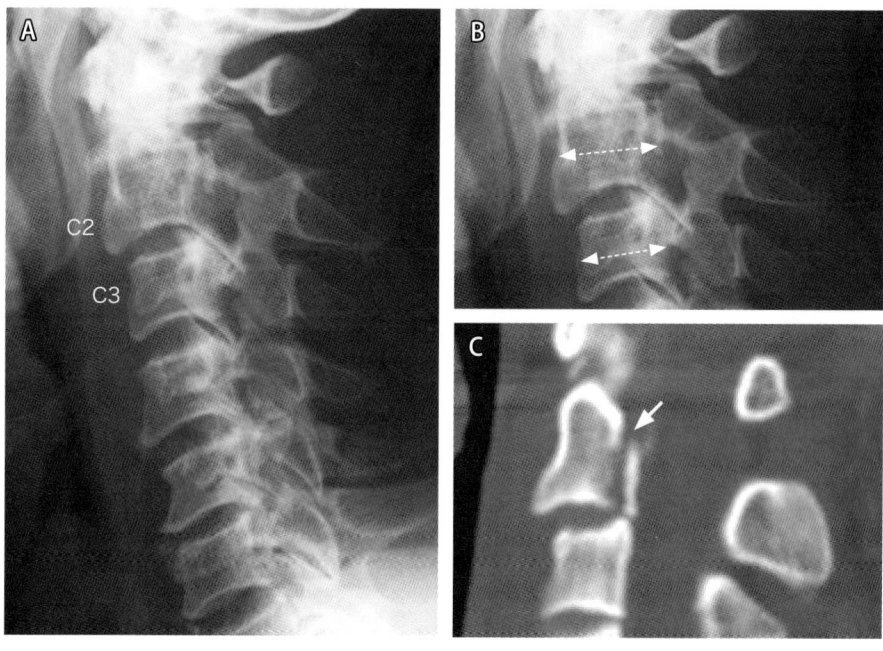

図9 軸椎椎体骨折〔The fat sign（＋）〕
A）頸椎側面像
B）頸椎側面像（Aの一部抜粋）．C2が太った椎体に見える（⟷）
C）CT像．C2軸椎椎体に骨折がある（⇨）

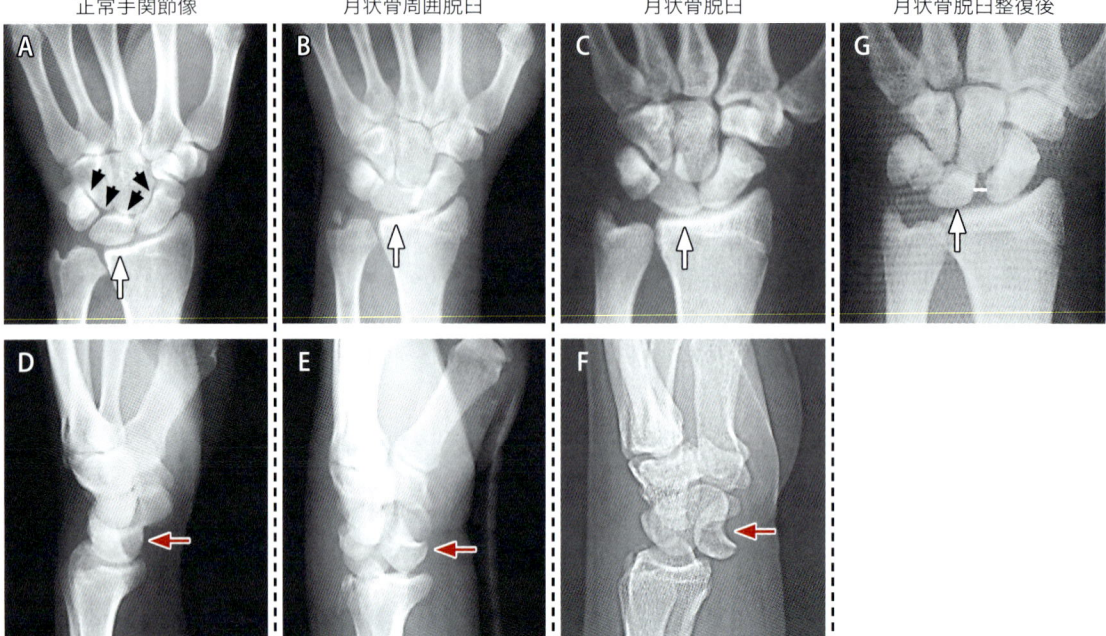

図10 crowded carpal sign と Terry-Thomas sign
A，D）正常の手関節像
B，C）正常の手関節正面像と比べると遠位手根列と近位手根列が重なり合っているのがわかる（crowded carpal sign：⇨）
D，E，F）→は月状骨を示す
E）月状骨と橈骨関節面との位置関係は正常である（月状骨と有頭骨との位置関係は乱れている）
F）月状骨は橈骨関節面上に位置していない（脱臼，月状骨と有頭骨との位置関係は乱れている）
G）crowded carpal sign（⇨）は消失したが，舟状骨と月状骨間にgapを認める（Terry-Thomas sign：⟺）

4. 見逃しやすい骨折について

1 舟状骨骨折

　手関節の2方向（正側）撮影では見逃されやすく4方向（正側＋両斜）撮影が必要となる．地面に手のひらをついて受傷することが多い．snuff box（嗅ぎタバコ入れ，長母指伸筋腱と短母指伸筋腱の間の凹）に圧痛を認めれば本骨折を疑う．

2 高齢者の恥坐骨骨折

　転倒して歩行困難となり救急外来に運ばれて来ると，第一に大腿骨近位部骨折を疑う．単純X線像で明らかな骨折を認めなければ大腿骨近位部のmicro fractureを疑うが，その前に恥坐骨骨折の有無を注意深く確認する必要がある．私にも大腿骨近位部のmicro fractureを疑いMRI検査をしてみたら恥坐骨骨折が見つかったという苦い経験がある（同じX線像を再度見てみると恥坐骨骨折を認めることができた）．

❸ 高齢者の脊椎圧迫骨折

『骨折を疑い脊椎のX線撮影をしたが骨折は見つからなかった．しかし，1週間後に再度X線撮影したら骨折が見つかった』ということは整形外科医なら一度は経験している．骨粗しょう症を原因とする脊椎圧迫骨折は軽微な外傷で生じるため初診時には画像上圧潰していないことが多く，日が経つにつれて徐々に圧潰していき後日X線撮影で骨折が判明することがある．

おわりに

単純X線画像読影力を身につけることが自信につながり，診断・治療を行っていく上で重要な武器となる．

文献・参考文献

1) 「研修医のための整形外科診療これだけは！ 第2版」（高橋正明/編），医学書院，2014
2) 「STEP整形外科 第4版」（高橋正明/監），海馬書房，2013
3) 「整形外科研修なんでも質問箱145」（冨士武史，他/編），南江堂，2007
4) 「教えて！ 救急 整形外科疾患のミカタ」（斉藤 究/編），羊土社，2014

プロフィール

高橋正明（Masaaki Takahashi）
国立病院機構東京医療センター　整形外科医長
詳細は第1章-1参照．

第1章 整形外科診療の基本

4. 治療・処置

高橋正明

> **Point**
> ・骨折治療の原則は整復と固定（良肢位）である
> ・開放骨折はゴールデンタイム内に創部を大量の生理食塩水で洗浄する

はじめに

創傷処置，捻挫・打撲，閉鎖性骨折や開放性骨折，脱臼および脱臼骨折，感染性疾患，麻痺性疾患などの基本的治療および処置の考え方について記載する．

1. 創傷治療・処置について

創傷とは，『創』は**開放性損傷**を意味し，『傷』とは**非開放性損傷**を意味する．創傷の形態に基づく分類では，切創，割創，刺創，咬創，挫創，裂創，剥皮創などがあげられる．切創は鋭器による開放性損傷で，割創は出刃包丁などの重量のある刃物を打ちおろして生じる開放性損傷，挫創は鈍的な外力が作用して生じる開放性損傷，裂創は皮膚組織が引っ張られて裂ける開放性損傷，剥皮創は皮膚や皮下組織が強い牽引力によって筋組織から剥脱されて生じる開放性損傷のことである．創傷処置と処理の違いについても意識しておく必要がある．

●ここがポイント

①挫傷，打撲，挫創の違いを確認する

	皮膚断裂	皮膚面損傷	皮下組織損傷
挫傷	−	−	＋
打撲	−	＋	＋
挫創	＋	＋	＋

②創傷処理は縫合，創傷処置は消毒と覚える

創を縫合したときは保険請求で創傷処理を選択する．翌日縫合した創部を消毒したときは創傷処置を選択する．もちろん，救急外来で創部を縫合せずに消毒しただけなら創傷処置として請求する．

1 受傷から6時間以上放置された汚染創

感染していると判断して洗浄・消毒後は開放創のままにする．また人や動物による**咬創**は小さな傷穴から深部まで歯（細菌の宝庫）が達しているので，同様に洗浄・消毒後は開放創のままにしておく．洗浄・消毒後に創を縫合閉鎖して満足していると，後日創部から膿が噴き出し愕然とすることになる．感染することなく創が閉鎖治癒したときは，たまたまラッキーだったと思う方がよい．

> **受傷後，5時間30分だったらどうするの？**
> 基本的には6時間と同じ．それぞれ創の状態で異なるが，1つの目安として受傷後6時間以上経過している場合は感染するリスクが高くなるので，上級医の意見が聞けない状況なら研修医は無理して縫合しない方が良い．止血目的で仮に縫合する時は粗めにしておく．

2 破傷風

破傷風菌（*Clostridium tetani*）は土壌中の常在菌と言われるほど広く分布している．**どのような創傷であっても感染の可能性があり，いったん発症すると死亡率が30％を超える**．被災地でのボランティアで瓦礫の撤去作業に従事するときには特に注意が必要である．汚染された釘を踏みぬいた場合（**刺創**）などは『破傷風トキソイドワクチン接種＋広域ペニシリン（サワシリン®）＋創部洗浄（開放のまま）』などの適切な治療が必要となる．定期予防接種が行われていれば最終接種時〔小学校6年（11〜12歳）時，定期予防接種〕より約10年間は抗体価が有効である．その後に破傷風トキソイドワクチン接種を受けていないなら，20歳以降では破傷風に対する免疫力がほとんど消失していると考える．

Advanced Lecture

■ 破傷風トキソイドワクチンの追加接種

破傷風トキソイドワクチンの追加接種では，ブースター効果により1週間以内に急激に抗体価が上がり免疫状態になる．汚染創に対して使用するテタノグロブリン（テタガム®，テタノブリン®）は，投与後すみやかに発病阻止レベル以上まで抗体価を上げる作用がある．

2. 骨折の治療・処置について

骨折治療の原則は，①整復，②固定，③後療法である（図1）．この項では①整復，②固定について記載する．整復とは骨折により転位した骨を正しい位置に戻すことで，**徒手整復，牽引（介達または直達）による整復**，手術（観血的）による整復の方法がある．固定とは整復した骨の位置を保持することで，**ギプス（シーネ）や装具による固定**，創外固定，内固定によって行われる．

ぜひ救急外来で行えるように修得してほしい手技は，徒手整復，ギプス（シーネ）や装具による固定，時間が勝負の開放骨折に対する創部の洗浄処置がある．

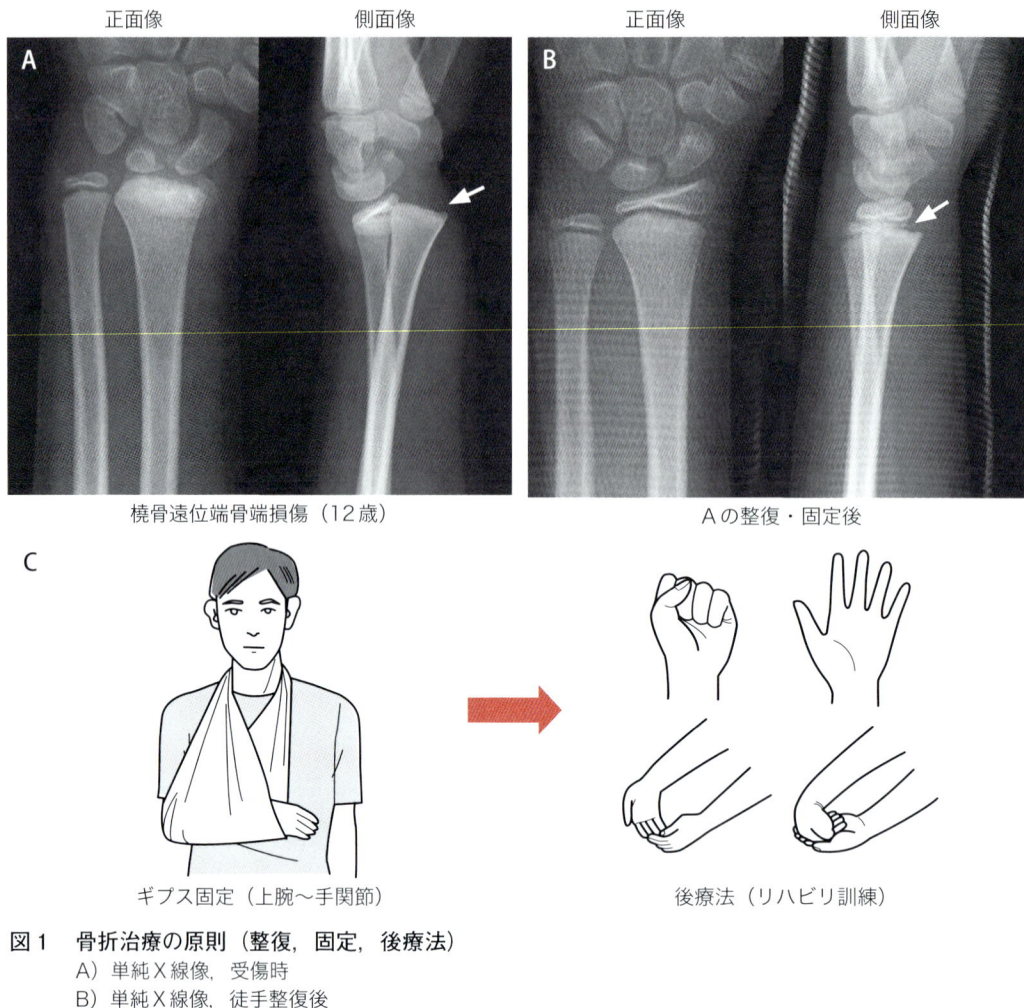

図1 骨折治療の原則（整復，固定，後療法）
　A）単純X線像，受傷時
　B）単純X線像，徒手整復後

1 徒手整復法

　徒手整復する目的は『骨癒合したときに機能障害をきたさない位置まで転位した骨を戻すこと』である．しかし救急外来で研修医に求められる徒手整復は以下の点が重要である．

①転位したままの骨折端による皮膚損傷を生じさせないこと
②転位した骨片による血流障害や神経麻痺を避けること

　骨折部は筋肉の作用で短縮転位する．四肢骨折の場合，短縮を解消するために遠位側の骨片を遠位方向に引っ張る（牽引する）．過牽引状態にして骨折間を開大させたら，骨折面を合わせるようにして牽引を緩めると骨折部は整復される．理屈はそうだが単純な骨折ばかりでもないし，筋骨隆々の患者もいるし，簡単なことではない．**骨折端により新たな組織損傷をつくらない整復操作を心がけることも大切なことである．**

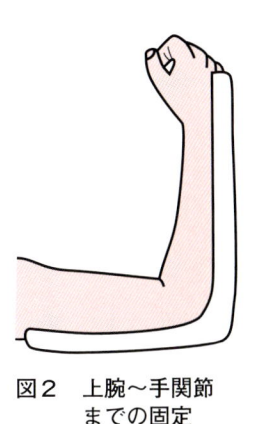

図2　上腕〜手関節までの固定
文献1より引用

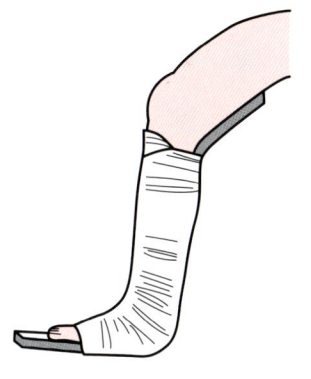

図3　大腿から足関節までの固定

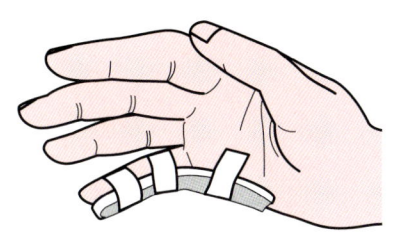

図4　アルフェンスシーネ固定
文献1より引用

2 ギプス（シーネ）や装具による固定法

骨折部を固定する目的は『整復した位置のまま骨癒合するまで骨折部を保持すること』である．しかし救急外来では**不安定な骨折部を安定させること**，すなわち以下の点が重要となる．

①骨折部が動くことによる軟部組織の損傷を避けること
②骨折部が動くことによる疼痛を生じさせないこと

　骨折部の固定は良肢位で行う．簡単に言えば，固定（関節の可動性が失われている状態）されていても日常生活に大きな支障をきたさない肢位（機能肢位）のことである．肩関節は三角巾固定が多く，股関節は入院させることが多いことからギプス固定する機会は少ない．まずは**ギプスシーネで『上腕〜手関節までの固定』**（図2）と**『大腿から足関節までの固定』**（図3）ができればよい．手指の固定はアルフェンスシーネ固定（図4）でよい．装具にはいろいろと便利なものがある．各施設に常備されている装具類を確認しておく必要がある．一般的には，救急外来には頸椎装具（フィラデルフィアカラーをはじめとする頸椎カラーなど），腰椎装具（簡易コルセットなど），鎖骨バンド，肋骨バンドなどが置かれている．

1）橈骨遠位端骨折ではどの角度で固定するか？

　肘は90°，前腕は中間位（握手するときの位置），手関節は背屈10°が基本である．
　基本を覚えたうえで，実際は自分が固定されたときのことを想像して固定するのがよい．私は肘の屈曲角度は80°くらいを好む．

2）脛骨骨幹部骨折ではどの角度で固定するか？

　膝は軽度屈曲位（20〜30°），足関節は中間位（0°）が基本．
　松葉杖を使って歩くときに楽な肢位をイメージして固定する．

3）手指の骨折

　手指の良肢位はボールを握る肢位である．特にMP関節（metacarpo phalangeal：中手指節関節）は，『側副靱帯が伸展位で弛緩し，屈曲位で緊張する』ため**屈曲位で固定する**ことが拘縮予防の鍵になる．

3 牽引法

　直達牽引（骨牽引法）と介達牽引（皮膚牽引法）がある．**手術までの待機期間中の短縮予防および可及的整復位維持を目的**としたり，**手術を行わず治療目的**（多くは小児の骨折）で行ったりする．

　小児の肘周辺の骨折に対しては介達牽引とし，簡易型牽引装置である**スピードトラック**を用いた**垂直牽引**（最大2kg）を行うのが簡易でよい（ベッドにフレームが組む必要がある）．下肢の牽引も同様に**スピードトラックを用いて外転20°で牽引**（最大3kg）をする．できれば患肢を簡単なクッション（または架台）の上にのせて牽引する．

　直達牽引は技術が必要なので整形外科医に任せる方が無難である．

4 開放性骨折に対する処置

　受傷後6～8時間以内（ゴールデンタイム）に**大量の生理食塩水**で開放創部を**洗浄**すると同時に挫滅汚染された組織を切除することが基本である．整形外科医にすぐに連絡が取れず自分で処置をしなければいけないときは，①生理食塩水で創内を洗い，②無理に創を閉鎖せずに圧迫止血を兼ねてガーゼで創部を覆い，③骨折部を整復しギプスシーネ固定する．この後は入院させて整形外科医に連絡がつくのを待つか，対応可能な病院に転送してもらうかを判断する．

●ここがポイント
大量の生理食塩水の量は？
私は目安として5cm以下の小さな創には500mL，5～10cmには1,000mL，10cm以上なら1,500mL以上としている．汚染がひどければさらに増量する．多ければ多いほどよいがほどほどにする．

3. 脱臼（脱臼骨折）の治療・処置について

　脱臼の整復操作は，基本的に筋肉の作用で引っ張られている（関節を構成する）遠位側の骨を牽引して元の位置に戻す手技である．よい位置（対向する骨の位置）まで骨を牽引できれば，力を緩めたときにポコンと関節内に骨が収まる．技も必要だが力がものをいう世界である．（力自慢だけで関節を破壊されても困るが…）

1 脊椎脱臼（脊椎脱臼骨折）

　脊椎脱臼（脊椎脱臼骨折）の治療では，さらに脊髄麻痺を悪化させないことが重要である．仮に麻痺がない状態で病院に運ばれてきても，『時間の経過とともに損傷を受けた脊髄の浮腫や骨折部からの出血などで麻痺が出現してくることがあること』を最初に説明しておいた方がよい．脱臼治療の基本は整復位に戻すことだが，無理をして脱臼を整復する必要はない．整復操作で麻痺が出現したり，悪化したりすると大変なことになる．整形外科医が来るまでは，装具やマジックベッドなどで臥位のまま患部を固定するだけでよい．

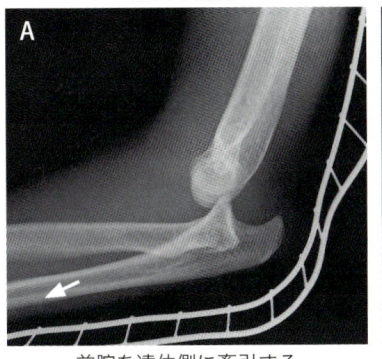

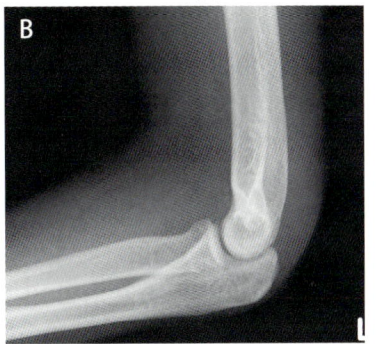

肘関節脱臼　　　　　　　　　　Aの整復後

前腕を遠位側に牽引する

図5　脱臼の徒手整復
単純X線側面像

2 上肢の脱臼（脱臼骨折）

　手指・肘・肩などは無麻酔で容易に徒手整復されることが多い（図5）．私は肩関節の脱臼に対して，1％リドカイン（キシロカイン®）を20 mL，空虚になっている肩関節内に注入して10分ほど待ってから整復操作を試みるようにしている．また高齢者の肩関節脱臼の整復操作では『ベテラン整形外科医でさえ骨折を生じさせることがあった』との報告があるので注意を要する．X線透視下で整復操作を行うことを勧める．

3 下肢の脱臼（脱臼骨折）

　足趾以外は整復するのに，麻酔が必要なことが多い．1～2回ほど無麻酔下で整復を試みるのはよいが，無理せず入院させてスピードトラック牽引などで牽引した状態で整形外科医にバトンタッチしてもよい．もちろん，すぐに整形外科医に連絡が取れるなら早期に脱臼を整復するに越したことはない．

4. 感染性疾患の治療・処置について

1 化膿性関節炎

　関節内に膿が貯留している疑いがあるなら関節穿刺を行い関節液が正常であるかを調べる．まず外来では**排膿・ドレナージ**することが治療の第一歩である．できれば排膿後に生理食塩水500 mLでくり返し**洗浄（パンピング）**するのがよい．膝関節なら10回くらいは洗浄ができる量である．

　深部に位置する股関節は触診や外観などで関節液貯留の有無の判断は難しい．また単純X線像では，関節裂隙が拡大していなければ関節液貯留の判断は困難となる．股関節痛があり臨床所見から化膿性関節炎が疑われるときは，**私は1％のキシロカイン®10 mLをいれた注射器と21 Gカテラン針で穿刺してみる**．この方法は除痛効果とともに，関節液が少量の場合でも薬液を注入することで吸引しやすくなる利点がある．特に自信のない関節を穿刺するときに役立つ方法である．

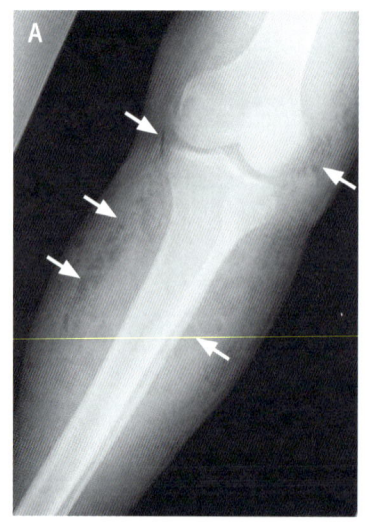

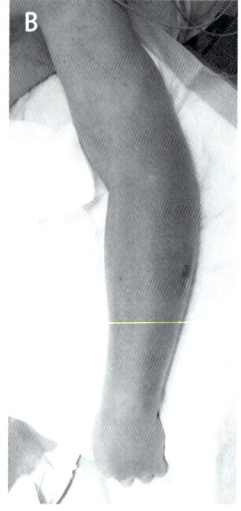

図6　壊死性軟部組織感染症
　　A）ガス像（左肘部単純X線像）
　　B）左前腕から手にかけての紅斑に不釣り合いな浮腫（文献2より転載，p171，図1 Bにカラー写真掲載）

2　蜂窩織炎，壊死性軟部組織感染症

　『抗菌薬投与や局所の安静・冷却で経過を見てよいのか』，『緊急に患部を切開する必要があるのか』を的確に判断する必要がある．すなわち蜂窩織炎と壊死性軟部組織感染症の鑑別にかかってくる．**紅斑に不釣り合いな浮腫**，**単純X線像で軟部組織にガス像**（図6），**皮膚に水疱**があると壊死性軟部組織感染症（ガス壊疽，壊死性筋膜炎）の可能性が高く緊急切開をする必要がある．外科的処置のタイミングが遅れると四肢の切断や死に至ることも稀ではない．

5. 脊椎脊髄を原因とする麻痺性疾患の治療・処置について

　麻痺の進行を防ぐために，原因が特定できるまでの間は**脊椎の安静**が基本となる．

1　非骨傷性頚髄損傷

　頚椎単純X線像で骨折（脱臼）がないのが特徴である．高齢者が転倒して四肢麻痺をきたし救急搬送されることが多い疾患である．典型的な受傷機転は『高齢者が**前のめりに転倒**したときに咄嗟に手をつくことができず，**顔面が直接地面にぶつかることで受傷する**』頚椎の過伸展損傷である．その他の麻痺をきたす外傷性疾患を除外するために**緊急MRI検査**を行う必要がある．通常は診断が確定すれば緊急手術の必要はなくベッド上安静で経過を見る．

2　明らかな外傷のない四肢麻痺

　四肢麻痺の原因を調べるために**緊急MRI検査**を必要とすることが多い．原因がわかれば，麻痺の程度や経過にもよるが手術適応を検討する．図7は緊急MRI検査で麻痺の原因がわかり，緊急手術を行った症例の画像である．脊椎脊髄損傷の評価においてはMRI検査が非常に有用である．

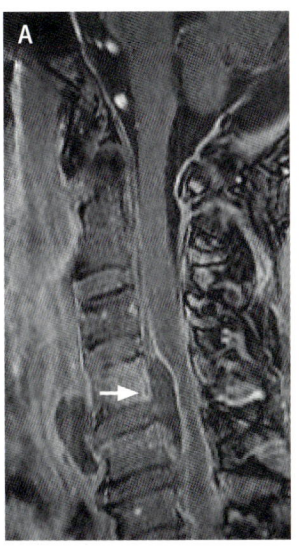

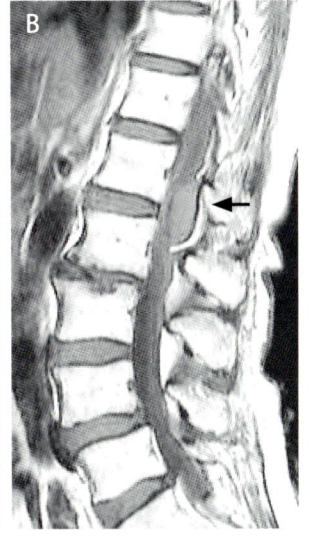

図7 緊急MRI検査
A) 脂肪抑制併用造影T1強調画像．硬膜外膿瘍（C4/5⇨）．C5以下の不全麻痺で発症（尿閉）
B) T1強調画像．硬膜外血腫（L1/2➡）．急激な対麻痺で発症

おわりに

　治療・処置の原則を知識としてもつことは言うまでもないが，実際に経験して身につけることが重要である．

文献・参考文献

1) 大谷晃司：シーネ固定をマスターしよう．「ズバリ！日常診療の基本講座3 救急や病棟で必ず役立つ基本手技」（奈良信雄/編），pp210-217，羊土社，2014
2) 川上甲太郎，他：上肢に発症した壊死性筋膜炎2例の治療経験．日本骨・関節感染症学会雑誌，25：43-46，2011
3) 「研修医のための整形外科診療これだけは！ 第2版」（髙橋正明/編），医学書院，2014
4) 「STEP整形外科 第4版」（髙橋正明/監），海馬書房，2013
5) 「整形外科研修なんでも質問箱145」（冨士武史，他/編），南江堂，2007
6) 「教えて！救急 整形外科疾患のミカタ」（斉藤 究/編），羊土社，2014

プロフィール

髙橋正明（Masaaki Takahashi）
国立病院機構東京医療センター　整形外科医長
詳細は第1章-1参照．

第1章 整形外科診療の基本

5. リハビリ・生活指導

高橋正明

> **Point**
> ・怪我をしたときに不自由になる日常生活動作を頭に浮かべる
> ・リハビリ回数は1日○セット，1セット○回と具体的に説明する

はじめに

　帰宅できる患者の場合，診察医は次回整形外科外来診察日までのリハビリや日常生活指導をする．入院させた場合には，通常整形外科医が指示を出すことが多い．整形外科医が不在であり休み明けまで整形外科医から指示が出ないときのリハビリ・生活指導について記載する．

1. 帰宅させるときに説明すること（リハビリ・生活指導）

　帰宅後の生活に関しては，以下のことを説明すればよい．

①自宅内での生活
　1) 食事，2) 衣服の着脱，3) トイレ，4) 入浴，5) 睡眠　など
②自宅外での生活
　1) 通勤・通学，2) 仕事，3) 運動　など

1 自宅内での生活

1) 食事

　食事に関して制限はないが，**アルコール**や**タバコ**は控えさせた方がよい．アルコールは血液の循環がよくなり，骨折部周囲や打撲部での出血を助長したり，疼痛を増強させたりする．タバコは，逆に血液循環を悪くし治癒を阻害する．装具（特に頸椎カラー，コルセットなど）によっては，食事中のみ緩めることを許可することがある．理由は『頸椎カラーによる喉の圧迫感』や『腰椎コルセットによる腹部の圧迫感』で食事がおいしく摂れない人もなかにはいるためである．

2) 衣類の着脱

　着脱しやすい衣服を選択させる．上衣の場合は，サイズは大きめ，袖口は広く，前開きの服が

よい．上肢のギプス固定時には，袖口通過が第1の鬼門となる．ボタンをはめるためのコツはいろいろあるが，可能なら手伝ってもらうのが一番である．ズボンもやはり大きめがよい．

3）トイレ

もちろん制限はないが，自宅の状況に合わせた工夫をする．特に高齢者の下肢の外傷の場合，転倒する危険性が高いので夜間のトイレはベッドサイドにポータブルのトイレが用意できれば安全である．

4）入浴

入浴については『シャワーはOK』，『濡らさないならシャワーはOK』，『湯船につかるのはダメ』，『濡らさないように注意して，短時間なら湯船につかってよい』などと**具体的に説明する**．では『濡らした場合はどう対応するのか』も説明する．私は外傷で患部の組織が損傷しているときは，少なくとも3日間は入浴禁止として『タオルでの清拭』を勧めている．蒸したタオルが気持ちいいので勧めてあげるとよい．

5）睡眠

皆さんはいったいどんな姿勢で寝ているのだろうか？眠っている間のことはわからないのが普通なので，私は難しい指示は出さないことにしている．装具類では，鎖骨バンドやバストバンドを少し緩めることを許可したり，頸椎カラーやコルセットの除去を許可したりすることもある．しかしできる限りギプス（シーネ）は緩めずに固定した状態のままにしていてもらう．骨折している患者にはむくみ防止のため，患部にクッション等をあてて挙上を維持するよう指導する．

2 自宅外での生活

基本は次回整形外科外来受診まで自宅内での安静である．しかし患者のなかには学業や仕事を優先しなければいけない人もいる．

頸椎捻挫の診断で頸椎カラーを装着させて帰宅した人を想定してみよう．どうしても休むことができない用事があるので『**学校に行ってよいですか？**』，『**仕事に行ってよいですか？**』など質問されることがある．このような場合どのように答えるのだろうか？

- 『ダメです』と伝える場合．医師にとっては，ひとことですむのでよい言葉である．
- 『行ってよいですよ』と伝える場合．このときは通学や通勤手段（歩行，電車，車），仕事の内容など細かく聞く必要が出てくる（面倒くさがらずに行うこと）．ただし，少しでも不安があるなら外出許可は出さずに整形外科受診まで安静にするよう伝える．頸椎捻挫の患者から『車を運転して職場まで行っていいですか？』と聞かれることがある．冗談じゃないダメに決まっていると思いつつ，やさしく『事故を起こすと大変なことになるので許可はできません』と答えている．満員電車もNGである．医師と患者の常識は同じでないので注意を要する．

3 各疾患での帰宅時説明のポイント

もう少し具体的に治療・処置をして帰宅させた患者に説明するべき内容について記載する．

1）創傷処置・処理をした場合

万が一創部が汚染されたときの対処法についての説明をする．まずは次回の受診まで『創部を汚染されたままの状態にしていると感染の原因になる』ことを伝える．次に①電話で指示を仰ぐのか？②自分でガーゼをはずして消毒してよいのか？などの対処法について指導する．創部の状態や患者の理解のしかたによって異なるので，難しい指示はせず，基本的には早く汚染された創部を開放して市販のガーゼをあてた後，電話で指示を仰ぐことを勧める．

2）骨折でギプス（シーネ）や装具で固定した場合
①鎖骨骨折
　鎖骨バンド固定をして帰宅させることが多い．ゆるんだり，風呂に入ったりするため，装着時の注意点を説明する．装着時のポイントは骨折部の短縮予防のため胸を前方に張りだすようにすることである．バンドが腋窩部の神経血管束を圧迫すると，圧迫側の『上肢のしびれや冷感』が出現することがあるので注意を要する．バンドを緩めれば圧迫は解除され症状はすみやかに消失する．

②肋骨骨折
　肺に明らかな損傷がない肋骨骨折はバストバンド固定で帰宅させることが多い．固定は『息を吐き終えた状態』で行う．肺に損傷（気胸，血胸を合併）があれば入院治療が必要となる．当院では外科（呼吸器外科）医が対応する．

③頸椎捻挫
　頸椎カラーを装着させ帰宅させることが多い．その場合には食事・入浴・睡眠時にも装着している必要があるのか症状により判断し説明する．また『カラーが顎に当たり痛みがある』ときに，顎とカラーの間にタオルを入れると痛みが和らぐことなどが説明できればさらによい．

④上肢の骨折
　疼痛・締め付け感・冷感・しびれなどがあれば，**ギプスによる圧迫障害**が疑われる．拘縮予防の運動が運動麻痺のチェックにもなり，循環障害の予防になることを説明する．ギプスを濡らしたり，汚染させたりしたときは電話で指示を仰ぐよう指導する．

ギプス装着時のチェック項目
①循環障害
ギプス装着部位より末梢の皮膚や爪の色
②神経麻痺
ギプス装着部位より末梢の運動障害や知覚障害

　また**拘縮予防**の指導を行い，可能な範囲でやってもらう．

拘縮予防のためのリハビリ項目（上肢）
①肩が固定されていないとき
挙上運動（バンザイ）を1日3セット（1セット10回）行わせる．
②肘が固定されていないとき
肘の屈伸を1日3セット（1セット10回）行わせる．
③手指MP関節より末梢の関節が固定されていないとき
手指の屈伸（グー，パー）を1日3セット（1セット10回）行わせる．

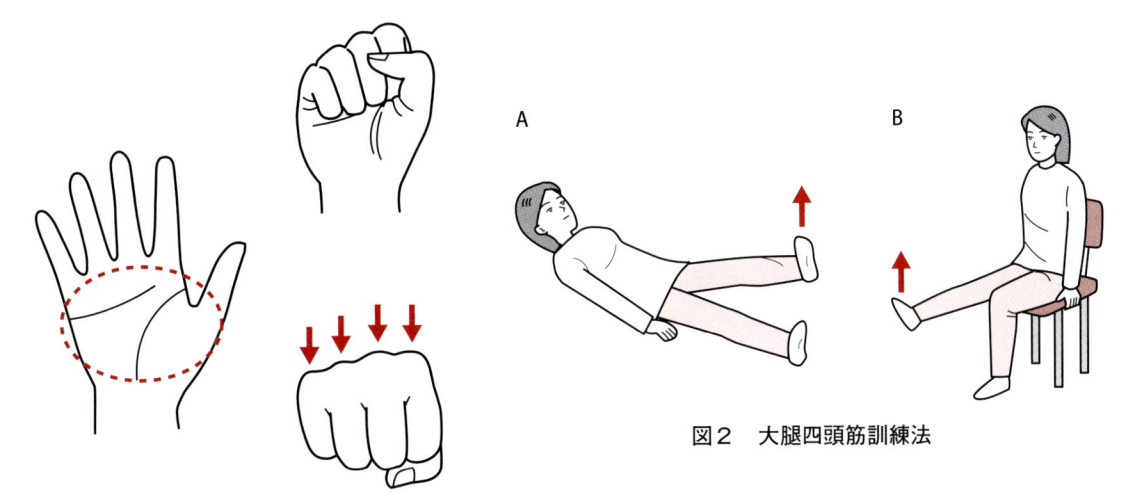

図1　グーパーのポイント

図2　大腿四頭筋訓練法

●ここがポイント
手指のグーパーによるリハビリ（図1）では，パーは手のひら（---）が白くなるくらいまで思いっきり開く，グーは拳の突出（→）が出るくらいまで強く握ることが重要である．ギプスで手のひらが見えないときはイメージをしてもらいながら行わせる．ギプスの圧迫障害については，上腕骨近位部骨折で三角巾固定されていて，手がパンパンに腫れた他院からの紹介患者を診察することがたまにある（非常に残念）．

⑤下肢の骨折
　上肢とチェック項目は同じである．患肢は循環障害予防のため，できるだけ椅子に座っているときは足を下げた状態でなく台の上にのせる（上げた状態）ことを促す．また大腿四頭筋訓練を早期から行わせることも重要である（1日3セット，1セット10回）．図2Aは膝が固定されているときの循環障害予防の練習法で，仰向けに寝て患肢を30°くらいに上げた状態を10秒間保持する．図2Bは膝が固定されていないときの練習法で，椅子に座って患肢の膝を伸ばした状態を10秒間保持する（図2）．松葉杖を使用させる場合は，長さの調整が必要となる．まず肩幅くらいに足を広げて立った状態の小趾の先端から15 cm前方・15 cm外方に杖をつく．握り手は肘関節を約30°屈曲した位置で大転子あたりになる．松葉杖の上端は脇の下に指3本程度の余裕をもたせる．
　また**拘縮予防**の指導を行い，可能な範囲でやってもらう．

拘縮予防のためのリハビリ項目（下肢）
①股関節が固定されていないとき
股関節の屈伸を1日3セット（1セット10回）行わせる．
②膝関節が固定されていないとき
膝関節の屈伸を1日3セット（1セット10回）行わせる．
③足趾MTP関節より末梢の関節が固定されていないとき
足趾の底背屈を1日3セット（1セット10回）行わせる．

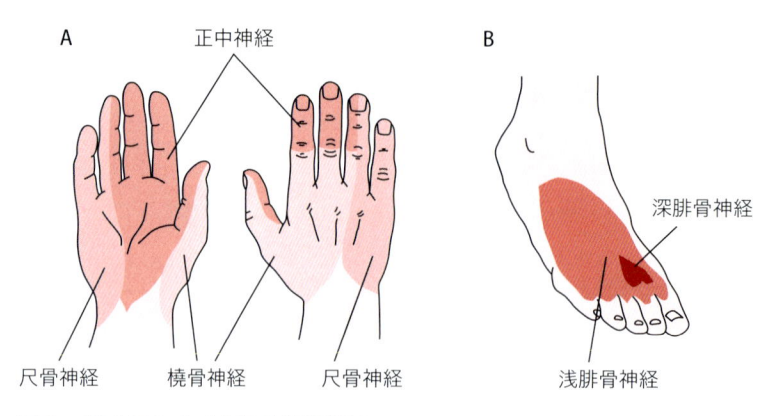

図3 覚えておくべき知覚神経領域
B) 文献1より引用（文字は筆者が追記）

3）小児に自宅安静を指示した場合

主に保護者が確認することになる．チェック項目は成人と変わらないが，拘縮予防のリハビリは成人ほど厳密にさせる必要はない．ただし**単純性股関節炎**や**炎症性斜頸**で自宅安静を指示していても，痛みがなくなるとすぐに動き出し安静が守れなくなり，結果治療が長引くこともあるので，4～5日で改善傾向がなければ積極的に入院治療を勧めた方がよい場合もある．

2. 入院治療させた場合のリハビリ・生活指導について

基本的には帰宅させた患者にするのと同じ指導を行う．しかし患者が入院するような状態にあるわけなので，医療者側はプロとしてさらにレベルの高い慎重なチェックを要求される．決して合併症は生じさせないように！

1）創傷処置・処理をした場合
2）ギプス（シーネ）や装具固定をした場合

1）および2）に対しては，患部にトラブルが生じないように医師や看護師がチェックする必要がある．また安静度の指示（ベッド上安静，食事のときのみギャッチアップ30°まで可，車椅子移動可，トイレ歩行可など）を出さなければならない．ギプスによる圧迫障害が疑われたら，即刻ギプスに割を入れたり，包帯を緩めたりして対処する．特にVolkmann拘縮（前腕屈筋群の阻血性拘縮）は絶対に起こさないように注意する．阻血性拘縮により，手関節掌屈・中手指節関節過伸展位となり，神経障害として正中神経麻痺，尺骨神経麻痺，手掌部知覚障害などをきたすことになる．まず回復することはなく，医療ミスと判断される．

3）牽引治療をした場合

牽引が正しく行われているかをチェックする．上肢では橈骨神経，尺骨神経，正中神経，下肢では腓骨神経の麻痺を生じさせないように注意する．重要な神経の知覚領域をまずは覚えよう（図3）．

おわりに

　患者にとっては，治療処置を受けた後の日常生活をどのように送るかが最重要事項となるので，できる限りきめ細やかに指導する．

文献・参考文献

1) 末梢神経障害による手足のシビレ，日本脊椎外科学会
http://square.umin.ac.jp/jsss-hp/patient/numbness/fibula.html
2) 「研修医のための整形外科診療これだけは！ 第2版」（高橋正明/編），医学書院，2014
3) 「STEP整形外科 第4版」（高橋正明/監），海馬書房，2013
4) 「整形外科研修なんでも質問箱145」（冨士武史，他/編），南江堂，2007
5) 「教えて！救急 整形外科疾患のミカタ」（斉藤 究/編），羊土社，2014

プロフィール

高橋正明（Masaaki Takahashi）
国立病院機構東京医療センター　整形外科医長
詳細は第1章-1参照．

第1章　整形外科診療の基本

6. 小児や高齢者の整形外科診療の特徴

高橋正明

> **● Point**
> ・小児の骨には骨端線や骨端核が存在する
> ・小児で骨折を疑ったときは健側と比較する
> ・高齢者の不顕性骨折に注意する
> ・高齢者の骨折は全身状態が急変することがある

はじめに

　小児および高齢者の整形外科疾患の特徴を理解する．小児は新生児から思春期（中学3年生，15歳頃）まで，高齢者は65歳以上と通常定義されている〔自分自身の年齢が60歳に近づくと75歳以上（後期高齢者）を高齢者と定義してもよいのではないかと感じている〕．**小児**の骨には骨端線や骨端核が存在し，年齢により単純X線像での見え方が異なるため，骨折を疑うときは健側と比較する必要が出てくる．骨端線の損傷は成長障害に直結するので，治療に際しては十分愛護的な整復操作が必要となる．**高齢者**は骨が脆いために転倒しただけで容易に骨折する．治療に際しては既往症や**内服薬**を把握することが大切である．とにかく予防的に抗凝固薬を服用している高齢の患者が多いと感じている．術前に抗凝固薬服用を中止にしなければならないため，きちんと聴き取ることは重要である．

1. 小児診療

■1 特徴

　小学校の低学年くらいまでの小さな子どもは『泣いていて診察をまともにさせてくれない』ことが多く，なかなか本人から有用な情報（痛みの部位など）を得ることができない．そこで，①保護者から有用な情報を聴取する，②診察は上下肢の動きや仕草を子どもから少し離れたところで注意深く観察する，③必要な触診は保護者にさせる，などの工夫が必要となる．

■2 骨折

　小児の骨端部は，骨端線や骨端核が存在（図1）しているため，骨端損傷の判断が難しくなる．また若木骨折と呼ばれる不全骨折が多いため，注意深く単純X線像を読影して，圧痛を認める部

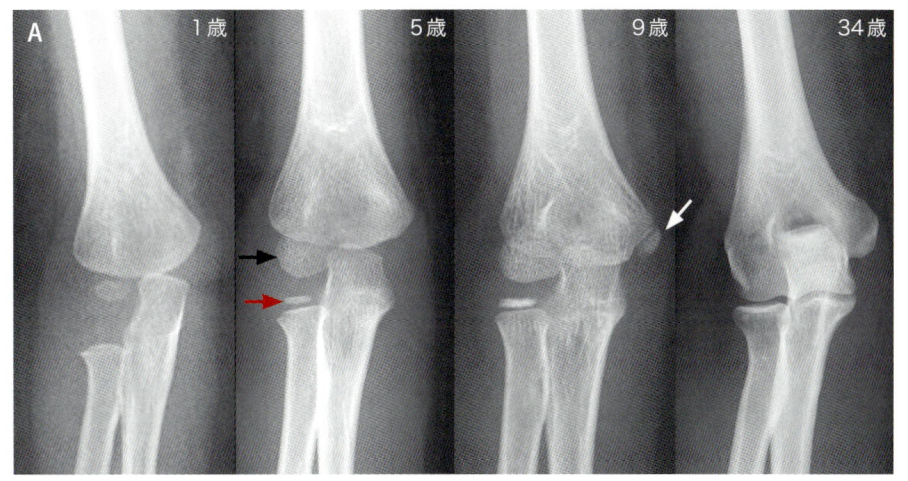

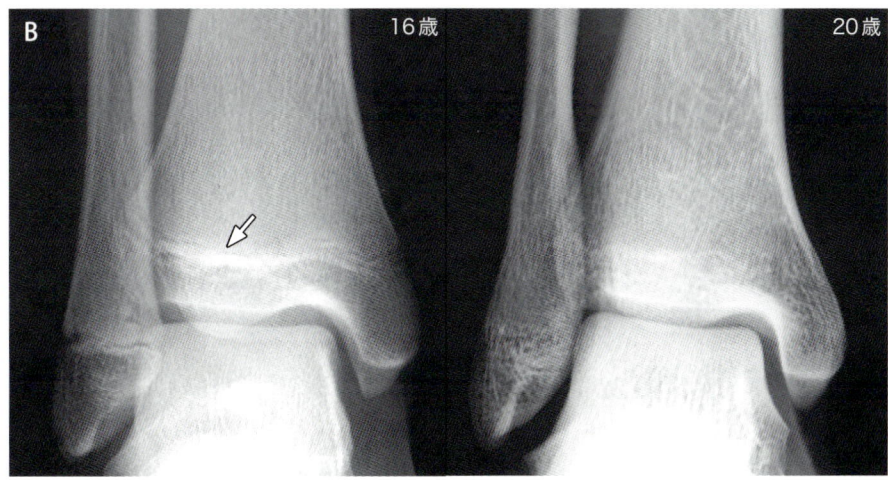

図1 骨端線および骨端核
A）肘関節正面像．5歳児では橈骨頭（→）および外顆の骨端核（→）は出現しているが，**内上顆の骨端核**（⇨）は出現していないのがわかる．34歳ではすべて骨端核は癒合している
B）足関節正面像．16歳では腓骨と脛骨の遠位部に**骨端線**（⇨）を認めるが，20歳になると骨端線が閉鎖しているのがわかる

位周辺の**骨皮質の連続性の破綻**を見逃さないことである．単純X線像で明らかな骨折を認めないときでも，痛みが強ければとりあえず骨折として治療しておくのがよい（**疑わしきは骨折として治療する**）．後で仮骨の存在で骨折が判明することは珍しいことではない．また自家矯正力が高いのが小児骨折の特徴で，回旋以外の転位が多少整復後に残っていても元の形状に戻るので心配することはない（図2）．

3 肘痛

肘内障や肘関節周辺の骨折（上腕骨顆上骨折，上腕骨外顆骨折，上腕骨内側上顆骨折など）が多い．肘内障は，親が子どもの手を強く引っ張ったり，遊んでいるうちに肘が体の下敷きになったりして起こることが多い．**大人が誰も見ていないために受傷機転が不明なとき，話の状況から**

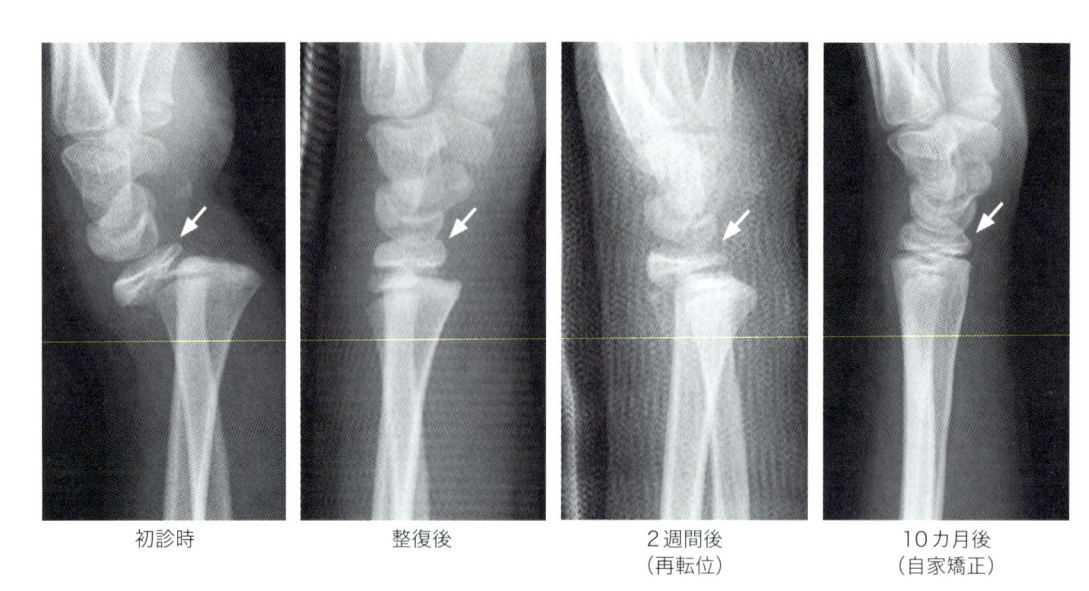

| 初診時 | 整復後 | 2週間後
(再転位) | 10カ月後
(自家矯正) |

図2　小児の骨折の矯正力
　　12歳，男性，橈骨遠位端骨端損傷

肘内障を疑った場合，まず整復操作をする．その後30分ほど様子を見て痛みが引かないときは骨折の可能性もあるのでX線撮影をすることを勧める．このような症例で整復感を認めたので帰宅させたが，痛みが引かないため親が心配になり，他院を受診させたらX線撮影で骨折が判明した事例もある．

　肘関節周辺の骨折で明らかに転位している場合は，Volkmann拘縮（**第1章5**，pp44〜49）をきたす恐れがあるので入院させて牽引治療を勧める．

4 膝痛〔成長痛（反復性四肢痛）〕

　器質的な疾患を認めず，四肢の痛みを反復して訴える疼痛である．成長痛という呼称もあり，原因として成長期に体が追い付かないほど活発に動き回るための**疲労によるもの**と**心因性によるもの**が考えられている．典型例は，①夜間から深夜にかけて膝のあたりを痛がり，②親が『抱いたり』『痛いところをさすったり』してやると痛みは軽くなり，③翌朝には何事もなかったようにけろっとしている特徴がある．子どもの様子を親から聴取して，『日中は痛みを忘れたかのように元気よく走り回っている』ならまず成長痛の診断で間違いない．ただし，念のために痛い部位のX線撮影をすることを勧める．夜間痛を特徴とする疾患に類骨腫という骨腫瘍があるので，除外のためにも行うとよい．

5 股関節痛

　乳幼児では**単純性股関節炎**と**化膿性股関節炎**の鑑別が重要となる．単純性股関節炎の場合，通常は発熱を認めず，血液生化学所見は正常である．化膿性股関節炎では，発熱を認め，血液生化学所見で白血球数増加やCRP上昇を認め，膿が貯留してくると単純X線像で関節裂隙が拡大する．治療が遅れると関節は破壊され，その子どもは一生股関節の障害に苦しむことになる．早期排膿と抗菌薬点滴治療が基本である．単純性股関節炎の治療は安静臥床（牽引）である．**大腿骨**

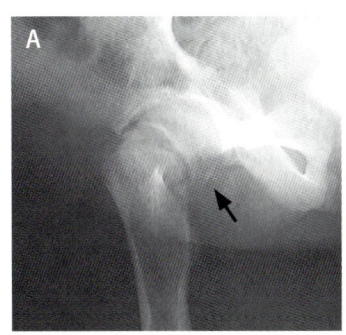

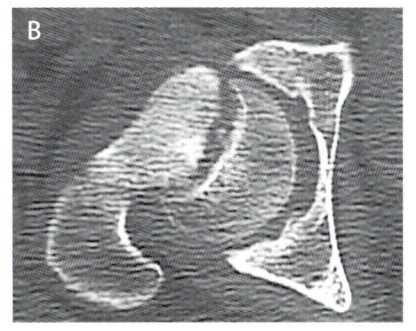

図3 見逃されていた大腿骨頭すべり症（16歳，女性）
A）単純X線像．股関節ラウエンシュタイン像．骨頭が後方にすべっている（→）．
B）CT像．股関節横断像

頭すべり症（小学校高学年～中学校）も忘れてはいけない疾患である．**大腿前面から膝痛の訴え**で，近医で大腿と膝関節のX線撮影は行われていたが，股関節の検査は行われず見逃されていた症例を経験している（図3）．股関節に原因があっても，必ずしも『股関節が痛い』と言ってくれるわけではない．

6 頸部痛

首を傾けた状態で頸部痛を主訴に来院してくる子どもがいる．外傷後なら環軸椎回旋位固定，非外傷性なら炎症性斜頸を疑う．炎症性斜頸は咽頭への感染による炎症が頸部に波及して生じる．環軸椎回旋位固定に特徴的な斜頸位はcock robin position（駒鳥が首を傾げた状態，第2章2-②，pp98～102）と呼ばれている．初期治療は頸部の安静（頸椎装具，グリソン牽引など）を保つことである．

7 スポークインジャリー

スポークインジャリーは注意を要する創傷である．多くは親が運転する自転車の後部座席に子どもが座っていて，足がスポーク（車輪）に巻き込まれて生じる皮膚損傷であり，**組織が強く圧挫されるので見た目以上に損傷がひどい**．簡単に治ると親に説明したなら後々大変なことになる（不信感をもたれるのは必発である）．初期治療が適切であっても皮膚壊死になる可能性が高いので，治療が長期化することも含めて**前もって説明**しておく必要がある．親としては子どもに怪我をさせたことで周囲から責められ負い目があるので，上述した説明がなく治療が長期化すると医師側の治療に落ち度があったとされてしまうことも十分考えられるため注意を要する．

2. 高齢者診療の特徴

1 特徴

骨粗しょう症になった高齢者の骨は，骨強度（骨密度＋骨質）が弱まり軽微な外傷で骨折を生じる．特に**大腿骨近位部骨折，上腕骨近位部骨折，橈骨遠位部骨折，そして脊椎圧迫骨折**は頻度

が高い骨折である．原因としては転倒が圧倒的に多い．また**初診時に明らかでない骨折（不顕性骨折）** も多いので，痛みの訴えがあるときは骨折と診断しておいた方が無難である．1週間後のX線検査で骨折が判明したり，X線検査ではわかりにくい骨折がMRI検査で見つかる（micro fracture, bone bruise）ことを最近はよく経験する（日本では海外と異なり簡単にMRI検査ができるようになったのも原因の1つだが…）．

認知症を合併している患者は，『転倒した』と教えてくれないことがあるため，誰も見ていないところで転倒していたとしても原因不明扱いになる．このような場合は頭部外傷を考慮に入れて診察する必要がある．

●ここがポイント　～患者の訴えを真摯に受けとめる

患者の訴えを真摯に受けとめることが基本である．『痛みがあり不安になり』救急外来を受診しているのだから．医師が『何だ，この程度で夜中に来るなよ！　こっちは重症患者の対応で寝る暇もないのだから』と思うことがあるかもしれない．しかし，そこは深呼吸して単純X線像で骨折がはっきりしていなくても『これだけ痛いのだから，レントゲンではわからない骨折があるはずです』と説明するのが無難である（印象として私は痛みに強い人間だと言う人が多い）．後日の検査で骨折が判明すれば『やっぱり骨折していましたね』，骨折がなければ『骨折でなくよかったですね』ですむのだから．逆の場合，大事になることは賢明な先生達には理解できると思う．

●ここがポイント　～認知症患者の場合，頭部外傷を考慮する

痛みで動けないことに気づいて，家族が認知症の親を病院に連れてくることがある．大腿骨頸部骨折の診断のもと手術治療を行った数日後に，認知症があまりにも急速に進んでいるので，念のために頭部外傷を疑い頭部CT検査を行ったら慢性硬膜下血腫が見つかったという経験もある．

2 大腿骨近位部骨折

大腿骨近位骨折の場合，痛みのため歩くことができないので入院させる．ベッド上安静で骨折側の下肢を直達または介達牽引する．下肢が外旋位を取りやすいので，腓骨神経麻痺を起こさないように腓骨頭部分に圧迫が加わらないように気をつける．一晩で腓骨神経麻痺は生じる．

●ここがポイント

腓骨神経麻痺は，第1趾の伸展力と第1～2趾間部の知覚を調べて判断する．

3 上腕骨近位部骨折

三角巾またはスリングで固定する．当日は入院させる必要はない．整形外科外来を受診するまではグーパーをくり返す手指屈伸運動をさせる．余裕があれば腋窩神経麻痺の有無を確認する．

4 橈骨遠位部骨折

できれば整復を試みる．固定は上腕骨～手関節までギプスシーネを用いて，肘関節屈曲位（80～90°），前腕中間位，手関節背屈（0～10°）で行う．自信があればsugar tong固定（**第2章**

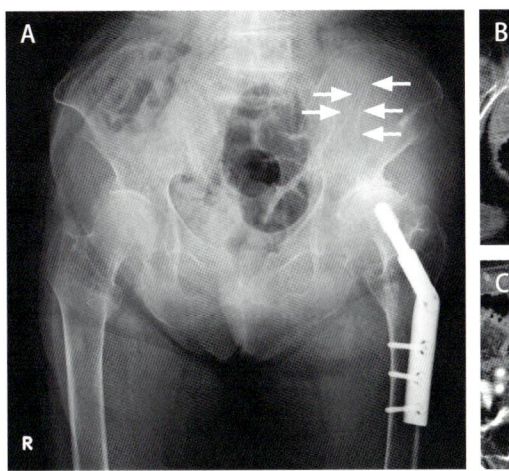

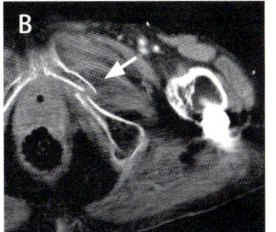

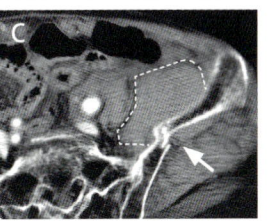

図4　80代女性，骨盤骨折（高齢者の骨折は怖い）
A）救急外来での単純X線股関節正面像．左腸骨中央に縦走する2本の不鮮明な骨折線（⇨）を認める
B）急変後の骨盤造影CT像．左恥骨骨折（⇨）を認める
C）急変後の骨盤造影CT像．左腸骨骨折（⇨），血腫（ロロロ）を認める

4-①，pp134〜142）でもよい．拘縮予防のため手指の屈伸運動を励行させる．

5 骨盤骨折

　転倒などの比較的軽微な外傷で生じた恥骨や坐骨の骨折は通常問題とならないが，やはり痛みのため歩くことができないので一晩は入院させる．仙骨や腸骨に骨折があれば出血のため急変する可能性があるので，輸液を行いながら（輸血の準備もする）注意深いバイタルの観察が必要である．交通外傷や高所からの転落が原因の場合は，治療のタイミングが遅れると生命にかかわる恐れがあるので，造影CT検査で骨盤内の血管損傷を早期に評価した方が無難である．

●ここがポイント

高齢者の骨折は怖い．全身状態の急変を経験したことがある．午後11時頃自宅で転倒して救急外来受診．明らかな骨折は認められなかったが股関節痛が強く歩行困難なため安静目的で入院．バイタルは午前6時頃まで安定しているのを確認（尿量が減少していたので輸液を追加）していた．しかし午前10時の回診時には状態が急変（血圧低下，下顎呼吸）していて救命センターで救命処置を行ったが午前12時に死亡した．急変後のCT検査で，救急外来時の単純X線像で不鮮明であった左腸骨骨折（骨盤腔内に血腫）と左恥骨骨折が確認された（図4）．

6 肋骨骨折

　『風呂場ですべって胸をぶつけた』，『よろけて机の角に胸をぶつけた』，『長引く風邪のあとから胸が痛い』などの訴えから肋骨骨折を疑いX線検査をオーダーする．単純な肋骨骨折なら肋骨バンドで骨折部を固定して帰宅させることが多い．しかし甘く見ているととんでもない目に合うこ

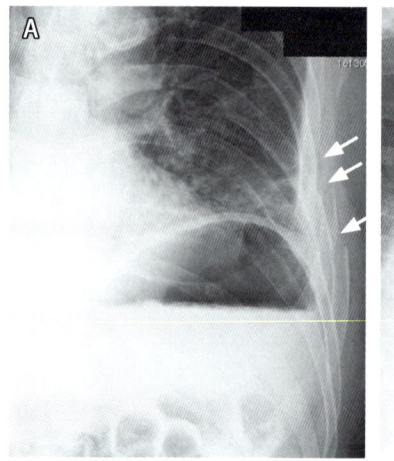

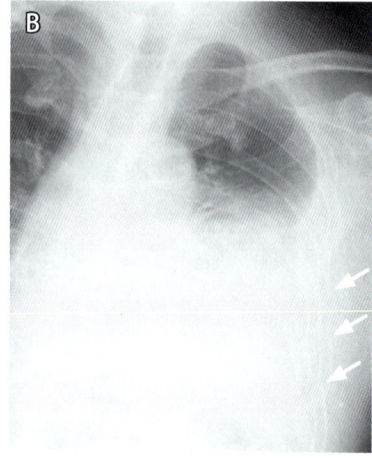

図5　78歳男性，肋骨骨折，バイアスピリン®服用（高齢者の骨折は怖い）
A）左胸を椅子にぶつけて受傷．単純X線像で3本肋骨骨折を認めたので，鎮痛薬〔アスピリン（バイアスピリン®）〕を処方し骨折部を肋骨バンドで固定して帰宅させた
B）2日後の救急外来受診時の単純X線像である．肋骨骨折による肺損傷のため血が溜まっており，胸腔ドレーンから2,000 mLの血液を抜いた

ともある（図5）．後日，自分が帰宅させた患者が気胸や血胸などで救急外来を再び受診することを経験する．

おわりに

　小児や高齢者の場合，自分の症状を上手に伝えることができないことが多いので，注意深く診察することが重要である．

文献・参考文献

1)「研修医のための整形外科診療これだけは！　第2版」（髙橋正明/編），医学書院，2014
2)「STEP整形外科　第4版」（髙橋正明/監），海馬書房，2013
3)「整形外科研修なんでも質問箱145」（冨士武史，他/編），南江堂，2007
4)「教えて！救急　整形外科疾患のミカタ」（斉藤究/編），羊土社，2014

プロフィール

髙橋正明（Masaaki Takahashi）
国立病院機構東京医療センター　整形外科医長
詳細は第1章-1参照．

第1章 整形外科診療の基本

7. トラブル回避

高橋正明

Point

・院内暴力には，身体的および精神的暴力がある
・院内暴力の内容によっては罪に問えるものもある
・勤務している病院の院内暴力対応マニュアルを一読する

はじめに

　本増刊号に「トラブル回避」や「医事法の知識（次稿）」を入れた理由は，先生達が臨床医を続けている限り否が応でも1度は"**予期せぬトラブル**"に出会う場面が来るからである．そのときに慌てふためいてもしかたない．私は多くの医師がクレームに打たれ弱い面をもっていると思っている．まずはしばしば経験するトラブルの内容を知り，それぞれの対応方法について学ぶことが重要である．必ず勤務している病院が守ってくれるのでビクビクして診療を行う必要はない．とにかく日頃からトラブルに対する心の準備をしておけばよい．

1. 院内トラブルは実際にどのような罪に該当するの？

1 威力業務妨害

『治療法がおかしい』と大声を出し続ける．

2 脅迫罪

執拗に謝罪を要求する，『どうしてくれるんだ』と迫り続ける．

3 恐喝罪

『金を出せ』．

要求のみの場合は恐喝未遂．金銭の受け取りが成立した場合は恐喝罪．

4 強要罪

『土下座して謝れ』．『謝罪文を書け』．

上記のように言われたら『○○を強要されるのですね』と確認をすることが重要である．執拗に同様の要求をくり返すのなら『強要罪になりますよ』と相手に対して警告する言葉になる．

5 不退去罪

『納得できない』と居座り続ける．

十分時間をかけて丁寧に説明をした後でも『納得できない』と居座り続ける患者に対しては『診療の妨げになるので，本日はどうぞお引き取りください』と警告する．

いずれの場合も，ぞんざいに扱わず一通りクレームの内容を聞いて目を見ながら丁寧にこちらの言い分を話すことが基本であること．それでも納得せず上記のような状況になったらそれぞれの施設のマニュアルに沿って応援を呼び対応する．身に危険が及ぶことがあるのでくれぐれも1人で頑張りすぎないこと．

2. 院内暴力について

近年，医師や看護師が患者や家族から"院内暴力"を受けるケースが増えている．警察OBの院内配置などの対策に乗り出している病院が増加していることからも"院内暴力"の深刻さが窺える．自分には関係ないことだと思わず，各施設ごとに対応マニュアルがあるので，それに準じて迅速に行動できるようにまずは一読されたい．

医療関係者が受ける"院内暴力"とは，"何らかの威力"によって**診療が停滞**したり，**労働力が低下**したりする状態になる**行為**のことである．身体的暴力（図1），精神的暴力（図2），セクシャルハラスメント（図3），悪質なクレームや脅迫，器物の破損などがあげられる．また患者が他の患者や来院者に対して不快な思いをさせたりする行為も"院内暴力"として問題となる．

【暴言（言葉の暴力）の例】
①待ち時間が長くなると『いつまで待たせるのだ』と怒鳴る
②無理な要求を断ると『政治家に知り合いがいる』と威圧的な言動をとる
③診察内容が気にくわないと『医長を出せ』と大声を出す

【暴力行為の例】
①緊急性がないため入院希望の患者を断ったところ，飲料缶を投げつける
②診察内容に不満があり，座っていた椅子を振り上げる
③職員につばを吐きかける
④請求書兼領収書を職員に向けて投げつける
⑤待合室内の花瓶などガラス類を故意に割る

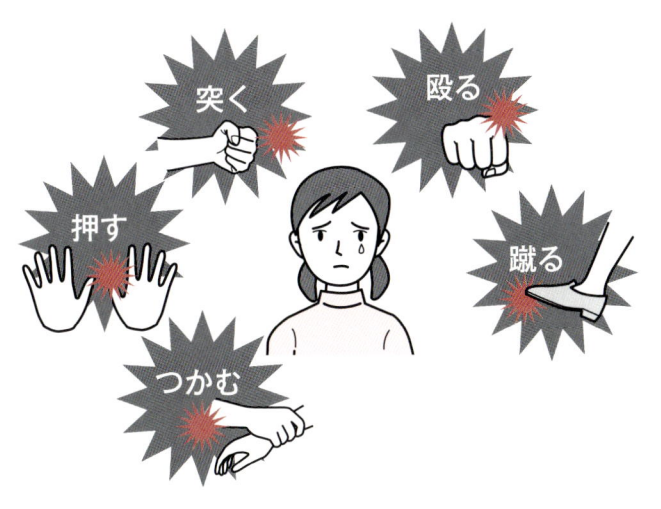

図1　身体的暴力

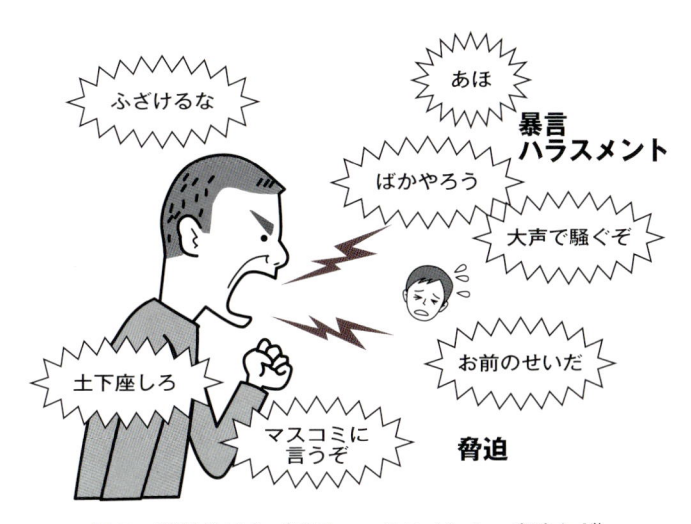

図2　精神的暴力（暴言，ハラスメント，脅迫など）

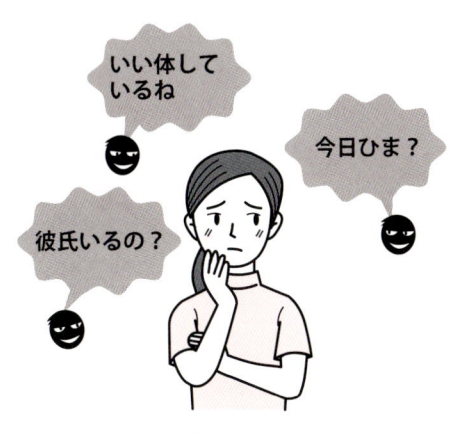

図3　セクシャルハラスメント

3. 院内暴力の対応方法について

　医療者側の不手際が院内暴力の原因である場合は，誠実に対応し理解を求める必要がある．しかし過失がなければ不用意に謝罪してはいけない．『このような結果になってしまって，非常に残念です』という表現にとどめておいて，『申し訳ありません』，『すみません』という言葉はNG（No Good）である．

1 なぜ患者は怒るの？ 〜院内暴力を未然に防ぐ〜

　患者が怒る原因として，**待ち時間が長い，医師の態度や言動が気にくわない，十分な説明がない**，などがあげられる．皆様は何かこの点に関して心当たりはないだろうか？　患者とは，『患』の字が示すように『苦しみ，悩み，わずらい』をもっている人で，すでに受診している時点で『いたわってもらって当たり前』，『このつらさは医者だからわかるだろう』という精神状態に陥っていることが予想される．**体がつらいときは不機嫌**になりやすいことから考えると，『1時間以上待たされて，診察は5分程度．この体のつらさに対する十分な説明がない．若造のくせにおまけに人を見下したような態度で，しかも敬語を使わず"タメ語"で話す』などの条件が揃うとどのような結果になるかは目に見える．たとえ紳士的な人物であっても腹が立ち，医師の対応次第では暴言・暴力に発展することもある．これらのことが怒りの原因なら，誠実に対応し理解を求める必要がある．あくまでも暴言・暴力は許されるものではないが，われわれ医療者が原因をつくらないことが重要である．

2 院内暴力への対応のコツ

　しかしなかには悪質な患者がいる．大げさに怒り，怒鳴り，恫喝する．このようなクレーマーがよく使う言葉としては『院長を出せ』，『誠意をみせろ』，『厚労省に訴えてやる』，『謝罪文を書け』，『録音をさせてもらう』などがある．エスカレートしてきて『土下座しろ』，『組の者が調べればお前の家はすぐにわかる』などの暴言が出てきたら警察に連絡した方がよい．そして警察官が到着したら何をしてもらいたいかをしっかりと伝える．『被害届を出したい』，『業務の妨げになるので病院外に出していただきたい』などの指示がなければ警察官も対応に苦慮する．院内に警察OBがいれば，警察を呼ぶまでの患者の言動を聞いているのでスムーズに事が運ぶ．

　日や場所を改めて話し合いをするときは，司会者（事務の担当者）を立て対応時間を決めてきちんと**自己紹介からはじめる**．順序としては①患者の言い分，②医師の言い分と進行する．時間がきて平行線の場合は，ひとまず『これ以上お話ししても，こちらの回答は変わりません．時間になりましたので本日はお引き取り下さい』として終わる．再度話す必要があるのなら，担当者に日時を調整してもらう．以前，自己紹介なしで話し合いをはじめたときに，患者側から『自己紹介はないのか』と指摘された苦い経験がある．はじめて会う人物も話し合いの場にいるので，自己紹介をすることは当然のことだと反省している．通常の診察のときも同じで，はじめて診る患者であれば私の場合なら『○○さんですね』『整形外科医の高橋です』と自己紹介してからはじめることを心がけている．

文献・参考文献

1) 「トラブルにならない整形外科インフォームドコンセント」（浜田良機, 他/編）, 金原出版, 2007
2) 「トラブルに巻き込まれないための医事法の知識」（福永篤志/著）, 医学書院, 2014

プロフィール

高橋正明（Masaaki Takahashi）
国立病院機構東京医療センター　整形外科医長
詳細は第1章-1参照.

第1章 整形外科診療の基本

8. 医事法の知識

高橋正明

Point

- 応召義務（医師法）について理解する
- 説明義務（医療法）について理解する
- 医師に求められている"品位"について理解する

はじめに

　医事法とは医療に関する法の総称で，①医療の基本に関する法（**医療法**，薬事法）と②医療従事者に関する法（**医師法**，歯科医師法，保健師助産師看護師法，薬剤師法など）がある．私は法律の専門家ではない．ここに書かれた内容が，すべてが正しいとは限らないので鵜呑みにせずに読んでいただきたい．さらに詳しい内容を知りたいときは「トラブルに巻き込まれないための医事法の知識」[1]を読んでいただきたい．

1. 応召義務（医師法第19条第1項）

　診療に従事する医師は，診察治療の求めがあった場合には，正当な事由がなければ，これを拒んではならない．

1 正当な事由とは

1）酔っているとき

　仕事が終わりお酒を飲みくつろいでいるとき，診察治療の求めがあっても**酔っていて通常の診療ができない状態**であれば断ることができる．どのぐらいのアルコールの量までなら通常の診療ができるかは，各人の判断に委ねられる．少なくとも患者や周囲の人にアルコール臭がわかる状態なら，診療を断るべきである．

- オンコールのときの飲酒は絶対にだめなのだろうか？
　基本的には飲酒しない方がよいと思っているが，各人によりアルコールの許容量は異なるので**診療に支障をきたさない程度ならよい**と考えている．蛇足だが世の中にはウイスキーボンボン1つ食べただけで，顔が真っ赤になり酔う人もいる．

- 2009年頃に報道でも扱われたが『産婦人科医がお酒に酔ってお産を取り扱った』ことに対して非常識とする意見がある．そのときの詳細な状況がわからないので意見は控えるが，厚労省医事課からは『飲酒した医師に診断させてはいけないのは常識』，『法に定めがないのは，他に医者がいない場合の緊急避難的な措置を想定してのことで，通常ならあり得ない』などのコメントをしている．いろいろ意見はあるが，医師たるものは健康のためにも周りの人にアルコール臭を感じさせない程度までの飲酒量に日々控えたいものである

2）病気のとき

医師自身が病気のとき，当然断ることができる．どこまでが病気なのかは各人の判断によるが，**体調が悪く通常の診療ができない状態**なら断るべきである．

3）手術中に代わりの医師が不在

手術や処置中に診療を依頼されたときは，代わりの医師がいないなら事実上診療が不可能なので断ることはできる．ちなみに『救急患者治療中なので診療できない』というフレーズはよく使われる．実際嘘ではないが，治療している救急患者は軽症患者のこともあり，本当に緊急治療が必要な患者を受け入れることができないという弊害が起きているケースがある．

2 正当な事由にならないのは

1）診療時間を過ぎて時間外であるため
2）専門外であるので適切な診療ができないため

応召義務は医師に対する**道徳的・法的訓示規定**である．

2. 療養指導義務（医師法第23条）

> 医師は，診察をしたときは，本人又はその保護者に対し，療養の方法その他保健の向上に必要な事項の指導をしなければならない．

- まさに第1章5の「リハビリ・生活指導」の内容である
- 薬物の投与時の副作用についての具体的な説明をする
- ギプス固定を行った骨折患者に対して，診療が終わり帰宅させるときに『何かあったら来てください』と若い医師が説明しているのを耳にすることがある．本当にこのような説明で療養指導義務を果たしたことになるのだろうか？答えはNOであり義務を果たしているとはいえない．素人には"何かあったら"が何なのかわからないと考えるべきである．ギプス固定後に生じる危険性がある血管・神経圧迫障害について，注意すべき事項を具体的に列挙してわかりやすく説明する必要がある（第1章5，pp44〜49）

3. その他の診療義務（図）

1 診療契約について

診療契約は双務契約である．医師の義務だけでなく患者には重要な情報を提供し治療に協力する義務が生じる．この契約は患者が一方的に解除することは可能であるが，医療機関側からの契

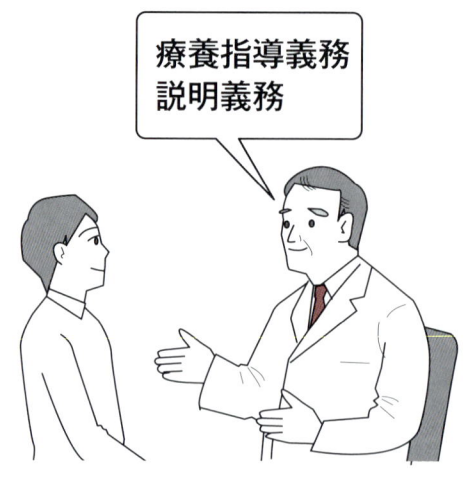

図　診療義務

約解除はより厳格な制約を受ける.

❷ 医療を提供するに当たり，適切な説明を行い，医療を受ける者の理解を得るように努める事（医療法第1の4条参照）

　医療訴訟における争点のなかで最も多いのが医療行為の過失論であり因果関係論である．しかし最近は**説明義務論**で争われるケースが増加しているようだ．説明義務は**患者の自己決定権行使**を前提とした**医師の情報提供義務**である．説明義務が特に必要となるのは，患者自身が自己決定権を行使して医的侵襲を受ける治療（手術など）の場合である．他に薬物投与するときは，その薬物による重要な副作用について患者に情報を伝えることが必要とされる．

　患者側から『何も説明は聞いていない（医師の説明義務違反）』と言われたときに，説明した重要な証拠（説明履行の立証）になるのが診療録である．当然，克明に説明した内容が記載されていれば重宝される．特に『**その患者の受け止め方や反応**』を患者個人の表現で記載しておくことが役立つ．患者や家族が医療内容に通常より関心を示すとき，治療法選択について過剰なまでに不安感をもっているとき，などは説明したかどうかが将来問題になることもあるので詳細に診療録に記載することを勧める．どのように感じることができるかは医師個人のセンスなので，常にアンテナを張りながら患者の様子を窺う必要がある．

　診療録には説明内容として以下の項目を記載する．

①日時（所要時間）
②説明した相手（患者本人，家族など）
③説明した内容
④その治療を選択した（同意した）という事実
⑤できれば患者側の反応

通常は医師が十分情報提供をしたにもかかわらず，患者が自己決定権を行使した結果，**患者に不利益が発生したとき，その事実は患者が受け入れるべきであり，医療側が発生責任を負うこと**にはならない．

私は，説明した内容の半分以上を患者が理解してくれたら成功だと思っている．通常緊急治療以外のときは，十分に説明した内容を検討できる時間を患者に与える必要があることも覚えていてほしい．

③ 診察をして診断書を求められたら，正当な理由がない限り拒否してはいけない（医師法第19条2項参照）

診断書が不正目的（詐欺・恐喝など）に利用される可能性が高い場合は断ることができる．交通事故の診断書の**提出先が警察や会社以外の場合**は，不正目的で使われる可能性があるので『どこに何の目的で提出されるのですか』と必要とする理由を聞くことを勧める．

④ 医師は，自ら診察しないで治療をし，診断書または処方箋を交付してはいけない（医師法第20条参照）

電話で患者から病状を伝えられアドバイスを求められたときは，『それくらいなら心配ないので様子を見ていてよいでしょう』と迂闊に答えてはいけない．そのようなときは『**直接診察していないので，詳しい病状がわからない**』と答えるべきで，その後で『心配でしたら受診してください』と伝えておくとよい．ただし病院によっては時間外選定療養費を徴収する場合もあるのでその旨も伝えておく必要がある．ちなみに東京医療センターでは徴収対象外患者に該当しない患者からは8,640円をいただいている（なお上記で説明している患者は，全く診察したことのない初診患者のことである．第1章5の場合，治療・処置をした患者で創部の状態がわかっているので，汚染された場合の対処法について電話でのアドバイスは可能である．しかし，創部が汚染された状態は直接見ていないので，最終的に判断できない場合は診察をする必要がある，p45参照）．

⑤ 死体を検案して異状があると認めたときは，24時間以内に所轄の警察署に届け出なければならない（医師法第21条参照）

⑥ 医師は，診療したときは，遅滞なく診療に関する事項を診療録に記載しなければならない（医師法第24条参照）

医師が診療録に記載すべき事項は，患者の住所・氏名・年齢・病名・および主要症状，治療法（処方および処置），診療年月日などである．電子カルテの場合は，仮登録したままにしないことが必要である．

4. 医師の品位とは

医師としての品位を損する行為があったときに責任（**行政処分**）が問われる．行政処分には罰金刑はないが，医師免許の取り消しや期間を定めての医業停止処分がなされる（医師法第7条第2項参照）．

【医師の品位を損なう行為】
①医師の職業倫理として遵守することが求められている義務
・医師法違反，覚せい剤・麻薬取締法違反（重い行政処分）
②身分を利用して行った違反行為
・文書偽造（虚偽診断書作成）
③**他人の生命・身体を軽んずる行為**
・殺人および傷害，強制わいせつ，道路交通法違反
④経済的利益を求めての不正行為
・贈収賄，税法違反，診療報酬の不正請求

5. 医療事故について

　医療事故（過誤）が発生した場合は，**三法（刑法，民法，行政）**のすべてに責任が問われる可能性がある．医療事故は届け出などの報告義務があり，場合によっては刑事訴訟法に問われることがある．医療過誤とは，医療行為のなかで過失のため不良結果を生じたもののことである．

①**民事上**の責任として，不法行為や債務不履行の損害賠償が問われる
②**行政上**の責任として，医師免許停止や保険医・保険医療機関の指定の停止などが行われる
③**刑事上**の責任では，業務上過失致死傷害罪が問われる

・**医事訴訟**では，医師への責任追及は**債務不履行**と**不法行為**の両者が問われる．故意または重大な過失，著しく反社会性がなければ刑事訴追を受けることはない
・**損害賠償金の支払い**については，多くのケースでは勤務している病院（使用者責任）が守ってくれるが，残念ながら100％とは言い切れないので自分の身を守るためにも個人で保険に入ることを勧める．そして**紛争になった場合は直ちに保険会社にその事実を連絡することを忘れてはいけない**．保険会社に相談なく支払うと，保険会社は支払いを拒否できるとの条件がある
・**診療録**は医師側が行った医療の正当性を立証するうえでもっとも重要な証拠資料になるので**必要なこと（特に治療を行ううえで説明した内容）は忘れずに記載する**

文献・参考文献

1) 「トラブルに巻き込まれないための医事法の知識」（福永篤志/著），医学書院，2014
2) 「整形外科卒後研修Q&A　改訂第6版」（日本整形外科学会Q&A委員会/編），南江堂，2011

プロフィール

高橋正明（Masaaki Takahashi）
国立病院機構東京医療センター　整形外科医長
詳細は第1章 – 1 参照．

第2章 外傷性疾患での対応

1. 創傷（皮膚，筋，腱，神経，血管損傷など）での対応

① 上肢の創傷

堀内孝一

Point

- 創傷の受傷原因と部位から何が疑われるか？
- 創部の状態のみでなく，運動・感覚障害についても診察する
- 腱・神経・血管損傷を疑えば上級医に相談する
- 汚い傷や咬まれた傷は，よく洗浄して，通院を指示

はじめに

　まだ自分の外来を担当していない初期研修医の皆さんが診察することになる上肢の外傷は，救急外来での対応となるだろう．一口に創傷といっても，その深さ・部位によって，筋腱損傷，神経損傷，血管損傷などが起こっている可能性があることを忘れてはいけない．
　動物に咬まれた，指を切ってしまった，機械に巻き込まれたなどの救急外来で遭遇しうる症例について説明する．

1. 病歴聴取・身体診察

　創傷のような目に見えてわかる損傷の場合，痛みや出血でパニックになっている患者さんもいる．安心させてあげられるような説明をしながら対応することが重要である．患者さんが落ち着いていないのに病歴聴取や診察を行っても，正確な情報は得られない．

1 まずはじめに

　まずは，手をとって診察することが大切である．手をとって，丁寧に診察することで安心してくれる患者さんはたくさんいる．
　また，慣れてきた頃によく見受けられるが，忙しさにかまけて，傷もみないで電子カルテの記入やオーダーをするようなことがないように心がけるべきである．外傷というものは，似たようなものはあっても全く同じものはないので，決めつけてかからずきちんと診察すべきである．

●ここがポイント
慣れと上達は違う！ 初心を忘れるべからず！

2 病歴聴取

受傷原因を詳細に聞くことは非常に重要である．

何で切ったか，どんな状況で受傷したかで，創の汚染状態などを判断する材料となる．"家の台所で包丁で切った"という状況でも，切っていたものが，泥の付いた野菜と洗った後の野菜とでは感染のリスクが変わってくる．その他にも，工事現場で重機に挟まれての受傷であったり，交通事故であったり，動物に咬まれたりなど，さまざまな受傷原因があり，正確に聴取する必要がある．またclosed questionはよくないといわれるが，open questionだけでは聞き出せない情報もある．身体所見からある程度何かを疑う所見があれば，closed questionも交えて病歴聴取すべきである．

3 身体所見

上肢の創傷といっても，指・手・前腕で注意する点が異なる．各部位の解剖について前もって勉強しておく必要がある．

1）汚染の程度

創自体の汚染の程度を確認する．きれいな刃物で切った傷と汚い機械に挟まれてできた傷では，感染のリスクが大きく変わってくる．また，創が汚染されている場合，創部の状態を確認することも困難である．受傷に至った経緯を聴取することも非常に重要である．

2）出血

出血が静脈性であるか，動脈性であるかの判断は，出血のしかたを見てある程度判断できる．拍動性（ピュッピュッ）に，もしくはある程度の圧を保ちながら（ビューッ）と出血していれば動脈性であろうと考えられる．にじみ出るような出血（ジワジワ）は毛細血管や静脈性のものと考えられる．出血によって創部の状態を確認することが困難な場合は止血してから診察する必要がある．止血が困難な場合でも，採血時の駆血用ゴムや血圧計のマンシェットなどで創部よりも近位を縛って駆血することで良好な視野を獲得できる．

●ここがポイント
駆血に関して

患者さんによっては受診前にご自身で駆血してくる場合がある．ゴムできつく縛ったり，家庭用の電源コードや針金で縛ってくる場合もある．駆血して来院してきている場合，いつから駆血しているかわからないため，長時間にわたる場合がある．駆血時間が長時間にわたった場合，阻血による組織の壊死や神経障害などを起こす可能性がある．そのため忙しくてすぐ診察できない場合でもこの点は確認すべきである．自分で確認できない場合でも看護師さんなどに頼んで聞いてもらって，もし駆血してきているなら，その状態だけでも確認すべきである．

3）神経

創部で直接神経を確認しようとすると，神経を見慣れていない場合は，脂肪などの軟部組織にまぎれてしまうため困難である（創が小さい場合や，指などの末梢であれば上級医でも困難）．創

部以遠の感覚がわからない，もしくは鈍いかなどを確認し，神経損傷の有無を判断して上級医に相談すべきである．

4）腱

手指の場合では腱が切れてしまうと，自分の意志で指が伸ばせない，曲げられない状態となる．痛みのために自動運動できない場合もあるが，指の屈筋腱断裂の場合，屈筋腱のテンションを失った指は安静時（脱力した状態）に他の指に比べて異常に伸展してしまうのでこの点なども注意して診察すべきである．腱の扱いについては，神経同様，デリケートなものなので，上級医に相談すべきである．

2. 画像診断

単純な切創であれば，骨折を伴うことは稀であると思われるが，**ガラス片や刃先などの異物混入の有無を確認するために単純X線写真は撮影すべきである**．ドアに挟んだ，機械に巻き込まれたなどの圧挫損傷の場合，程度にもよるが，骨折の可能性も考えられる．動物などの咬傷の場合，稀に歯牙などが異物として残っていることもある．ガラス片や植物の棘などは，単純X線写真でわかりにくいことがあるが，よく見ればわかることも多い．

出血が多い場合には止血処置をしてからでもよいが，処置前に異物の有無を確認するため，ガーゼを当てるだけですぐ撮影してから処置をする方が望ましいと考える．

手の外傷の場合，手根骨の骨折などは単純X線写真のみでは困難な場合もあるため，CTを追加することも検討すべきである．

> ● ここがポイント
>
> 異物混入があった場合，処置後の単純X線を確認することも忘れてはならない．異物をすべて摘出したと思っても破片などが残存していることがあるので注意が必要である．針などは途中で折れていることもあり，ガラス片などが無数にある場合はすべてとりきるのは困難であるためX線での確認が必要である．

3. その後の処置・対応

1 洗浄

汚染創の場合，縫合などの処置の前に十分に洗浄することが重要である．浸透圧の関係上，組織障害が少ない生理食塩水で洗浄することが望ましい．高度の汚染創では流水で洗浄することも効果的である．多量の生理食塩水で洗浄し，土や砂利などは可能な限り除去する．機械油などの場合は逆性石鹸などを用いて洗浄することもある．

2 止血

静脈性・毛細血管性の場合，大概は圧迫で止血できる．動脈性の場合は主要な動脈でなければバイポーラなどで出血点を焼灼して止血することも考えるべきである．出血が多く，出血点が同

定できない場合，前述のように駆血をしてから止血を行う．

3 損傷の確認

　神経や腱の損傷が疑われる場合，上級医に相談すべきである．実際に神経や腱を確認する際には，神経や腱が創部よりも近位に引き込まれることが多く（特に屈筋腱の近位断端），診察所見上，断裂を疑う根拠となる所見があれば，創部を延長して皮切し，確認する必要がある（症例1，図1，2）．

4 創縫合

　手指では5-0または6-0ナイロン糸，前腕部では5-0または4-0ナイロン糸を用いて縫合する．損傷の確認の段階で神経，腱断裂があれば，同日もしくは近日中に手術を行うことになるため，上級医に相談し，閉創すべきかの判断を仰ぐべきである．（症例2，図3～6・症例3，図7～10）

　また，動物の咬傷などは，閉創してしまうと内部で感染を起こし，膿がたまって感染が増悪する．開放創のままにして，膿が外にドレナージされるようにして，連日の通院で経過観察をすべきである．（症例4，図11，12）

　創部の皮膚損傷が高度で縫合できない場合には，occlusive dressingで治療していく方法もある．（第2章1-④，pp85～92）

症例1　長母指屈筋腱（FPL：flexor pollicis longus）断裂

　47歳，男性．電動ノコギリで受傷．右母指の自動屈曲が不可能であった．
　診断としては，右FPL断裂を疑い，麻酔下に皮切を延長し（図2），腱縫合を行った．

症例2　神経断裂

　11歳，男児．ドアに右手を挟んで受傷．留め具の金属に引っ掛けた部分が裂創となった．近医受診し初療を受けたが，受傷時より右小指尺側の知覚障害を自覚し当科紹介（図3）．
　右小指尺側指神経の断裂を疑い，麻酔下に皮切を延長し，断裂した神経を同定，神経縫合を行った（図4～6）．

症例3　屈筋腱断裂

　21歳，男性．飲食店でバイト中に酔った客にコップを投げつけられ，右手で受け止めた際にコップが割れて受傷．近医で初療を受けたが小指だけ伸展しており（図7，8），屈筋腱・神経断裂を疑い当科紹介となった．麻酔下に皮切を延長し，浅指屈筋腱（FDS：flexor digitorum superficialis），深指屈筋腱（FDP：flexor digitorum profund）の断裂，さらには神経の断裂も同定．それぞれ縫合した（図9，10）．

症例4　犬咬傷

　77歳，女性．犬に咬まれて受傷．近医受診し，初療を受け創部の洗浄，縫合の処置がなされ，翌日当院紹介受診．
　抗菌薬内服にて経過観察としたところ，受傷4日目の時点で腫脹，発赤が増悪したため（図11），切開・排膿デブリドマン手術を施行した．術後経過良好（図12）であった．

症例1　長母指屈筋腱断裂

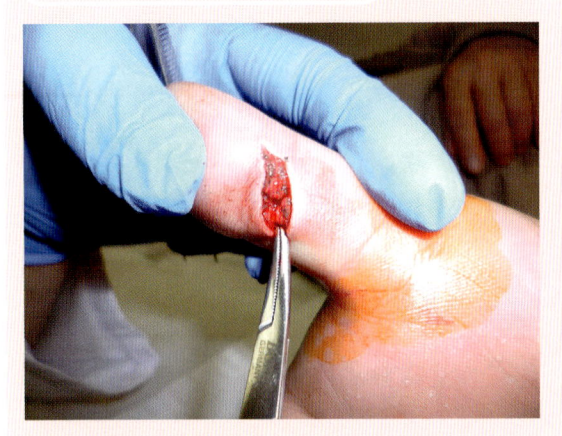

図1　症例1：初診時
創部から腱の近位断端を同定するのは困難である

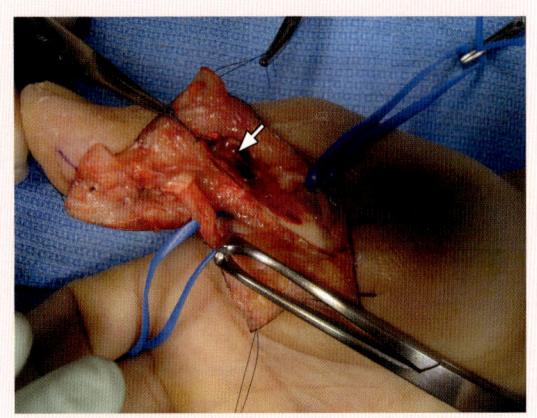

図2　症例1：術中所見
皮切を延長してようやく近位断端を同定（⇨）．神経血管束に明らかな損傷を認めなかった（青いゴムテープ（ベッセルループ）は神経血管束の識別に使用）

症例2　神経断裂

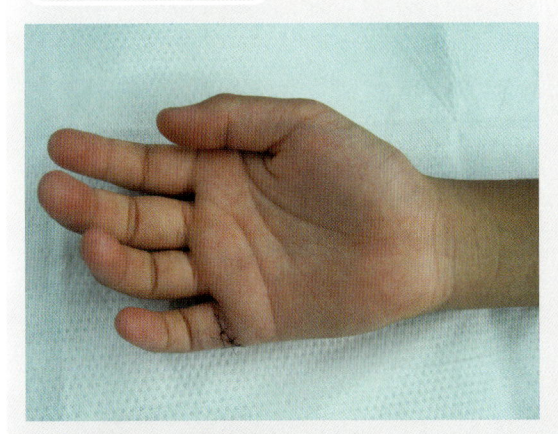

図3　症例2：当院初診時
前医で右小指MP皮線部の創を縫合されている．診察上，神経障害を疑っていたため，ラフに縫合されている

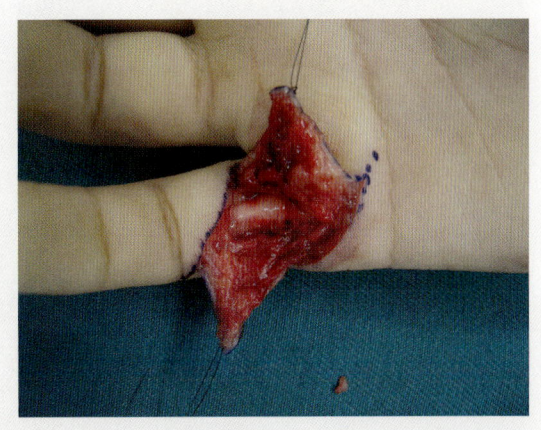

図4　症例2：術中所見①
皮切を延長して展開．神経断端を同定できるだろうか．神経断端を同定する際には上級医に相談すべきである

第2章　外傷性疾患での対応

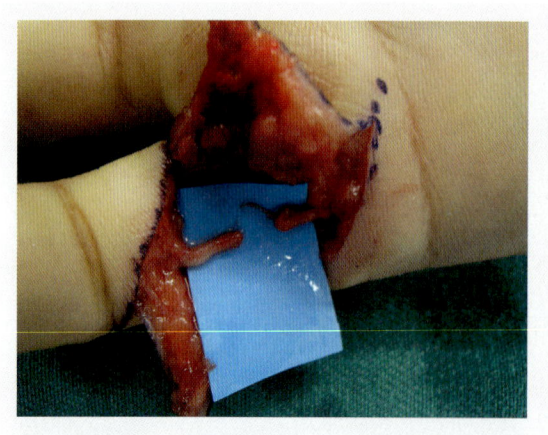

図5　症例2：術中所見②
　断裂した神経を同定．周囲組織とまぎれてしまわないようにエスマルヒ（駆血に使用するゴムバンド）を切って敷いている

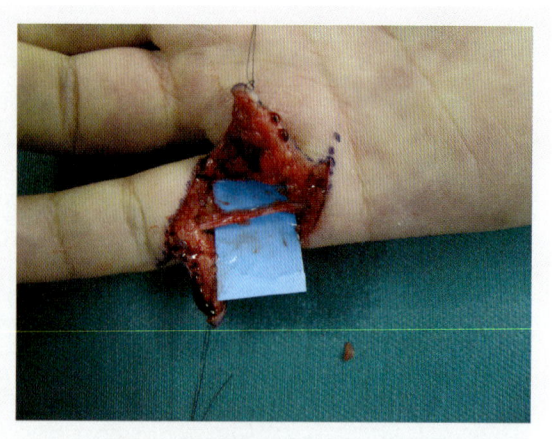

図6　症例2：術中所見③
　拡大鏡を使用して神経縫合を行った

症例3　屈筋腱断裂

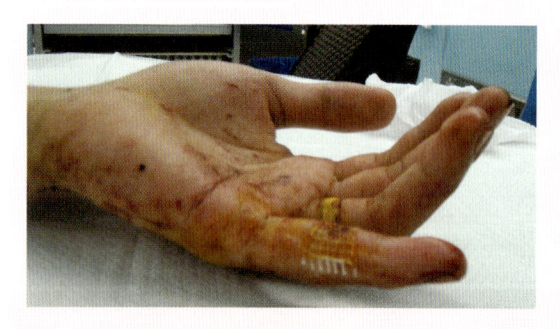

図7　症例3：初診時①安静時
　左小指のソフラチュールで処置されている部分が創部である．安静時に小指だけ他指の肢位と異なり伸展してしまっている．屈筋腱断裂の所見である

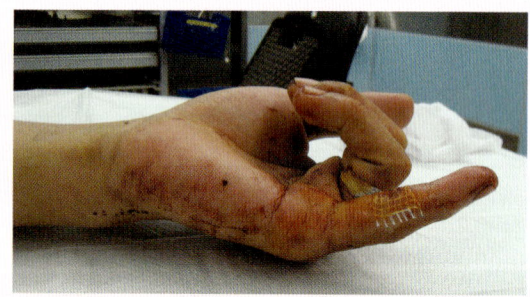

図8　症例3：初診時②自動屈曲時
　自動屈曲させた状態．小指のみ伸展したままである

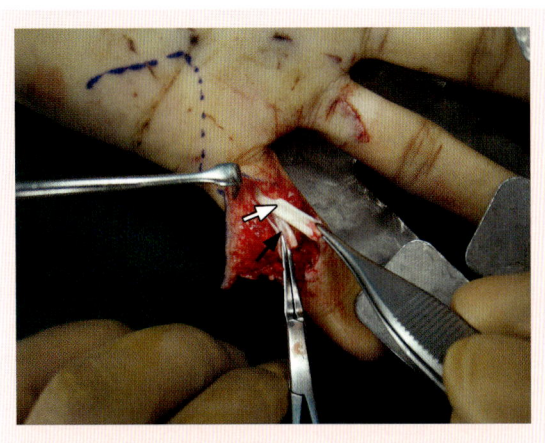

図9 症例3：術中所見①
皮切を延長し，断裂した屈筋腱の近位断端を同定．Zone2でFDS（→）・FDP（⇨）ともに断裂している

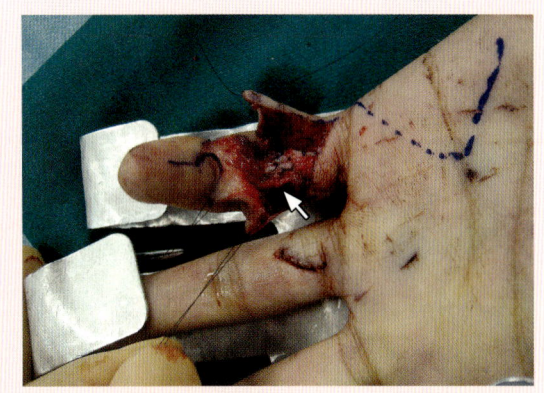

図10 症例3：術中所見②
FDS・FDPをそれぞれ縫合．橈側指神経断裂も合併していたため，神経も縫合した（⇨）

症例4　犬咬傷

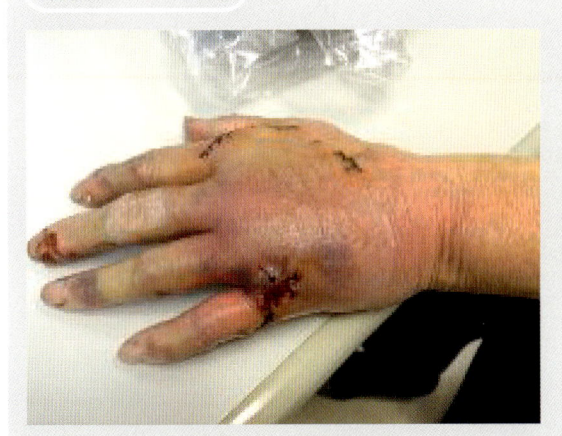

図11 症例4：受傷4日目（手術前）
腫脹発赤増悪，感染の診断で，切開排膿・洗浄ドレナージ手術施行

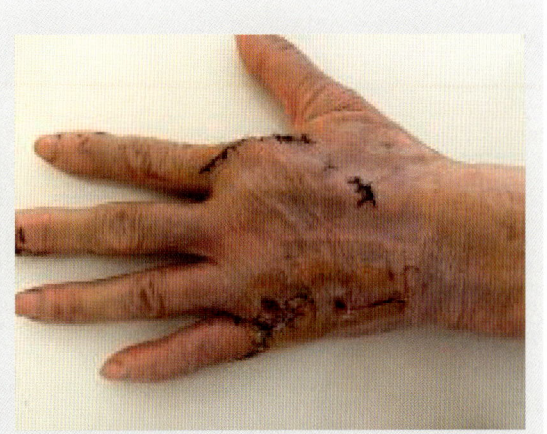

図12 症例4：術後5日目
手術後，腫脹改善．経過良好

● ここがポイント
動物の咬傷の場合は密に創閉鎖をしてはいけない．

おわりに

　自分は，新医師臨床研修制度の1年目として初期研修医生活を送りました．初期研修医時代には，上級医の指示なしに自分1人の責任で診療をする機会は，ほとんどありません．しかし，後

期研修医，指導医となっていくと，自分の責任で患者さんの治療をします．初期研修医時代は守られているので，あまり感じないかもしれませんが，一人で"患者さんをみることの怖さ"を想像して，責任感を育てていきましょう．そして，自分の知識，経験を総動員して考えられる最高の治療をしてあげられるようにがんばりましょう．

プロフィール

堀内孝一（Koichi Horiuchi）
国立病院機構東京医療センター　整形外科
順天堂大学卒業/慶應義塾大学整形外科学教室
手・肘・肩を中心に，外傷などの診療に従事しております．外傷で失った機能を患者さんのニーズに応えられるように工夫して治療していくのは，整形外科ならではであると思います．

♪ "翼を持って生まれるよりも，僕はこの両手が好き"
「バームクーヘン」　↑THE HIGH-LOWS↓

第2章 外傷性疾患での対応

1. 創傷（皮膚，筋，腱，神経，血管損傷など）での対応
② 下肢の創傷

宇田川和彦

●Point●
・診察は傷だけでなく下肢の運動，感覚障害について確認
・少しでも運動，感覚に障害があれば上級医にコンサルト

はじめに

　救急外来には「足が痛い」，「足を切った」という患者さんは多数来院する．見た目に大きな傷があり大量に出血をしている，足が動かないような場合には緊急事態と考えるだろう．しかし傷が小さい症例，足が多少なりとも動く症例は軽傷と考えてしまい，そこにひそんでいる大切な疾患を見逃すことがある．本稿では下肢の創傷における診察から治療の流れについて説明をしたうえで，救急外来でよく遭遇するアキレス腱損傷をとりあげ，解説する．

1. 病歴聴取

■ 軽傷に見えても病歴聴取は怠らない

まずは図1を見てほしい．

症例1
　大腿部に傷がある患者．創部から出血はなく痛みも強くない．この傷だけ見て患者さんから十分な話を聞かなければ軽傷と考え創部を洗浄し，帰宅させてしまうかもしれない．この患者さんによく話を聞くと工事現場で釘がささったかもしれないという．
　そんな馬鹿な？　と思いつつX線を撮ってみることにした（図2）．見事に釘がささっているではないか．創部をあけ釘を抜いてみると，なんとも汚らしい釘が入っていた（図3）．

　このような患者さんをろくな病歴聴取もせずに帰してしまったら確実に大事件が起きているだろう．病歴聴取をおろそかにすると痛い目をみる．病歴聴取の際には，受傷機転のみでなく，受傷からの時間，既往歴〔破傷風予防接種の有無（第1章4，pp36〜43），糖尿病，透析の有無，その他〕，アレルギー（局所麻酔，その他の薬物）なども聴取しておく必要がある．

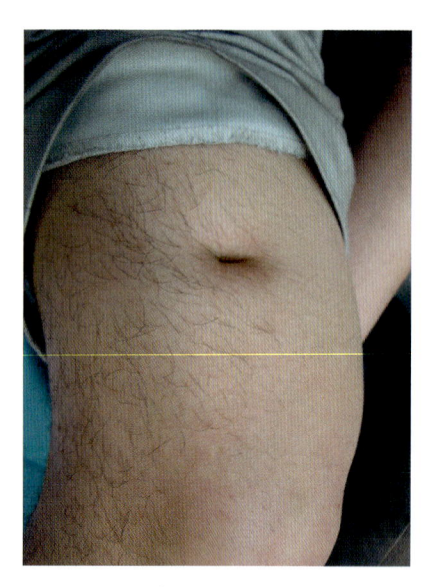

図1　症例1：大腿部の傷

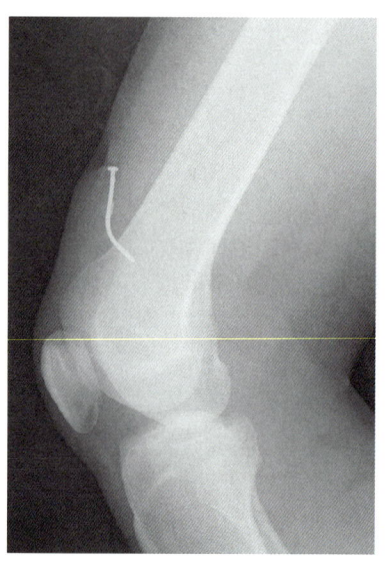

図2　症例1：X線に写った釘

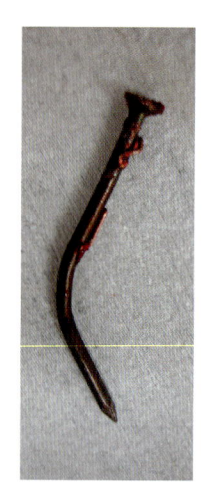

図3　症例1：摘出した釘

2. 診察

■ 足の"動き"はしっかり診察する

図4を見てみよう．

症例2

図4矢印の部分に小さな傷がある．

　この患者さんは受診日10日前に包丁を足に落として受傷したという．受傷日当日は痛みがあり足の動きはよくわからなかったが，傷が小さく軽傷ということで傷だけ処置し帰宅となった．しかし，痛みが取れてきて母趾が動かないことに気づき再受診となった．実際に診察をしてみると確かに母趾の背屈ができない．CTを撮ってみると，見事に腱が切れている（図5）．

　ということでこの患者さんは腱を縫合する手術が必要になった．痛いからという理由で足や足趾の動きをしっかりと診察をしないと，このような見逃しをすることになる．

　大切なポイントを下記にあげる．

① 患側の足の動きを健側と比較し，十分に診察することで隠れている腱の損傷を見逃さない
② よく創部周囲を触り感覚が健側と同じかどうかをみることで，隠れている神経損傷を見逃さない
③ 下肢の血流は，強く足先の爪の部分を圧迫し，離して爪の色が戻るまでの時間を計測することで評価する（Capillary refilling time）．2秒以内なら正常とされており，それ以上かかるときには血管損傷を疑う

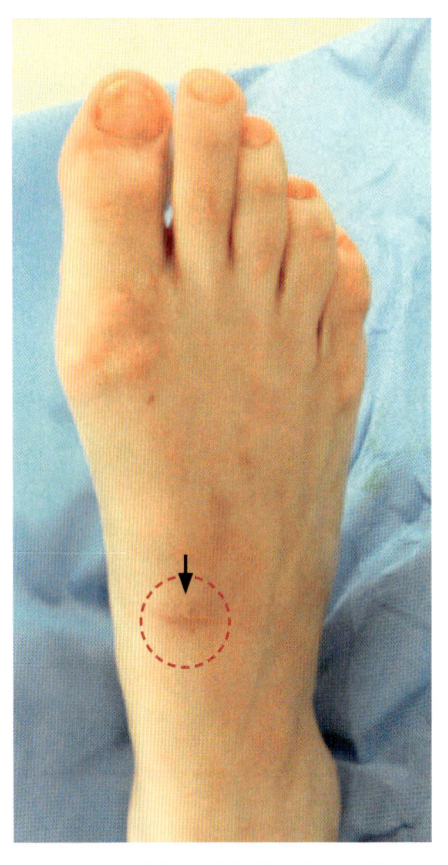

図4　症例2：右足背の小さな傷

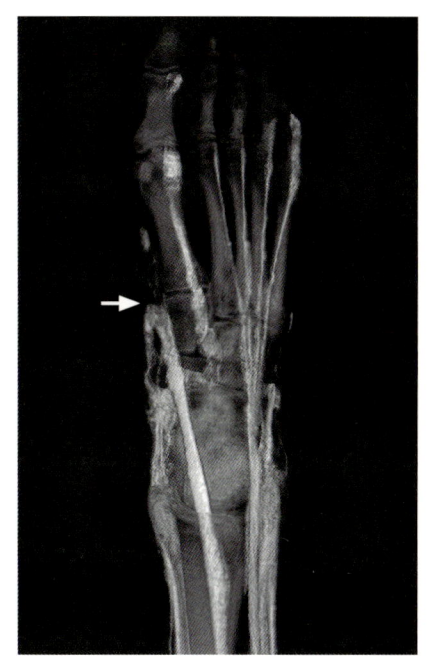

図5　症例2：CT像

上記3つについて十分評価し，少しでもおかしいと思ったら上級医にコンサルトをすることを勧める．

3. 検査

　救急外来で研修医の先生からこんな一言を聞くことがある．「たかが傷でX線撮るんですか？」―答えはYesである．
　前述の「1．病歴聴取」のところで述べた症例1のように，創部に明らかに釘が残っているのをX線で見逃したら大きな問題になる．またガラスや石も創部に残っていることがあるので，十分に注意してX線を見る必要がある．ただし木や竹はX線に写らないので注意をしてほしい．

4. 処置・患者説明

　創傷処置の目的は生体のもつ治癒機転を補助することであり，そのためには，止血，創の浄化

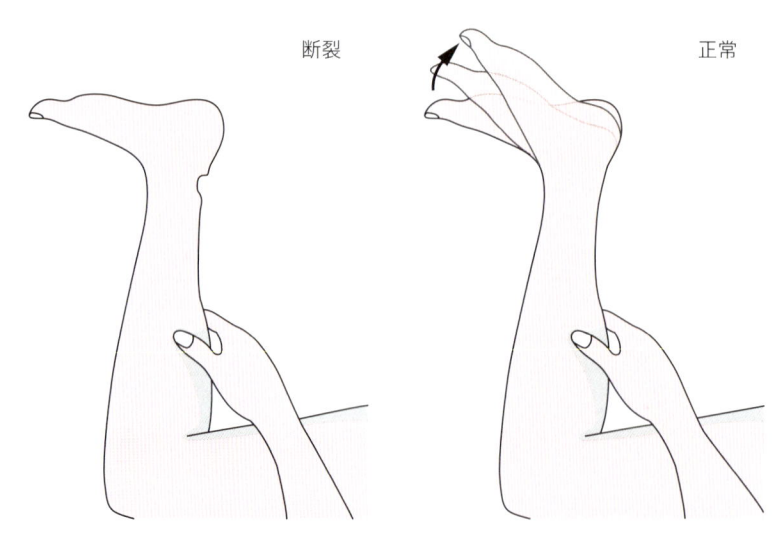

図6　Thompson test
アキレス腱が断裂していると，ふくらはぎをつまんでも底屈がみられない
文献1より転載

（創内の異物や壊死組織の除去），創閉鎖が必要とされる．一般には受傷後6〜8時間以内（ゴールデンタイム）の創は単なる汚染創とみなされ，創部の洗浄後に一期的に縫合できる．受傷後8時間以降は感染創とみなされ，一期的に縫合することは望ましくない．また，動物（ヒトを含む）による咬創は感染率が高いため，一期的縫合は避けることが望ましいとされている．

　創傷を処置したら創部感染の可能性を説明しよう．通常の裂傷，挫傷，擦過傷，熱傷では抗菌薬投与は不要とされている．また，縫合後も抗菌薬投与は不要という報告もあるが筆者は安全のために処方をしている．動物（ヒト）による咬創とすでに感染している創については必ず抗菌薬を処方しよう．もし創部が赤く腫れたら，強い痛みが出たら，傷から膿が出るようならば，必ず受診をするよう指示をしよう．

5. アキレス腱損傷

1 アキレス腱損傷とは

　アキレス腱は足首の後ろに存在する．ふくらはぎの中央近くからかかとにかけての部位を占め，長さは約15 cmで最も強靭かつ太い腱であり，この腱が断裂し救急外来を受診する人は少なくない．運動中に起こることが多く，運動をしていてふくらはぎの所が人とぶつかったと思い振り返ると誰もいない，突然足をバットで殴られた感じがしたなどと怪我のときの状況を話す人がいる．アキレス腱は足関節を底屈させる作用がある．アキレス腱が断裂すると底屈させることが困難になるが，多少は可能である．また歩行することも可能な人がいる．歩行ができるから，もしくは足関節を底屈できるからアキレス腱が切れていないということではない．

2 診断

　受傷時にアキレス腱部に陥凹がみられるケースが多い．また患者さんにうつ伏せになってもら

い，膝を90°曲げ，ふくらはぎを握ってみよう．足首より下の部分が動かなければ，アキレス腱が断裂している可能性が高い．この徴候をThompson testという（図6）．この2つの徴候が1つでもあれば必ず上級医を呼ぼう．

3 治療

初期治療ではまずは足関節底屈位でシーネを巻こう．松葉杖を処方し体重をかけないようにしてもらう．

治療は装具を使用した保存的治療，手術的治療の2種類がある．保存的治療では，固定や免荷（体重をかけない）期間が長くなるが手術特有の合併症がない．手術的治療では，回復は早いが感染や傷が残るなどといった手術特有のデメリットがある．それぞれメリット，デメリットについて十分に説明をしたうえで治療を選択する必要がある．

おわりに

アキレス腱損傷は骨折を除くと救急外来で最も多くみる下肢の損傷といっても過言ではない．病歴聴取からアキレス腱断裂を疑ったら十分に診察をし，上級医に必ずコンサルトをしよう．

文献・参考文献

1) 日本整形外科スポーツ医学会広報委員会/監，三笠製薬/制作：「スポーツ損傷シリーズ9．アキレス腱断裂」
http://jossm.or.jp/series/file/009.pdf

プロフィール

宇田川和彦（Kazuhiko Udagawa）
国立病院機構東京医療センター　整形外科
2006年3月，慶應義塾大学医学部卒業．2年間の初期研修を経て2008年4月慶應義塾大学整形外科教室に入局．3次救急の病院を転々とまわり現在は東京医療センターで膝関節，外傷を専門にやっています．

読者の皆様に一言
なんでもやってみよう．やらないと始まらない．どんなことにも首を突っ込んで前へ前へ攻める医者になってください！！

第2章　外傷性疾患での対応

1. 創傷（皮膚，筋，腱，神経，血管損傷など）での対応

③ コンパートメント症候群，挫滅症候群

宇田川和彦

● Point ●

- コンパートメント症候群を疑ったら可及的すみやかに上級医にコンサルト
- 挫滅症候群の患者は受傷直後，多くの場合意識レベル良好であり，病歴から疑うことが必要

1. コンパートメント症候群

1 コンパートメント症候群とは

　コンパートメントとは筋膜や骨，骨間膜などによって囲まれた閉鎖空間のことであり下腿では外側コンパートメント，前方コンパートメント，浅後方コンパートメント，深後方コンパートメントの4つに分かれている（図1）．

　コンパートメント症候群とは，コンパートメントの内圧が何らかの原因で上昇すると，細動脈の血行障害が生じ筋肉，神経に血流がいかなくなり，筋肉，神経の機能障害が生じることである．診断が遅れると，筋肉の壊死が生じミオグロビンが大量に放出され，その結果，代謝性アシドーシス，高カリウム血症を生じ腎不全から多臓器不全にまで発展する致死的な疾患になりうる．

2 診断

　病院で当直中に研修医から下記連絡をもらうことがある．
　「足をぶつけて腫れている患者さんが来ました．痛みが強いのですが足背動脈が触れるのでコンパートメント症候群ではないと思います．痛み止めで帰してよいでしょうか？」
　この質問に対する答えはNoである．
　コンパートメント症候群には6Pといわれる診断の基準がある．

コンパートメント症候群の診断基準「6P」

① Pain　　　　　（疼痛）　　　④ Paralysis　　　　（麻痺）
② Pressure　　　（内圧の上昇）　⑤ Pallor　　　　　　（蒼白）
③ Paresthesia　（感覚異常）　　⑥ Pulselessness　（脈拍喪失）

　この6つが揃ってはじめてコンパートメント症候群を疑うと考えている人が少なくないが，このどれか1つでもあればコンパートメント症候群を強く疑うべきである．特に一番注意したいの

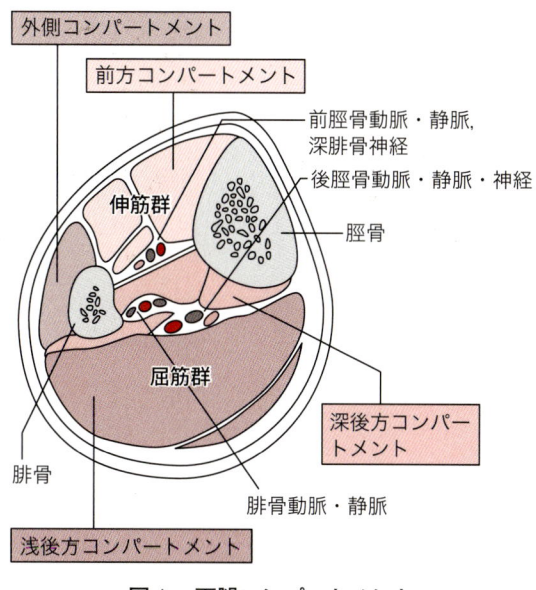

図1　下腿コンパートメント
文献1より引用

は強い痛みである．安静にしていても治まらない痛みがあるときである．また，足趾を他動的に動かしたときに強い痛みが出るようなときにはこれを疑い，上級医にコンサルトしコンパートメントの内圧を測定すべきである．

コンパートメントの内圧はすべてのコンパートメントについて測定すべきである．

正常のコンパートメントの内圧は20 mmHg以下とされている．治療の適応となるのは

①コンパートメント圧＞**40 mmHg**
②コンパートメント圧＞拡張期血圧－**30 mmHg**
③コンパートメント圧＞平均動脈圧－**40 mmHg**

のいずれかとされている．
強い痛みがあり，コンパートメント圧の上昇を認めたら早急に治療をすべきである．

3 治療

治療の原則は「まずは圧迫をしているものがあれば外す」である．

骨折後の患者さんでシーネがきつく痛みが強いという訴えで救急外来を受診することがある．もし痛みが強ければコンパートメント症候群を起こしている可能性は十分にありシーネを勇気をもって外すもしくは緩め，痛みが改善されるかどうかをみる必要がある．

もし圧迫を解除しても痛みが改善されない場合やもしくは圧迫されるものがない場合は筋膜切開を行う．

それぞれ大きな皮切をおき十分に筋膜を切開する．切開後皮膚が閉じられないことが多い（図2）ので腫れが引くのを待って徐々に創部を閉じていく必要がある（shoe lace法，図3）．

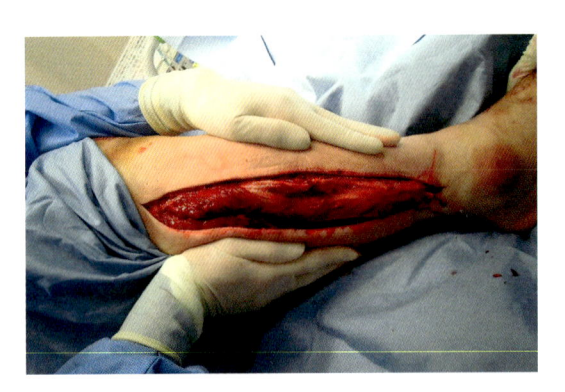

図2　筋膜切開後

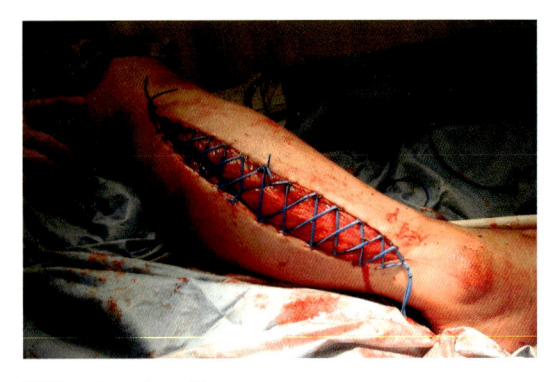

図3　shoe lace法
創縁にステープラーを打ち伸縮性のあるテープを靴ひものようにまき，腫れがひくのにあわせて徐々に締めていく

● ここがポイント
- コンパートメント症候群は致死的疾患であり，大切なことは**早期発見**
- 強い疼痛があるときには早めに上級医にコンサルトしよう

2. 挫滅症候群

1 挫滅症候群とは

　挫滅症候群とは長時間の圧迫により骨格筋が損傷して広範な横紋筋融解が起こり，高カリウム血症や循環不全や急性腎不全を引き起こす致死的な疾患である．圧迫されていた箇所の筋肉に浮腫が生じ，コンパートメント症候群を引き起こす．阪神・淡路大震災の際にこの患者さんが多く出たことが知られている．受傷直後は意識清明，循環動態の障害も軽度であることが多く見逃されることが多いため，骨折や血管損傷がない程度の外力でも起こりうる．受傷状況（長時間の圧迫）や臨床所見（腫脹，疼痛などの一般的な所見），尿所見などから本症候群を疑い，すみやかに高次医療機関に転送することが重要である．なお，**血液検査所見ではHct，CK，K，ミオグロビンの上昇を認める**．

> **症例1**
> 　図4を見てほしい．
> 　手を長時間挟まれていたという患者さんの手である．受傷直後軽い痛みがあり血液検査でCKの上昇を認めたものの，痛みが軽度ということで経過観察となった．しかしその翌日にかけて疼痛が強くなりCKも急上昇．手を見ると水疱ができ，硬直して手が動かない（図5）．挫滅症候群によるコンパートメント症候群と診断し緊急で筋膜切開を施行した．

　このようにその日は大丈夫だが徐々に進行することがあり，疑ったら早急に上級医にコンサルトすべきである．

図4　症例1：患者の腕（来院時）

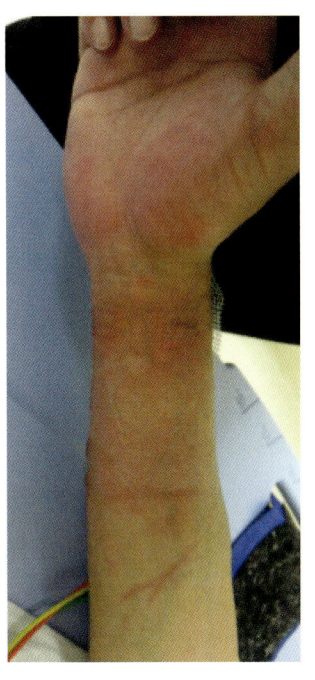

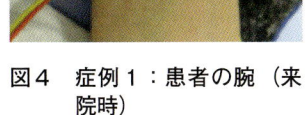

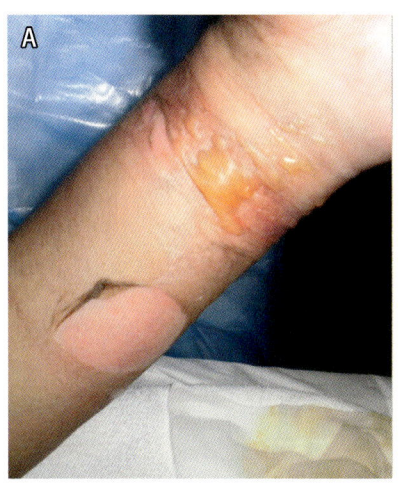

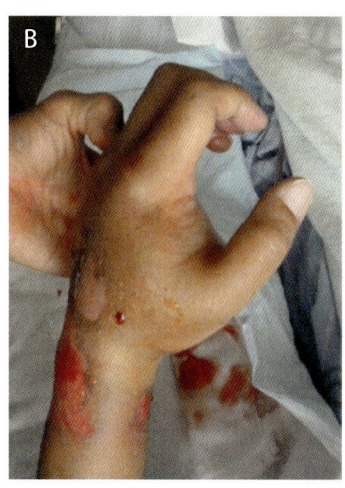

図5　症例1：患者の腕（来院翌日）

2 治療

挫滅症候群を疑ったらまずは輸液管理が大切である．成人の場合は **10 L/日以上の輸液を行い，150～300 mL/時の尿量を確保する**ことを目標にする．まずは**生理食塩水を1 L/時で2 L点滴静注することが推奨される**．採血上，**高カリウム血症を認めたら**モニター管理とし不整脈に注意しながら高カリウム血症に対する治療を行う．もし著明な腎機能障害を認めたら腎機能改善が認められるまで透析を行う．ミオグロビン尿が消失するまで透析を行うべきだという報告[2]もある．適切に加療を行えば腎臓の予後は比較的良好といわれている．もし，上記症例のようにコンパートメント症候群を生じたら筋膜切開を施行すべきである．

●ここがポイント

挫滅症候群の患者は受傷直後，多くの場合意識レベル良好である．病歴から挫滅症候群を疑ったら早急に治療を開始し，注意深く経過観察をすべきである．

文献・参考文献

1) 「標準整形外科学　第12版」（松野丈夫，他/編），医学書院，2014
2) 高橋宏行，他：急性動脈閉塞症による高ミオグロビン血症に持続血液濾過透析が有効であった1症例．ICUとCCU，27：S112-S113，2003

プロフィール

宇田川和彦(Kazuhiko Udagawa)
国立病院機構東京医療センター　整形外科
2006年3月,慶應義塾大学医学部卒業.2年間の初期研修を経て2008年4月慶應義塾大学整形外科教室に入局.3次救急の病院を転々とまわり現在は東京医療センターで膝関節,外傷を専門にやっています.

読者の皆様に一言
迷ったらすべてやる.その行為に責任をもつ.気合があればなんでもできる.

第2章 外傷性疾患での対応

1. 創傷（皮膚，筋，腱，神経，血管損傷など）での対応
④ 切断肢，デグロービング損傷

堀内孝一

Point
- 感染のコントロールのため，初療時の洗浄・デブリドマンが重要である
- 切断の判断は，損傷の程度によって判断しなければならない

はじめに

　切断については，部位や切断端の状況などにより，そのまま切断とするか，再接着をめざすか判断が問われる．事故などの外傷で切断された場合，患者さんの心境は計り知れない．しかし再接着の場合も，後に血流障害などで組織壊死を起こし，後日切断を迫られることも十分考えなくてはいけない．

　デグロービング損傷は，de-脱，glove（gloving）-手袋であり，すなわち脱手袋損傷，皮膚が手袋を脱ぐように剥がれているような損傷である．皮膚が剥がれているため，皮下組織が外界に剥き出しになる．筋・腱・神経・血管および開放骨折も合併することがある．バイク事故などで起こることが多いため，砂利などが筋肉に付着していることが多く，十分に洗浄することが必要である．皮膚欠損が高度な場合には，後日，植皮や皮弁などの手術が必要になることが多い．剥がれた皮膚をもとに戻して縫合できたとしても，受傷時に皮下の血行が途絶しているため，皮膚の血行状態について注意が必要である．

　高エネルギー外傷の場合，整形外科領域に順番が回ってくるのは，全身状態が安定しているかどうかを把握した後である．救急科や外科，脳神経外科，整形外科などの他科の医師同士で連携をとれるように，日頃から人間関係を構築しておくのも重要である．

1. 病歴聴取・身体診察

1 病歴聴取

　どのような外傷で受傷したかは，創部の汚染について考えるうえで重要である（第2章1-①，pp67～74）．また，交通事故などの高エネルギー外傷で救急搬送されてくる場合，本人の意識がないこともあるため，現場の状況を知る同行者や救急隊員，警察官に聞いて状況を把握すべきである．近年では，デジタルカメラや携帯電話の写真などを撮ってきていることもあるので，現場の状況を把握しやすい．

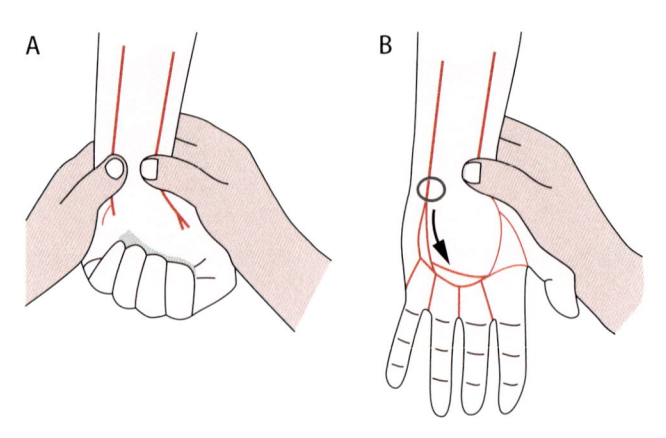

図1　Allen test
A）橈骨動脈と尺骨動脈を圧迫し，手を握らせて血を追い出す
B）圧迫を外すと血行が確認できるが，閉塞があると手を離しても血行は戻らない

2 身体診察

創部の汚染の程度や出血などについて注意深く診察する（第2章1-①，pp67〜74）．

開放骨折などを合併している場合，神経所見などの診察は困難である．損傷の程度によっては解剖学的な位置が変わってしまっていることもある．解剖をしっかり頭に入れておいて手術の際に注意深く確認する．

1）末梢の血流に関して
【動脈の拍動の触知】

上肢であれば上腕動脈・橈骨動脈・尺骨動脈など，下肢であれば大腿動脈・膝窩動脈・足背動脈など，動脈の拍動を触れて確認することで，血管の障害部位を予測する．

【Allen test（図1）】
① 30秒間グーを握って，手部の血を逃がす．
② 橈骨動脈と尺骨動脈をそれぞれ圧迫する．
③ 評価したい方の圧迫を外すことで，手部の血行が確認できる．

手部の動脈弓での障害や，側副血行路が未発達である場合には，圧迫している側の血管が単独で栄養している部分の血行が戻らない．

【毛細血管再充満時間（capillary refilling time：CRT，図2）】

爪を色が白くなる程度圧迫して，血色が戻る時間を測定する．毛細血管再充満時間は，2秒以内が正常である．

これらの方法などで血流の判断をする．

2. 画像診断

切断高位，骨折の有無，異物の混入などを確認するため，単純X線写真は撮影すべきである（第2章1-①，pp67〜74）．

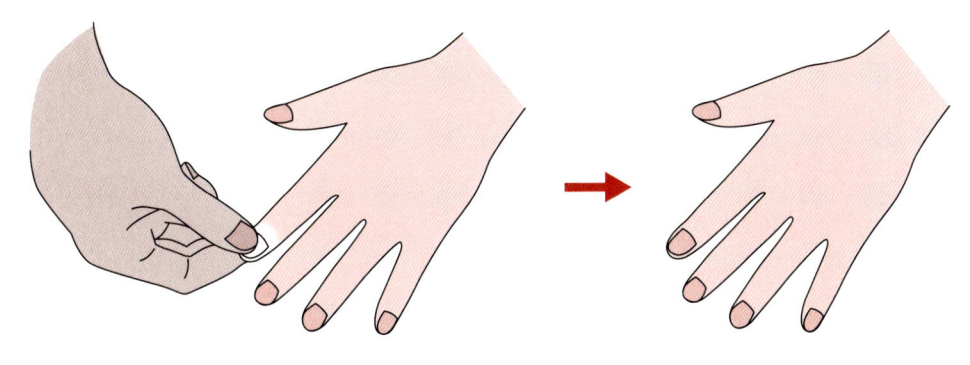

図2　CRTの測定方法

3. その後の処置・対応

■ 切断肢（上腕・前腕）

　上腕や前腕など近位での切断肢で受診してくる場合，連絡があった時点で上級医に相談しておくべきである．再接着もしくは切断，どちらにしても手術室での処置が必要になるため，搬送されてくる前に上級医に声をかけておく，手術室に連絡を入れておくなどの準備があればスムーズに進むだろう．症例とともにみていこう．

症例1　上腕切断

71歳，男性．
工場での事故（電気のこぎりで誤って左腕を切断）．
皮膚のみでつながっているだけ（図3）．
救急外来で動脈性の出血部を結紮して手術室へ移動．
受傷部の挫滅も高度だったため手術室で切断，断端形成した（図4）．

症例2　前腕切断

53歳，男性．
交通事故（自動車運転中に窓から右手を出した状態での事故）．
単純X線写真では橈・尺骨骨幹部粉砕開放骨折を認める．
挫滅は高度であったが，橈骨動脈・尺骨動脈，正中神経・尺骨神経は損傷を免れ，手への血流が保たれていた（図5）．腱に関しては，深指屈筋腱は保たれていたが，浅指屈筋腱・伸筋腱などは筋肉のレベルで断裂していた．骨折部に関しては粉砕が強く（図6），今後の治療については経過をみて検討することにして創外固定を立てて軟部組織を修復した（図7，8）．しかし術後5日目に手指の血行は保たれているものの，組織の壊死が進行してきたため，洗浄・デブリドマンを施行．

【患者および家族への説明とその後の治療経過】
　『前腕の挫滅部分の壊死，骨折部の骨欠損のため，数回にわたる手術が必要で治療に長期間を要すること』『主要な神経・血管に断裂は認めなかったものの，受傷時のダメージで神

経障害は改善せず，手指は全く動かせない状態であったこと』『筋腱損傷もあり，動く手になることは難しいこと』以上を説明した結果，患者は切断・断端形成を希望された．受傷後1カ月で前腕切断術を施行した．

本症例では，挫滅の状態から判断すると，上腕切断が望ましかったが，なるべく肘関節を残そうと，骨折部（前腕1/2あたり）での切断とした結果，断端が落ち着くまでにさらに2カ月ほど治療を要した．この断端に対してはocclusive dressing（後述）や皮膚潰瘍治療薬のカデックス軟膏（ヨウ素含有軟膏）などを用いて加療することで閉鎖した．

症例3　デグロービング損傷

24歳，女性．
小籠包の皮を伸ばす機械に手を挟まれ受傷．
手指を引き抜くような方向に力が加わり，皮膚が手袋を脱ぐように剥がされている（図9）．
手術室にて汚染部を生理食塩水で洗浄後，剥がれた皮膚をもとに戻し縫合した（図10）．

【患者および家族への説明】
剥脱した皮膚をもとに戻して縫合した状態を見ると，簡単に皮膚が生着しそうに見える．しかし『皮膚壊死のために皮膚移植手術が必要になる場合が多いこと』を忘れずに説明する必要がある．また感染を起こす可能性も高く，機能障害が残ることも十分予想される．非常に手ごわい外傷である．

たまたまラッキーなことに，皮膚は壊死を生じることなく生着し軽度の機能障害を残すのみであった（術後1カ月半，図11）．

症例1　上腕切断

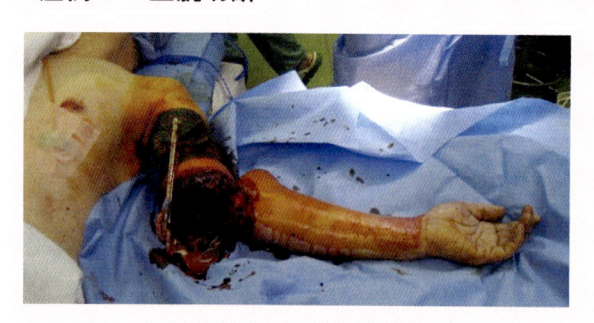

図3　症例1：病院到着時

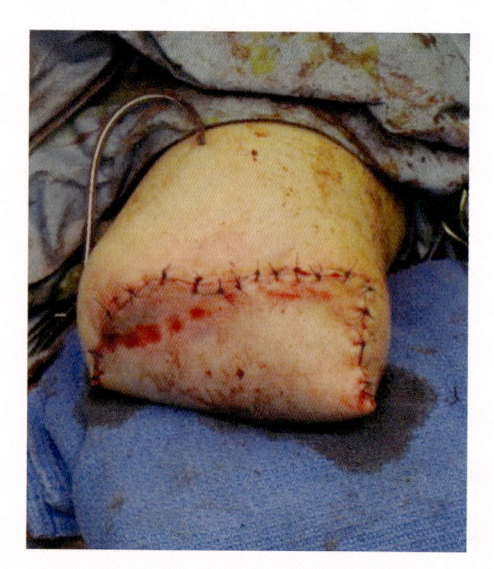

図4　症例1：切断，断端形成術後

症例2　前腕切断

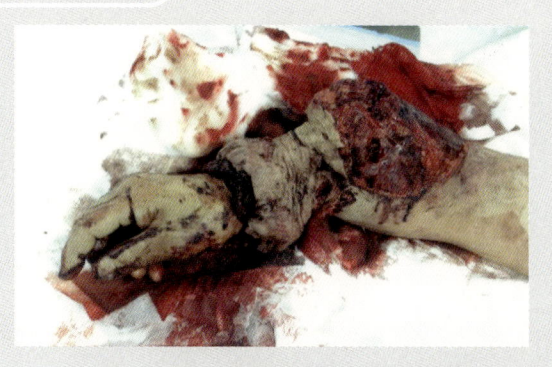

図5　症例2：病院到着時の右腕の状態

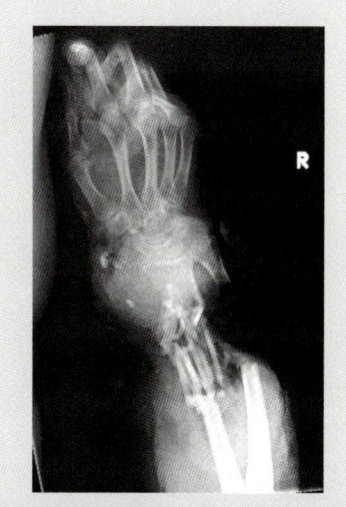

図6　症例2：単純X線
　　（正面像）
橈・尺骨骨幹部粉砕開放骨折を認める

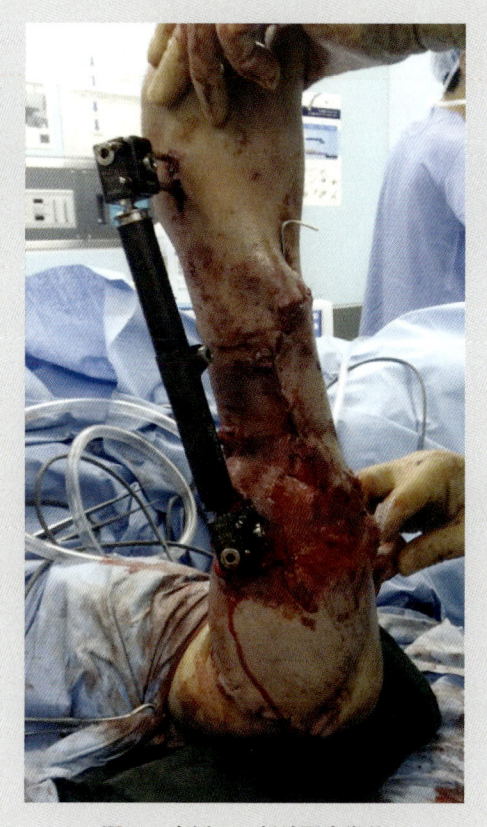

図7　症例2：創外固定術後

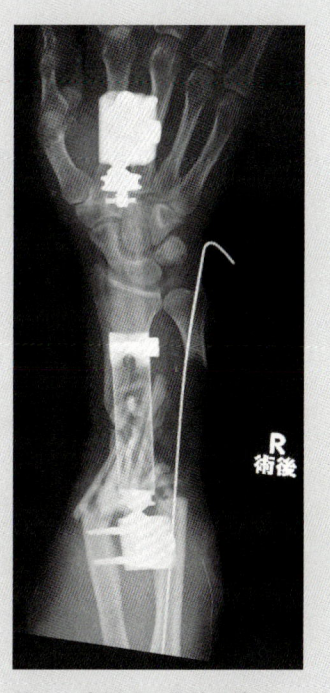

図8　症例2：単純X線
　　（正面像，術後）

症例3 デグロービング損傷

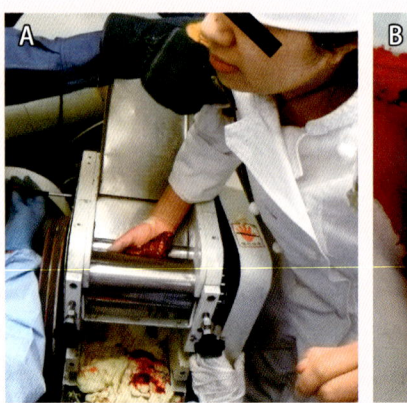

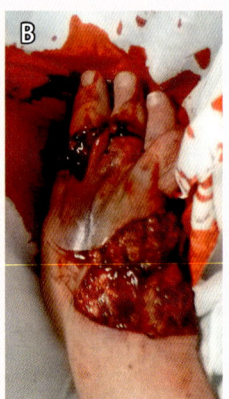

図9 症例3：病院到着時

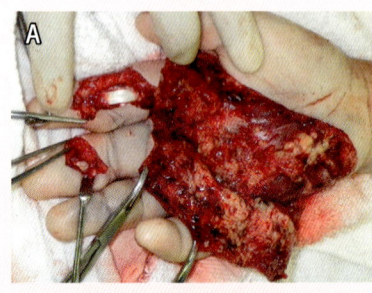

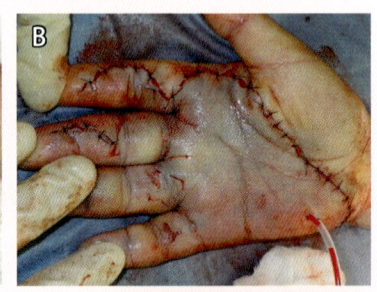

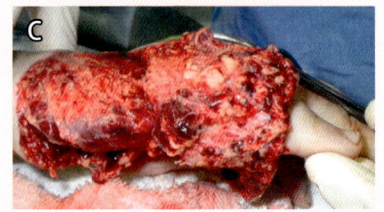

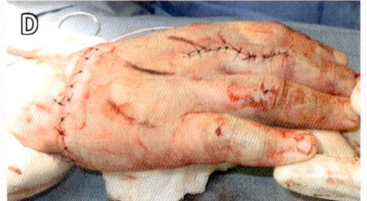

図10 症例3：術中所見
A，C）縫合前（洗浄後）
B，D）縫合後

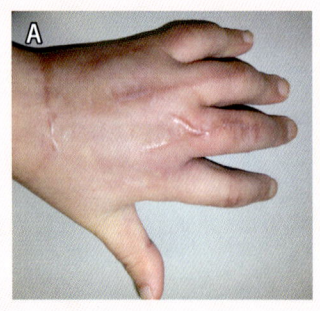

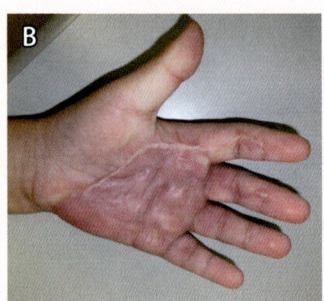

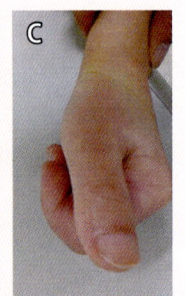

図11 症例3：手術1カ月半後
皮膚は壊死を生じることなく生着した

Advanced Lecture

■ occlusive dressing

　指尖部損傷において，切断端の状態が悪い場合には，断端を整え，occlusive dressingによって加療することも選択肢の1つである．

　本法は，創部を常に湿潤環境に保つことで，肉芽形成を促進する治療法である．治療に特別な技術を必要としないため，簡単な手技により安定した治療成績が得られる．

　指尖部の汚染・挫滅のない組織は可能な限り温存し，骨・神経は創部のレベルで切除する．動脈性の出血はバイポーラなどで止血し，毛細血管性，静脈性の出血は圧迫で止血する．診察時に止血ができない場合は，ガーゼを厚めに当てて翌日再診してから本法を用いる．

　従来，アルミホイルとイソジン®ゲルを用いて行っていたが，創被覆材の進歩により，用いる被覆材はさまざまである．私は，最近はポリウレタンドレッシング材のハイドロサイトとテガダーム™を用いて治療している．

症例4　指尖部損傷

　28歳，男性．

　左母指指尖部損傷　近医で止血処置され，翌日紹介受診（図12）．

　爪基部に及ぶ損傷であったため，爪の再生は厳しいと説明しつつoccusive dressingにて加療した．ハイドロサイトで創部を覆った後，テガダーム™で被覆．テガダーム™の縁をテープで補強することで乾燥を防いでいる（図13）．アルミホイルで被覆している場合，イソジン®ゲルと滲出液が漏出してくるため，これが乾燥しないようにテープで密封する．

　4週間後爪床部の軟部が安定してきたところで，ガーゼ保護とした．創部とガーゼが張り付いてしまうことを防ぐためイソジン®ゲルを少量使用しながら経過観察した．

　爪の再生は困難と説明していたが，本例では，運よく爪が再生した．創傷部も上皮化がすすみ，乾燥してきた（図14）．

　【最終経過観察時】

　母指に痛みはなく，問題なく仕事に復帰．爪は徐々に伸びていくものと考えられる．

症例5　母指切断

　17歳，女性．

　実習中に電気ノコギリで受傷．

　再接着を試みたが，切断指の挫滅が強く，血管吻合後に血流を認めず，再接着は断念せざるを得なかった．断端部の骨折部を処置して止血を行った．翌日，止血できていることを確認して（図15）occlusive dressingを開始した．

　受傷より3カ月後には断端部が上皮化し（図16），日常生活上，少し短いため，ものをつかみにくいなどの症状はあるが，母指を使うのには問題ない．

症例4　指尖部損傷

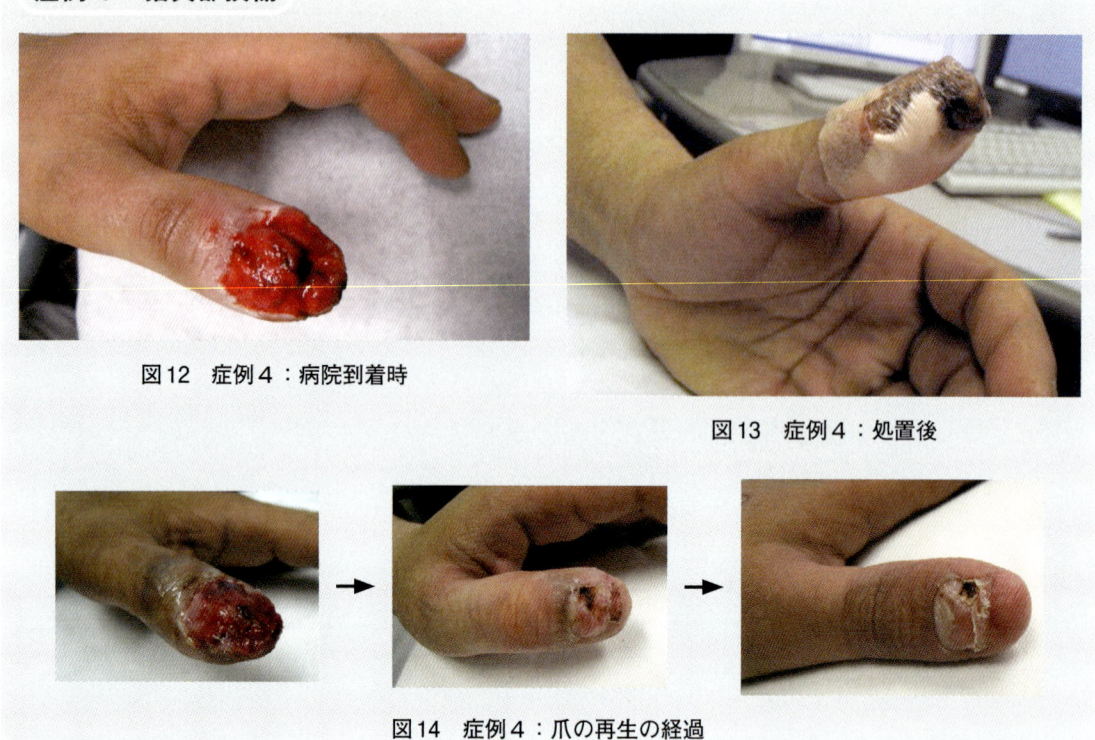

図12　症例4：病院到着時

図13　症例4：処置後

図14　症例4：爪の再生の経過

症例5　母指切断

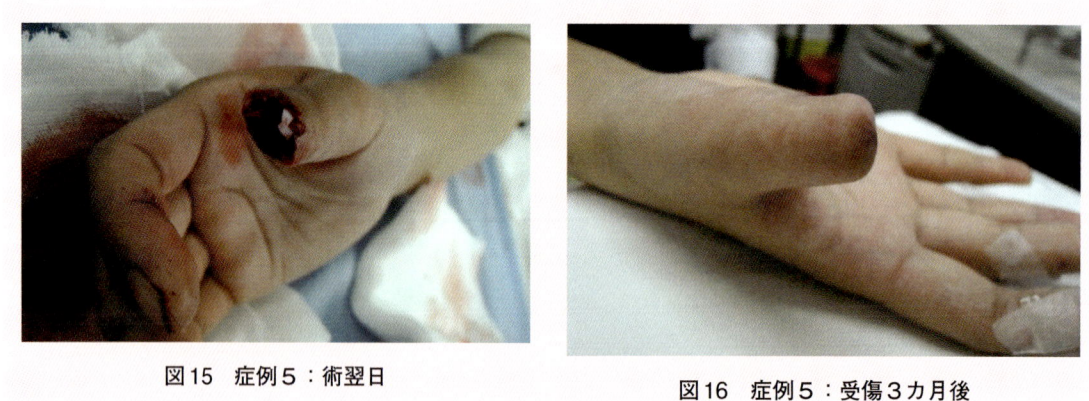

図15　症例5：術翌日

図16　症例5：受傷3カ月後

プロフィール

堀内孝一（Koichi Horiuchi）
国立病院機構東京医療センター　整形外科
詳細は第2章1-①参照．

第2章 外傷性疾患での対応

2. 捻挫での対応

① 四肢の捻挫

藤田貴也

Point

- 初期治療はRICE
- 骨傷や軟骨・靱帯損傷を鑑別する
- 疼痛が続く場合にはMRIで精査する

はじめに

捻挫とは，転倒やスポーツなどによって関節に外力が加わって生じる怪我のうち骨折や脱臼を除外されたものであり，X線検査で異常を認めない関節の怪我のことである．具体的な損傷部位は関節近傍の軟部組織（靱帯や腱など），軟骨（半月板や関節唇など）である．

1. 症例呈示

以下に症例を示す．

> **症例**
> 56歳，男性．
> 【主訴】左足関節痛．
> 【現病歴】数年前に左足を捻るエピソードがあった．2年前から右足関節痛があり，5分程度歩くだけで痛みが生じるようになった．単純X線では明らかな異常は認めなかった（図A，B）．MRI（T1強調画像）で距骨内側に低輝度の病変を認めた（図C）．CTでも同部に，辺縁に骨硬化を伴う骨透亮像を認めた（図D）．手術療法を選択し，足関節内顆を切離・反転し大腿骨顆部から採取した骨軟骨柱を距骨に移植し内顆を再接合した（図E）．

受傷時点では捻挫と判断されていても長期にわたり疼痛が持続する場合には，MRIを施行すると，X線ではわからなかった骨軟骨損傷が判明することがある．

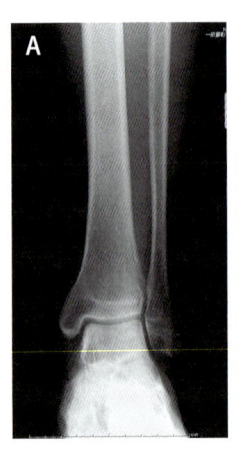

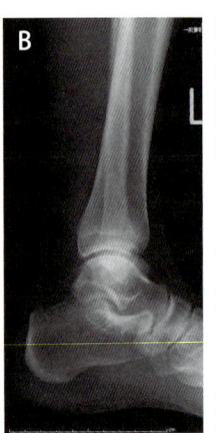

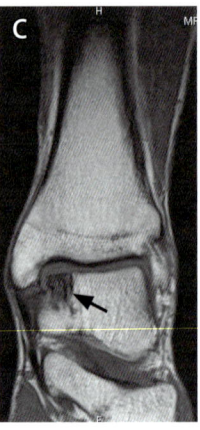

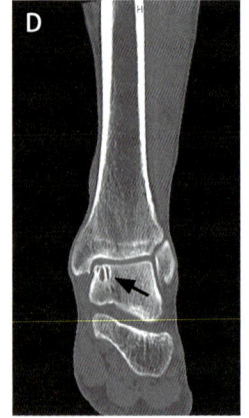

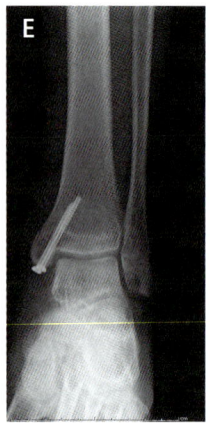

図　症例1：56歳，男性，左足関節痛
　A）術前：単純X線正面像．明らかな異常は認めない
　B）術前：単純X線側面像．明らかな異常は認めない
　C）術前：単純MRI T1強調像．距骨内側に低輝度の病変（→）を認めた
　D）術前：足関節CT冠状断像．距骨内側に辺縁に骨硬化を伴う骨透亮像（→）を認めた
　E）術後：単純X線正面像．骨軟骨柱移植後

2. 病歴聴取・身体診察

1 病歴聴取

　まず，どのような受傷機転でどの方向にどれくらいの外力が加わったかを聴取する（段差を踏み外しただけなのか？ 交通事故なのか？ スポーツ活動中なのか？）．また，年齢や基礎疾患の聴取も重要である（小児なのか？ 高齢者なのか？ 骨脆弱性のある基礎疾患がないか？）．

●ここがピットフォール

①小児は外傷により骨端線損傷が生じやすい！
②高齢者はごく軽度な外力でも骨折を生じうるので捻挫と決めつけない！
③関節リウマチやステロイド内服患者や透析患者は骨脆弱性が強いので捻挫と決めつけない！

2 身体診察

　捻挫の症状は，関節の腫脹・疼痛であり，皮下出血を認めることもある．受傷直後は運動時だけでなく安静時も痛みを感じることがある．
　変形や脱臼がないかどうか視診で確かめ，痛い部位がどこか，触診して確かめる．関節を動かして疼痛が生じるか，関節可動域が制限されていないか，関節の不安定性があるかどうか内外反を加えるなどストレステストを行って確かめる．

●ここがポイント

圧痛の部位の把握が次の画像診断につながる！

3. 画像診断

　圧痛のある関節のX線を角度を変えた最低2方向で撮影する．小児の場合は，軟骨成分が多くX線で映らない部位があるので，比較するために健側のX線を撮影することもある．圧痛のある箇所を中心に骨に異常がないか，注意深く確認する．症例のように疼痛が続く場合はMRIも施行する．

> ●ここがピットフォール
> ①軽微な剥離骨折は見落としやすい！
> ②患者が足首を捻ったと言っても第5中足骨基部に骨折を認めることがある！

4. その後の処置・対応

1 初期治療：RICE[1]

　初期治療としてまずやるべきことはRICE，すなわちRest（固定）・Ice（冷却）・Compression（圧迫）・Elevation（挙上）である．
　こうすることによって，炎症を抑え，腫脹・疼痛がひどくなることを避けることができる．

> ●ここがポイント
> 医療機関にかかる前から氷を入れたビニール袋をタオルで覆って局所を冷却することは有用である！

- 弾性包帯による固定を行うことが多いが，関節の運動時痛が著明な場合には，ギプスシーネ固定を行う
- 上肢の場合には心臓より上に挙上する．下肢の場合には座っているときはもう1つ椅子を用意して足を載せ，寝るときには足の下に枕を入れて挙上するように指導する

2 薬物治療

　疼痛が強くない場合は消炎鎮痛薬（NSAIDs）の外用を処方する．安静時痛がある場合や腫脹が強い場合には，消炎鎮痛薬の内服も処方する．

3 リハビリテーション

　消炎鎮痛処置として物理療法を行う場合は，受傷後1週間くらいして疼痛が軽減してから開始する．多くは，1〜2カ月で疼痛が軽減し日常生活動作の不自由はなくなることが多い．日常生活動作で痛みがなくても，スポーツを再開し負担がかかると疼痛や腫脹を訴えることがある．このような場合には，スポーツ中止期間中に低下した運動機能を徐々に回復させるために損傷部位や各スポーツに応じたリハビリテーションが必要となる．

4 患者さんへの説明
- X線上では明らかな骨傷が認められないので現時点としては捻挫と思われ，1～2カ月以内に症状はなくなることが見込まれるが，疼痛が持続する場合はMRIで精査することもあることを説明する
- 消炎鎮痛薬の外用または内服を処方することを説明する
- 湿布と弾性包帯による固定やギプスシーネで固定したところの圧迫が強いと感じたらすぐに緩めるように指導する
- 家に帰ったら氷をタオルで覆ったもので患部をよく冷やすように指導する（2～3日間）．受傷後2日間くらいは長い時間風呂に浸かって温めることやアルコールの摂取は，血流がよくなり疼痛が増悪するので控えるように指導する
- 患部を下に下げていると腫れるので高く上げておくように指導する

5 整形外科医へのコンサルト
- X線撮影部位や撮影法がわからないとき
- X線で骨折がないことへの自信がないとき
- ギプスシーネによる固定法がわからないとき

Advanced Lecture

　捻挫と診断されていたが，1～2カ月しても疼痛の残存や関節の不安定感を訴えることがあり，MRIで精査したところ軟骨損傷あるいは靱帯損傷などが判明し，手術療法が必要になることも頻度は少ないがある．

おわりに

　捻挫は救急外来でよく出くわす病態であるが，X線で骨傷を見逃さないことと初期治療としてRICEを行うことが重要である．

文献・参考文献
1) 清水卓也, 他：閉鎖性軟部組織損傷に対するRICE．「整形外科Knack & Pitfalls 外傷の初期治療の要点と盲点」（岩本幸英/編），pp206-207，文光堂，2007

もっと学びたい人のために
1) 「整形外科Knack & Pitfalls 外傷の初期治療の要点と盲点」（岩本幸英/編），文光堂，2007
2) 「研修医のための整形外科救急外傷ハンドブック」（松井宣夫/編），メジカルビュー社，2002

プロフィール

藤田貴也(Yoshinari Fujita)
国立病院機構東京医療センター　整形外科　人工関節センター副センター長
専門：股関節 人工関節
現在，最小侵襲手技による人工股関節置換術を多数行っていますが，術後の疼痛の軽減，出血量の最少化による輸血の回避，安静期間・入院期間の短縮，術後活動制限をなくすこと，長期耐用性があり骨温存のできる機種選択など，患者さんの負担を少なくすることに鋭意努めています．患者さんの期待に応えられる医療を提供し患者さんのQOLの向上に貢献できるので整形外科はやりがいを感じます．

第2章 外傷性疾患での対応

2. 捻挫での対応

② 脊椎の捻挫

加藤雅敬

> ● Point ●
> ・初期の椎間板ヘルニアでも同様の症状になることがあるため，初診時に脊椎捻挫と診断を決めつけない
> ・症状が軽そうであっても，後の比較のために簡単な神経学的所見はとっておくこと

はじめに

　脊椎の捻挫は，脊柱に対して，強制的に伸展，屈曲，回旋，短縮などのモーメントが作用して生じる軟部組織損傷である．一般的には交通外傷や第三者行為などで体幹に急激な外力が加わることで発生することが多い．症状としては頸部痛や腰背部痛などが主で，比較的短期に軽快することが多い．

1. 病歴聴取・身体診察

1 病歴聴取

　受傷時の体幹姿位（どちら側から外力が加わったか等）や，神経症状の有無については丁寧に聴取をする必要がある．加えて，**頸部痛や肩こり，腰痛などが受傷前から存在していたか，などは初診時に聴取しておいた方がよい**．これは肩こりや腰痛が日本の有症状率のなかで上位1，2位を占めるからであり，受傷前から存在していた可能性もある．万が一，受傷前から存在していた肩こりや腰痛が交通事故による脊椎捻挫によって悪化し，適切に治療を行ったにもかかわらず残存してしまった場合などでは，加害者－被害者間で訴訟に至るケースもある．そういった場合や，後遺症診断を行う際に，受傷前からある症状なのかを確実に記載しておくことは，後々非常に参考になることがある．

2 身体診察

　まずは無理のない範囲で脊柱の可動域，圧痛の有無や場所を診察する．**脊椎捻挫では受傷直後は自他覚的に症状が軽く，2～3日経過してから症状が強く出てくることが多い**．また，上位頸椎部に一致する圧痛が認められる場合は，上位頸椎の骨折を合併している可能性を念頭においておく．脊椎捻挫では明らかな筋力低下を示すことはないが，簡単に徒手筋力テスト（**第1章4，**

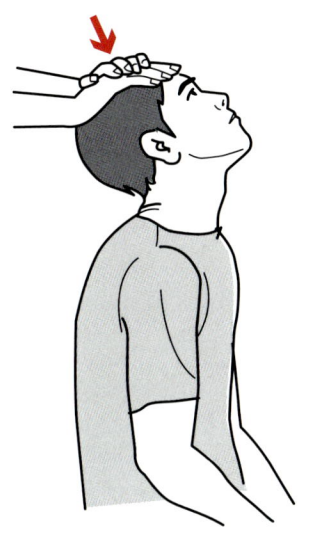

図1　Jackson test
頸椎をやや後屈位にして，頭部を下方に圧迫すると疼痛が患側の上肢に走る．
文献1より引用

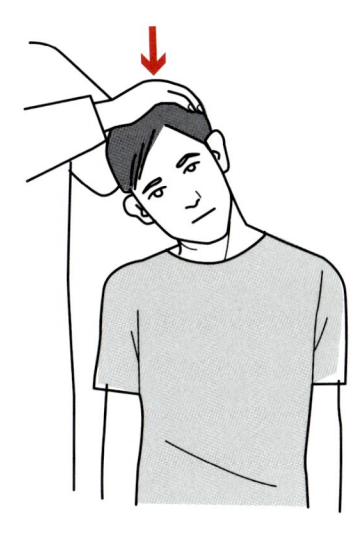

図2　Spurling test
頸椎を患側へ後側屈させ軸圧を加えると，椎間孔が狭窄されて疼痛が患側の上肢に走る．
文献1より引用

pp36〜43）を行い，四肢しびれ，知覚障害，深部腱反射異常の有無は確認しておくべきである．また頸椎捻挫の場合，**受傷直後に無理にJackson test（図1）やSpurling test（図2）を行うと，かえって脊椎捻挫を悪化させてしまうことがあるので，無理に実施する必要はない**と思われる．

2. 画像診断

　単純X線では正面像で棘突起の配列に乱れはないか，側面像では椎体変形がないかを確認することが最初のポイントとなる．ただし中高齢者では頸椎症性変化によってもともと椎体の変形や骨棘が存在していることもあり，外傷性変化との見極めは**椎体周囲の軟部組織に腫脹があるか否か〔頸椎であればretropharyngeal space（成人正常値は7 mm以下）やretrotracheal space（成人正常値22 mm以下），腰椎であれば腸腰筋陰影に左右差があるか〕**が重要となる（図3）．X線撮影で前後屈撮影を追加することによって，脊椎の不安定性を評価することができるが，脊髄損傷を生じさせる危険性があるので超急性期に無理に行う必要はない．上位頸椎の損傷が疑われる場合には開口位での歯突起撮影（図4）を追加する．また，病歴聴取の際，比較的高エネルギー外傷が推察されるときには，ためらわずに脊椎単純CTを撮影することが肝要である（図5）．

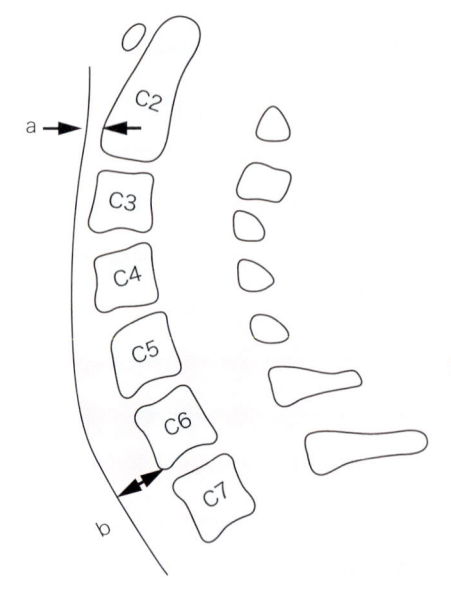

図3 retropharyngeal space, retrotracheal space
成人でのretropharyngeal space（C2前下縁と咽頭後壁との距離，a）は7 mm以内，retrotracheal space（C6前下縁と気管後壁との距離，b）は22 mm以内が正常である

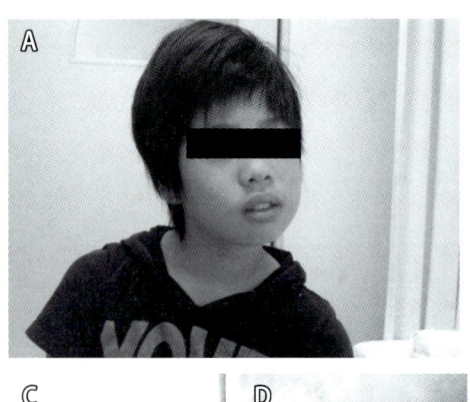

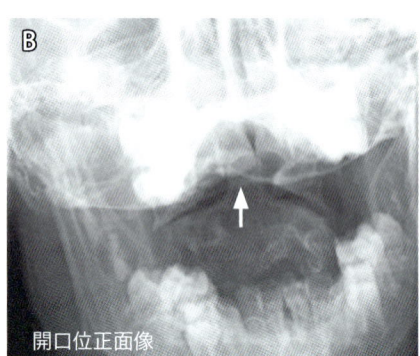

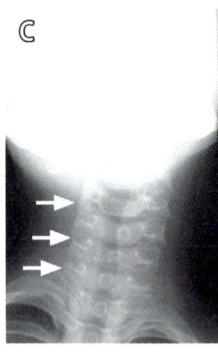

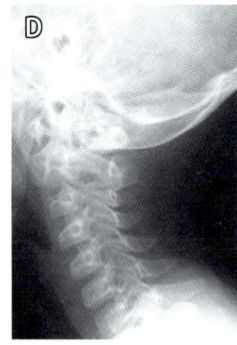

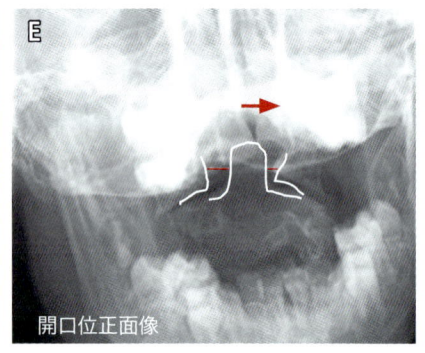

図4 環軸椎回旋位固定
頭の後ろに手を組んで腹筋を行っていたときに頸部痛が出現，首が回らなくなったとのこと
A）cock robin positionと呼ばれる特徴的な斜頸位を認める
C）単純X線正面像では脊椎が左側に傾いている
D）単純X線側面像では明らかな脊椎配列異常は認めない
B，E）開口位正面像で歯突起の位置が正中から左側に偏位しているのがわかる（歯が歯突起と重なると読影しづらくなる）

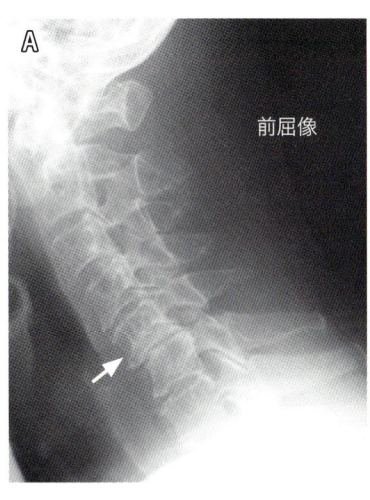

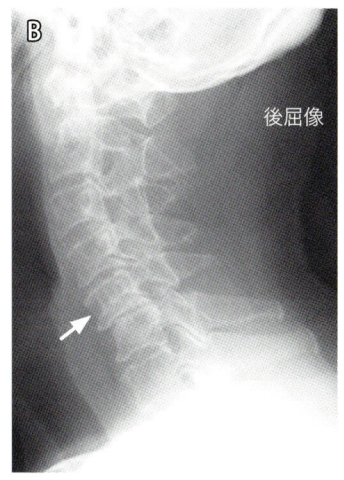

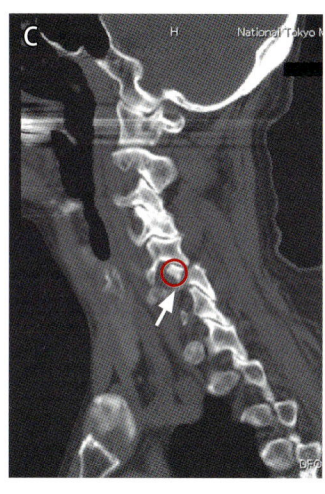

図5　第5頸椎前方脱臼骨折
診察後，頸椎捻挫を疑い単純X線前後屈撮影を実施している（A，B）．不安定性はないがC5/6脊椎配列の異常に気づきCT撮影を実施するとC6上関節突起の骨折が見つかった（C➡）．脊髄損傷を生じさせる危険性があるので超急性期に無理に行う必要はない

3. その後の処置・対応

まずは局所の安静を図るために頸椎カラーや簡易型コルセットを処方し，装用を指導する．投薬は疼痛に応じて処方するが，一般的にはNSAIDsや筋弛緩剤などが処方されることが多い．

●処方例
ロキソプロフェンナトリウム〔ロキソニン®（60 mg）〕　　1回1錠　1日3回
エペリゾン塩酸塩〔ミオナール®（50 mg）〕　　　　　　　1回1錠　1日3回

受傷後1週間はマッサージや牽引などの物理療法は控えるように指示し，2～3日以内に整形外科を受診するよう指導する．これは先述したように，脊椎捻挫では後々になって症状が強く出てくることが多いためである．

●ここがピットフォール

外傷を契機に発生した椎間板ヘルニアでも発症初期であれば，脊椎捻挫と同様に局所の頸部痛あるいは腰痛のみを訴えることもある．脊椎捻挫であれば通常は受傷後3日～3週間程度で改善するが，椎間板ヘルニアでは3週間程度では改善しないことがある．そのため**初診時に脊椎捻挫と決めつけずに，最終診断は症状の推移を見る必要があり，受傷後3週間ほど経過を観察しないとはっきりしないことを伝えておいた方が無難である．**

Advanced Lecture

　頸椎捻挫は3つのtypeに分類される．頸部痛を主訴とする頸椎捻挫型，上肢のしびれや疼痛を主訴とする神経根型，流涙やHorner徴候（縮瞳，眼瞼下垂，発汗低下など）といったの自律神経症状を呈するBarré-Lieou型である．いずれも初診時の対応としては同様であるが，Barré-Lieou型は症状が多岐にわたり治療も複雑であるため脊椎専門医へのコンサルトや神経内科などとの連携が必要である．

文献・参考文献

1）「研修医のための整形外科診療これだけは！　第2版」（高橋正明/編），医学書院，2014

プロフィール

加藤雅敬（Masanori Kato）
国立病院機構東京医療センター　整形外科
2012年より現職へ従事し，現在は脊椎脊髄センターの副センター長として脊椎の外傷から変性疾患・腫瘍性疾患に対して幅広く治療にあたっている．

第2章 外傷性疾患での対応

2. 捻挫での対応

③ 非骨傷性頸髄損傷

加藤雅敬

Point

- 骨傷は伴っていないが，本物の頸髄損傷であるため受傷後早期は厳密な全身管理が必要になる
- 損傷高位がC2/3椎間より頭側である場合は，横隔膜麻痺による呼吸停止をきたすので人工呼吸器管理が必要になることがある

はじめに

軽微な外傷でも発症しうる非骨傷性頸髄損傷は，近年の高齢化に伴い増加している．なぜなら高齢者では頸椎の加齢性変化や靱帯骨化に伴う脊柱管狭窄が潜在的に存在していることが多いためである．また，治療経過において高齢者特有の合併症を併発したり，若年者と比べて回復が長期にわたったりすることもあり，その治療経過は長くなることが多い．

1. 症例呈示

症例1
71歳，男性．
【主訴】四肢不全麻痺．
【現病歴】階段から転落し受傷．受傷直後より四肢脱力を生じたため，当院へ搬送された．
【初診時身体所見】MMT（右/左）
　　三角筋（5/5），上腕二頭筋（5/5），上腕三頭筋（3/3），手関節背屈（3/3），手関節掌屈（3/3），腸腰筋（1/1），大腿四頭筋（1/1），前脛骨筋（3/3），腓腹筋（2/2）．
【画像所見】単純X線，MRI（図1，2）．
【入院後経過】C5/6高位での非骨傷性頸髄損傷と診断し，フィラデルフィアカラー（頸椎カラー）による装具療法を開始し，72時間はベッド上安静とした．その後，リハビリ・離床を開始し，受傷後2カ月で下肢MMTは5にまで回復したが，手指巧緻運動障害は残存したまま転院となった．

MMT（manual muscle testing：徒手筋力テスト）

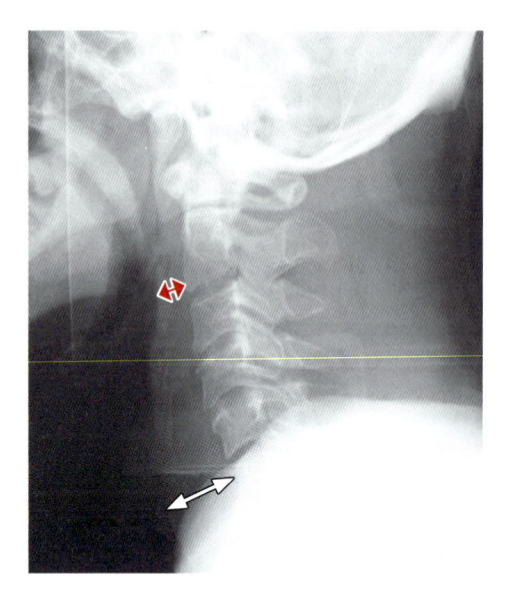

図1 症例1:後咽頭間隙の腫脹(頸椎単純X線側面像)
retropharyngeal space (◄──►) は11 mm, retrotracheal space (◄──►) は27 mmとそれぞれ腫脹が認められる

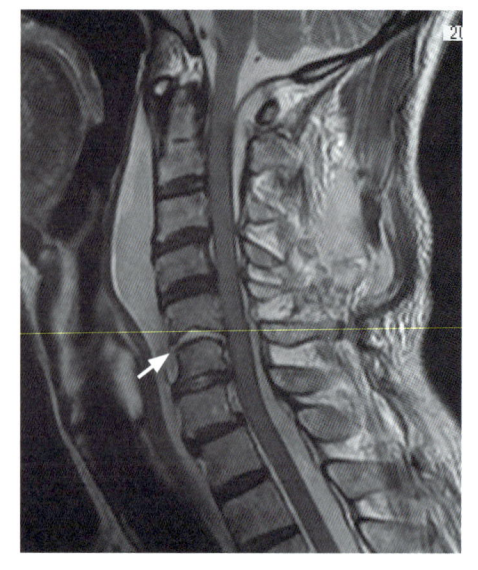

図2 症例1:非骨傷性頸髄損傷のMRI像
後咽頭間隙とC5/6椎間板内にT2高輝度領域 (⇦) が認められ,血腫の存在が疑われる.
明らかな骨傷は認められない

2. 病歴聴取・身体診察

1 病歴聴取

　高エネルギー外傷よりも,最近では転倒などの軽微な外力によって生じることが多い.ほとんどが頭部外傷を合併していることが多いため,脳神経外科との連携も必要になってくることがある.また先述したように,**高齢者に比較的多く発生するため,手指のしびれや手指巧緻運動障害などの頸部脊柱管狭窄症に基づく症状がもともと存在していたか**をしっかり聴取しておく.加えて併存疾患や抗凝固薬使用の有無に関しても入念に聴取しておく必要がある.

2 身体診察

　頸髄損傷が疑われた時点で,**頸椎に対してはしっかり外固定を行い**,身体診察を行う.背部の異常を調べるときにはログローリング(丸太を転がすように体位を変換する.仰臥位から側臥位)を行って,頸椎への負荷を少しでも軽減する.まず最初に頭部・顔面の外傷の有無に加えて,**呼吸・循環のモニタリングをすみやかに行う**.ついで四肢の徒手筋力テストや,しびれ・感覚障害の範囲,深部腱反射異常の有無や左右差,球海綿体反射や肛門反射の有無などを診察する.中心性脊髄損傷である場合には,下肢に比べて上肢の筋力低下や手指巧緻運動障害などが強く出現する.一方で,横断性脊髄損傷であれば,上肢と下肢とで症状の違いに大きな差はない.また横断性脊髄損傷では,**受傷後24時間前後は脊髄ショック期**であることもあり,すべての反射は低下して弛緩性麻痺を呈する.**脊髄ショックからの離脱の確認には,肛門周囲の感覚が保たれているかどうか (sacral sparing) や球海綿体反射・肛門反射**(図3)が認められるかどうかで判断する.

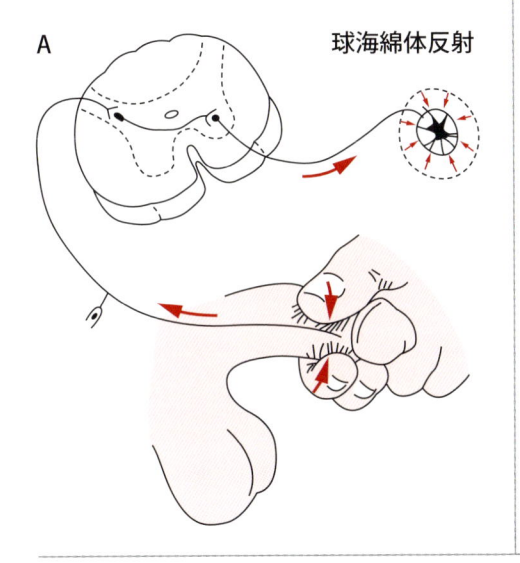

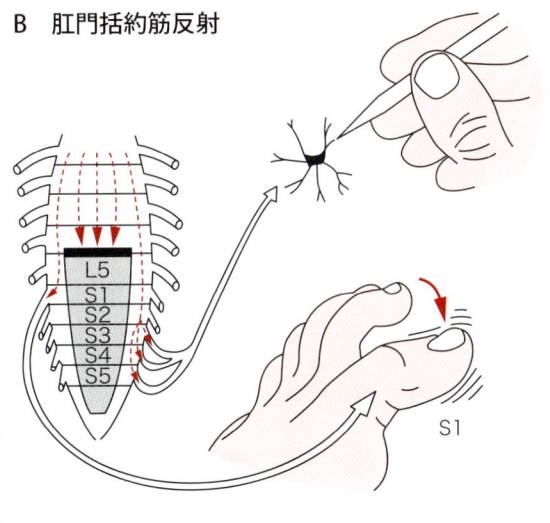

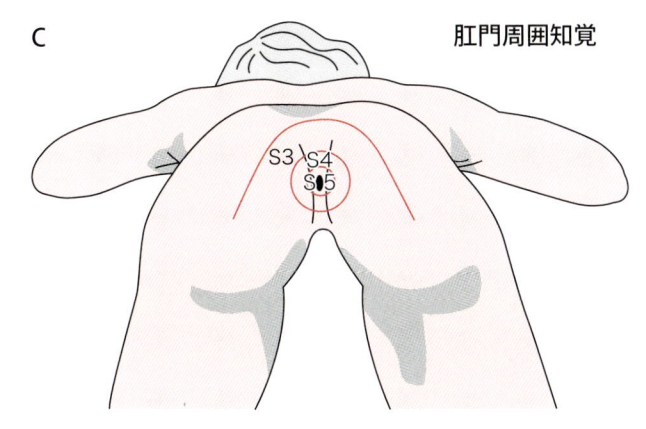

図3 sacral sparing
A）亀頭部をつまみ刺激を加えると肛門括約筋が収縮する（S2, 3, 4）
B）肛門周囲の皮膚を刺激すると肛門がつぼまる（S2, 3, 4）．徒手筋力テストで調べると，自動運動で母趾屈筋が起こる（S1）
C）肛門周囲知覚（S3, 4, 5）
sacral sparing（仙髄神経残存徴候）．脊髄損傷において回復するかどうかの最も良い指標．肛門周囲の知覚がある．すなわち仙髄部の機能が残在していることが確認できれば，完全損傷ではない．
文献1より引用

3. 画像診断

　診察した結果，非骨傷性頸髄損傷が疑われたら，臥位での頸椎単純X線2方向と，頸椎単純CTはルーチンに撮影を行う．また可及的すみやかに頸椎単純MRIを撮影して，損傷高位を確認する必要がある．通常，非骨傷性頸髄損傷は頸椎の過伸展損傷で受傷することが多いために，単純X線でretropharyngeal spaceの拡大が認められることが多い．同様にMRIでもretropharyngeal spaceにし出血を反映してT2強調画像における高輝度領域が認められることがある．また既存の

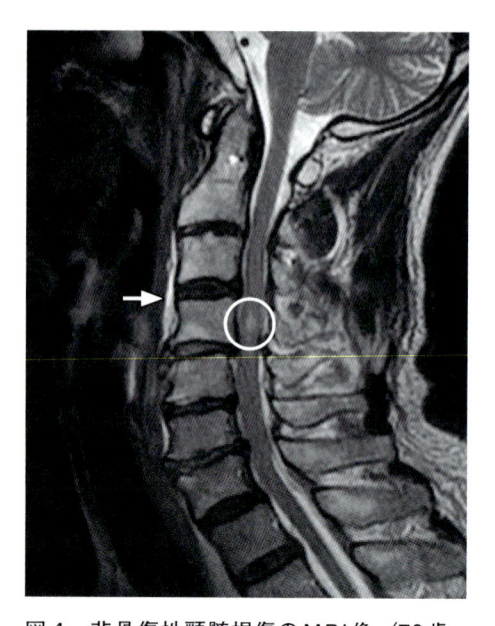

図4　非骨傷性頸髄損傷のMRI像（70歳，男性）
もともとの加齢性変化による頸部脊柱管狭窄に加えて，後咽頭間隙（⇨）とC4レベルの脊髄内（◎）にT2強調画像での高輝度領域が認められ，C4高位での頸髄損傷と考えられた

脊柱管狭窄や靱帯骨化の所見に加えて，**損傷脊髄高位にT2強調画像での高輝度領域が認められることが多い**（図4）．

4. その後の処置・対応

　非骨傷性頸髄損傷の患者は，ほとんどが救急車で搬送されることが多い．そのため，整形外科医によるバックアップ体制が整っている場合は，すみやかに整形外科医にコンサルテーションを行っておく．**頸髄損傷急性期は神経原性ショックや自律神経障害によって，急激な低血圧や徐脈が発生したり，酸素飽和度の低下が認められることがあるため，ルートを確保したうえで全身状態のモニタリングを行うことは必須**である．脊髄損傷に対するステロイド大量療法に関しては，近年ではエビデンスが低いとされているため，当院では行っていない．頸椎にはフィラデルフィアカラーなどでの外固定を行い，受傷後3日目前後で斜面台訓練などのリハビリを開始していく．有用な下肢運動機能が残存していない例では，臥床期間が長くなるため，褥瘡，誤嚥性肺炎，DVT（deep vein thrombosis：深部静脈血栓症）など各種合併症の予防に努める．非骨傷性頸髄損傷に対して手術治療を行うか否かに関しては，現段階では明確なエビデンスがないため，当院ではあまり行っていない．

大量ステロイド療法について

1990年NASCIS（national acute spinal cord injury studies）がメチルプレドニゾロンコハク酸エステルナトリウム（ソル・メドロール®）大量療法の有効性を提唱．しかし，最近は有効性に疑問符を投げかける報告が散見される．また，大量療法による呼吸器・消化器合併症の頻度が高いという報告もあるので投与時には注意が必要である．

【受傷後8時間以内の急性脊髄損傷患者が適応】

投与方法：メチルプレドニゾロンコハク酸エステルナトリウム（ソル・メドロール®）15分間で30 mg/kg，点滴静注．
その後5.4 mg/kg/時で23時間，点滴静注．

Advanced Lecture

■ 頸髄損傷の病型分類

頸髄損傷の病型分類で代表的なものにCrandall分類[2]が存在する．なかでも重要なのは以下の3つである．1つめは上肢症状が強く出現する中心性脊髄損傷，2つめは上下肢対称性に症状が出現する横断性脊髄損傷，最後は片側の運動麻痺と反対側の温痛覚障害が出現するBrown-Séquard型脊髄損傷である．これらの型を理解しておくと，実際の診察時にその病態が理解しやすい．

文献・参考文献

1) 「整形外科医のための神経学図説」（津山直一／監訳），南江堂，2005
2) Crandall PH, et al：Cervical spondylotic myelopathy. J Neurosurg, 25：57-66, 1966

プロフィール

加藤雅敬（Masanori Kato）
国立病院機構東京医療センター　整形外科
詳細は第2章2-②参照

第2章 外傷性疾患での対応

3. 骨折での対応
① 上肢の骨折

佐々木 源

● Point ●
- 病歴から受傷部位・骨折型を推測する
- X線検査の撮り方・見方を知る
- 骨折型の分類を知り，その分類に準じた治療法を知る
- 緊急性の有無，整形外科医へのコンサルトの必要性を判断できる

はじめに

上肢の骨折は，小児から高齢者まで全年齢層に起こりうる，日常的によく遭遇する外傷であるが，診断・治療を間違うとその機能的側面から重篤な後遺症を残す恐れがあるため，**決して安易に対応せず，判断に迷うときは必ず整形外科医に相談すべきである**．

1. 病歴聴取・身体診察

1 病歴聴取

受傷時の状況に関して，可能な限り詳細な病歴を聴取する．
小児では自分で説明できなかったり，受傷時の目撃者がいなかったりするため病歴が不明な場合も多く，注意を要する．以下に病歴聴取のポイントを示す．

どのような状況で起こったのか
例）交通事故（歩行中/自転車/バイク/車），転倒・転落（高さは？），受傷場所の状況（土のグラウンドか？，コンクリートの道路か？），など

どのような肢位で起こったのか
例）転倒は前方か/後方か，肘関節屈曲位/伸展位，手指屈曲位/伸展位，回旋や内外転の有無，など

2 身体診察

- 患者の訴える部位に限らず，全身の診察をして他の受傷部位を見逃さないようにする．特に交通事故や転倒・転落外傷では，後日ほかの部位の痛みを訴えることがしばしばある
- 触診を行う際は，痛みを訴える部分は最後に行うような気遣いが必要である
- 必ず末梢側の神経・血流の評価を行う
- 自分で状況の説明のできない小児や認知症の高齢者などでは，表情を見ながら圧痛部位を確認する
- 外傷があれば痛いのは当然なので，無理矢理に関節可動域を確かめるべきでない

2. 画像診断

小児や高齢者では特有の骨折がある（第1章6，pp50〜56）．小児では単純に骨折線の有無で判断できないものもあり，**必ずしもX線では判明し得ない骨折があることを知っておく**．下記に要点を示す．

1 小児

1）若木骨折，隆起骨折（後述，図6）

小児の骨は骨膜が厚く弾力性に富むので，不完全骨折となることが多い．X線では，はっきりとした骨折線を確認できなかったり，弯曲してみえる急性塑性変形もある．必ず，健側のX線と比較するようにしよう．

2）骨端線（成長軟骨板）損傷（後述，図7）

小児の骨には骨の成長が起こる骨端線（＝成長軟骨板）が存在し，この部分は力学的に弱いため外力による損傷を受けやすい．損傷の程度によっては将来的に成長障害を起こすことがある．Salter-Harris分類（図1）が有名である．

2 高齢者

骨粗しょう症による脆弱性のために，上肢では特に上腕骨近位部や橈骨遠位端部で骨折を起こしやすい．また，軽微な外傷でも開放骨折や粉砕骨折となることがある．X線では骨折が複数カ所に及ぶことがあり，明らかな骨折以外にも骨折がないか全体をよく観察する．また，一見してわからない不顕性骨折が隠れていることがある．身体所見でなかなか疼痛が改善しない場合は，不顕性骨折を疑ってMRI検査を考慮してもよい．

3. 治療方針

治療方針は，骨折部位，骨折型〔Salter-Harris分類（骨端線損傷），AO分類（各部位の骨折），Neer分類（上腕骨近位部，鎖骨遠位端骨折）などによるタイプ分け〕，患者のADLおよび希望を考慮して決定される．開放骨折や神経・血管損傷が疑われる場合は原則として緊急手術が必要となる．保存療法も手術療法もどちらもメリットとデメリットがあり，患者本人とその家族とよく話し合って決定することが重要である．

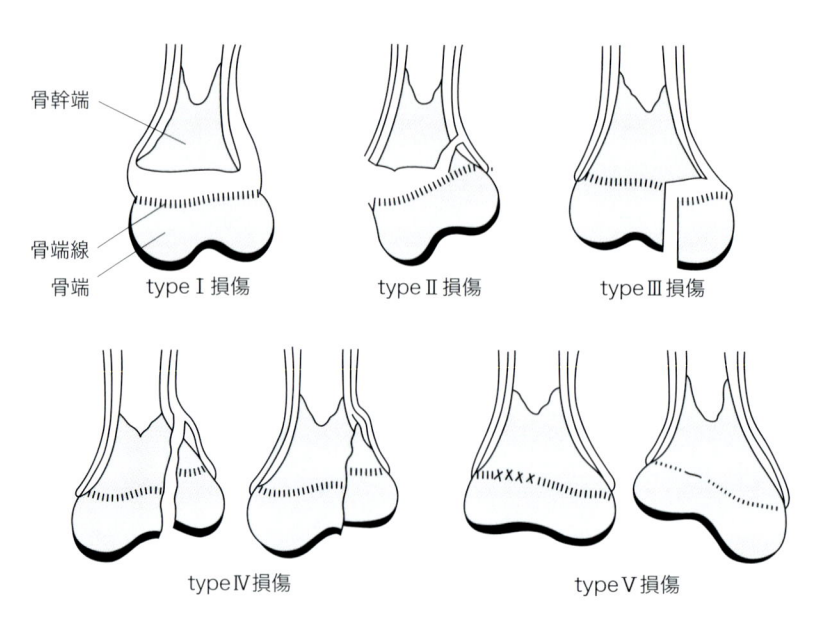

図1　Salter-Harris分類
文献1より引用

■ 保存療法

1）各部位の固定法

各部位に応じて特殊なギプス固定・装具固定法がある．以下に例を示す．

鎖骨骨幹部骨折　　：クラビクルバンド固定（図2）
上腕骨近位端骨折：チューブ包帯でのベルポー固定，三角巾＋バストバンド固定（図3）
上腕骨骨幹部骨折：U字スプリント，ファンクショナルブレース
中手骨頸部骨折　　：ナックルキャスト固定

2）徒手整復とギプス巻きのポイント

骨折における転位は，受傷時に働く外力の方向と骨周辺の軟部組織の緊張度により決まる．軟部組織の緊張によって，骨折部で近位と遠位の骨片が転位したまま噛み込んで固定されることもある．そのため整復操作のためには，患者にできるだけ力を抜いてもらうことや，可能な限りの除痛を行うことが理想的である．

骨折部の整復は，一度転位の方向に力をかけてオーバーラップを解除したのち，牽引しながら整復する方向に力をかけていく．整復後，ギプス用下巻き包帯であるアンダーラップやギプスをする際は過度なテンションをかけないようにして巻いていく．ギプスを巻いた後，ギプスが固まりきる前に骨折の転位の方向を意識してモールディング（形を合わせる）をしていく．モールディングの基本は骨折部を安定化させる3点固定である（後述，症例1，図5 ⇨）．ギプスの合併症（後述）を予防するために，ギプスが固まった後に割を入れることもある．手部までおよぶギプスを巻く場合は，必ずMP関節を90°屈曲できる範囲までとする．また，処置後は患者に患肢挙上保持を徹底させることが重要である．

ギプス固定の合併症については，固定後の患部腫脹・内圧上昇による血流・神経障害が最重症

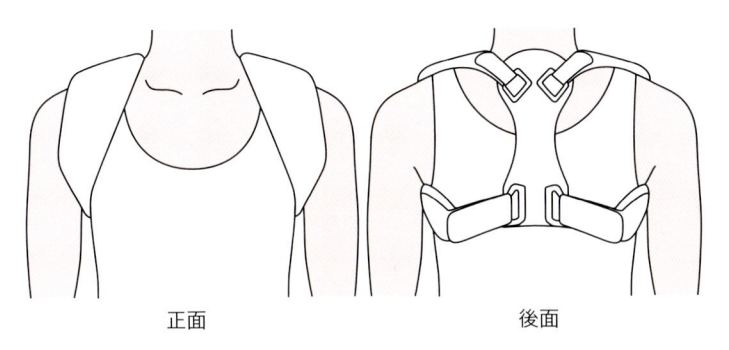

図2　クラビクルバンド　　　正面　　後面

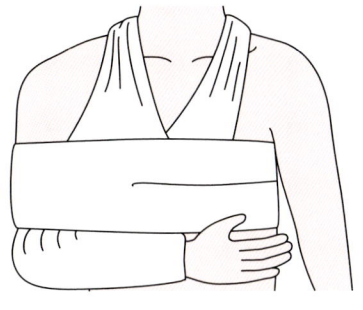

図3　バストバンド＋三角巾固定

であるが，その他にも圧迫部位の褥瘡，ギプスカット時の皮膚トラブルなど，注意点は多い．**整復操作やギプス巻きには技術が必要であり，実施にあたってはそれらの処置に伴う合併症を知っておかなければならない．**

　原則としてギプスは"整復位を保持する"ために適用する．そのため転位のある骨折の整復後に使用することが多い．しかし，腫脹が強くギプスによる血流障害の危険性が大きい場合（特に小児）は，ギプスシーネが無難である．1〜2週間後に腫脹が引いてからギプスに巻き直せばよい．また，全く転位がなく，今後も転移しないと考えられる骨折も，ギプスシーネのみとしている．

4. 症例呈示

1 橈骨遠位端骨折

症例1　25歳男性

　自転車走行中に段差につまずき，前方へ投げ出されて左手掌をコンクリートの地面に着くように倒れて受傷した．同日救急搬送された．初診時の単純X線像を示す（図4）．

　手掌から地面に着くようにして転倒すると，遠位骨片が背側に転位する"Colles骨折"を起こすことが多い．本例では20代男性であるが，高齢者の場合ではより粉砕の強い骨折型となることがある．治療方針は，骨折型とADLを考慮して決定される．高齢者では多少の転位を許容してギプス固定での保存療法が選択されることがあるが，働き盛りなど活動性の高い年代では手術療法が選択されることが多い．本例では，来院当日のうちに1％リドカイン（キシロカイン®）5 mLで骨折部への局所麻酔下に徒手整復を行い，手関節から上腕部までのギプス固定とした（図5）．しかし，2日後の再診察時に再転位していたため，本人と相談のうえで，後日プレート固定を行った．

　転位している状態は，転位した骨が周囲の組織を圧迫することで，また出血や腫脹が強くなることで疼痛が増悪する．さらにしびれなどの神経の症状も伴うこともあり，本人にとってかなりつらい状況であるため可及的に整復すべきである．しかし，整復位にこだわって慣れない整復操作を何度もくり返すことは逆に苦痛となるため，整形外科医が不在の状況であれば可能な限りの整復を行い，ギプスではなくシーネ固定にとどめ，翌日必ず整形外科を受診させる．

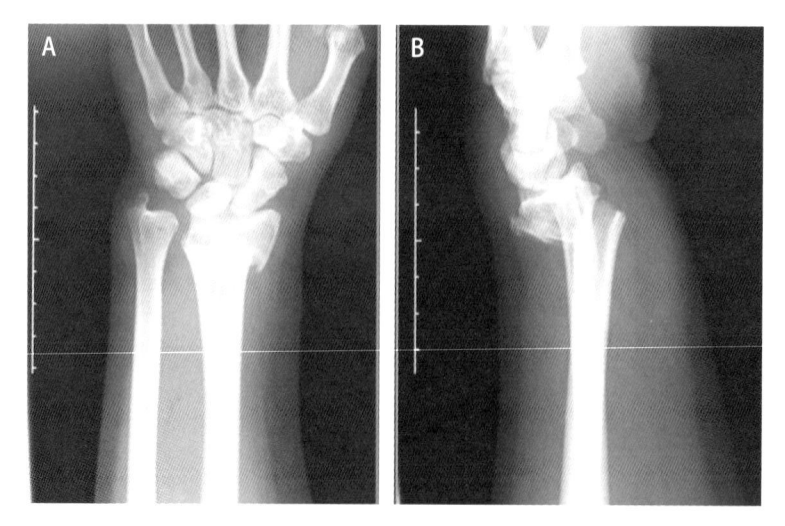

図4　症例1：初診時の単純X線像
　A）正面像
　B）側面像

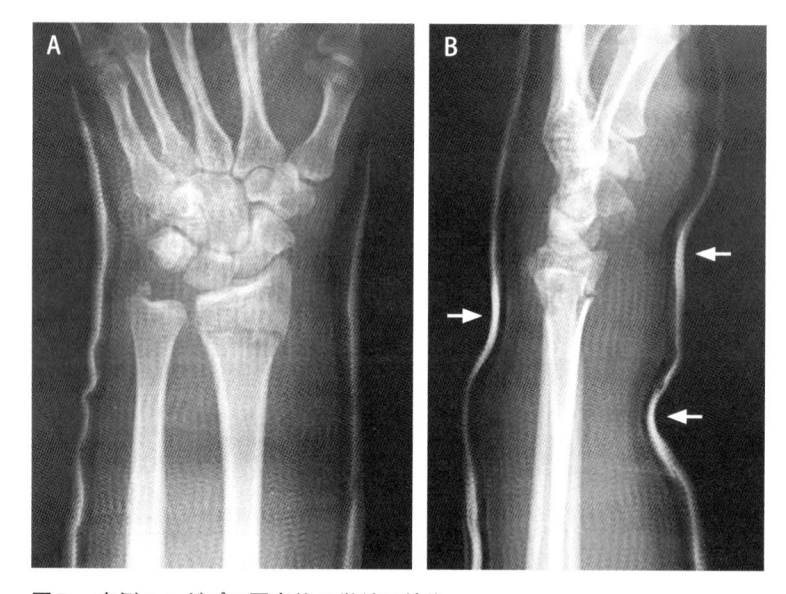

図5　症例1：ギプス固定後の単純X線像
　A）正面像
　B）側面像．（ギプスの3点固定：⇨）

　たった一人で整復を行わなければならないときは，チャイニーズフィンガートラップが有用である．示指・中指に通して牽引すると締まって抜けなくなる構造になっており，これを点滴台に吊るしてしばらく待機していると，患者も慣れてきて力を抜けるようになり，整復および整復位の保持がしやすくなる利点がある．

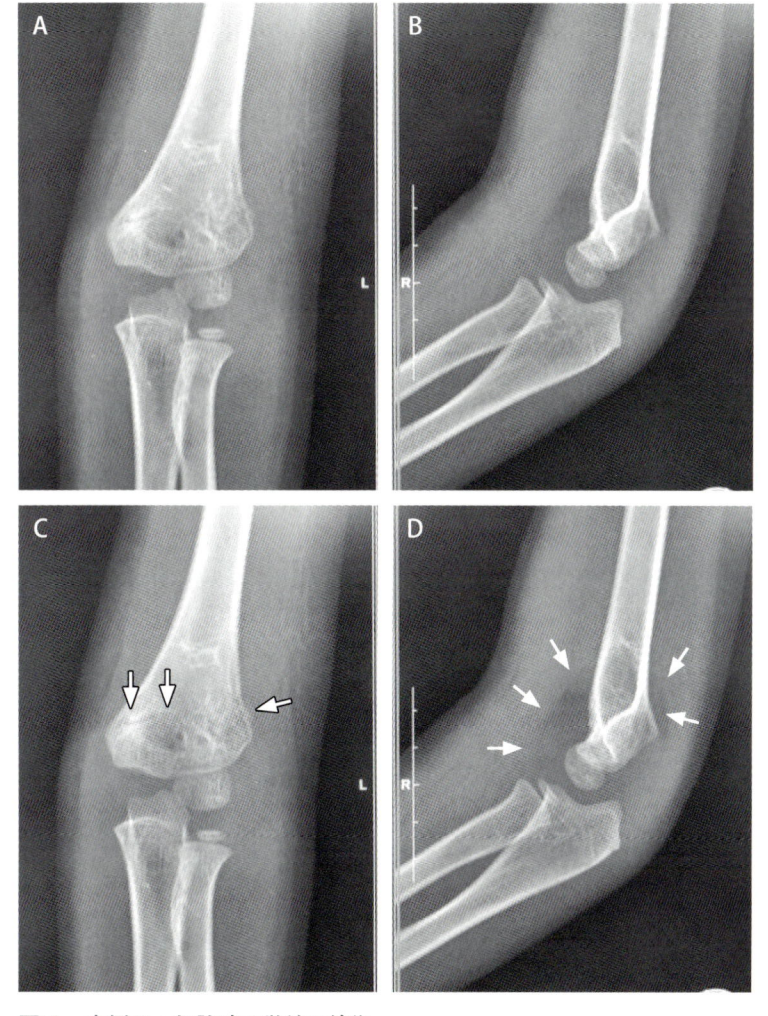

図6　症例2：初診時の単純X線像
A）左肘関節正面像
B）左肘関節側面像
C）骨折線（⇨）［Aと同じ画像］
D）fat pad sign［Bと同じ画像］

2 上腕骨顆上骨折

症例2　4歳男児

母親の証言によると約30 cmの高さの椅子から落下して受傷したようだ．来院時は泣き止んでいたが，目撃者はおらず，受傷時の肢位は不明である（図6）．

　小児では，診察中もずっと泣いていることが多いため自分で状況を説明することができず，詳細な病歴が不明なことがよくある．そのため，慎重な診察と画像診断が重要である．本症例ではX線では一見すると骨折線ははっきりしない（図6A）．しかし，側面像で上腕骨顆部の前後に"fat pad sign"と呼ばれる，関節内出血による軟部組織陰影が拡大した像が認められる（図6D）．

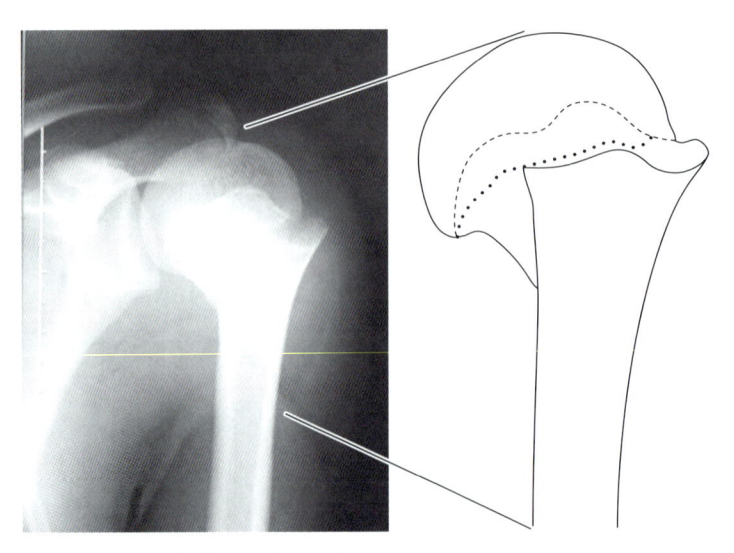

図7　症例3：初診時の単純X線像
　----骨端線
　‥‥骨折線

　明らかな骨折線を認めなくてもこの"fat pad sign"を認めれば，骨折を強く疑って患肢の安静・安定のためにシーネ固定をした方がよい．
　手関節から肘関節までの範囲の骨折の場合，基本的な固定肢位は「手関節は掌屈・背屈0°，前腕は中間位（回内外0°），肘関節90°屈曲位」であるが，実際には肘関節周辺骨折において90°も屈曲させようとすると結構痛い．筆者は，本例のようにほとんど転位がなければ，本人が無理のない程度に曲げられる肢位でシーネ固定している．伸展変形をきたしている症例では，屈曲して整復し，かつ肘関節を90°以上の屈曲位としてギプス固定をする方法もあるが，Volkmann拘縮を起こさないように注意深い観察が必要である．慎重を期すなら入院させて観察した方がよい．また，骨片同士の接触がないような転位をしている場合は原則手術を行う．基本的には，全身麻酔下にワイヤーを用いた経皮的ピンニングを行うが，非観血的に整復ができない場合は，観血的整復を行うこともある．除痛のためにできるだけ早く手術した方がよいが，夜間・休日など緊急手術をできない状況であれば，肘関節0〜30°屈曲位でのシーネ固定とし，ベッド上で枕やクッションを下に置いて，苦痛のない程度での挙上位として待機する．
　その他に，肘関節周辺の骨折の例として上腕骨遠位骨端線損傷があげられるが，これは転位がわずかでも手術適応となることが多い．また，骨端核が出現していない小児では骨折型を見間違うこともしばしばあり，注意が必要である．整形外科医がいない状況では安易な整復操作は行わず，手関節・前腕は中間位で肘関節は可能な限りの屈曲位でのシーネ固定とし，近日中に必ず整形外科を受診するよう指示する．

3　上腕骨近位骨端線損傷

症例3　10歳男児

　野球の試合で守備の最中にスライディングしてきた相手と交錯し，左肩からグラウンドに転倒した．直後より左肩痛のため，起き上がることもできず救急搬送となった（図7）．

初診時　　　　　　　　　　1カ月後　　　　　　　　　　5カ月後

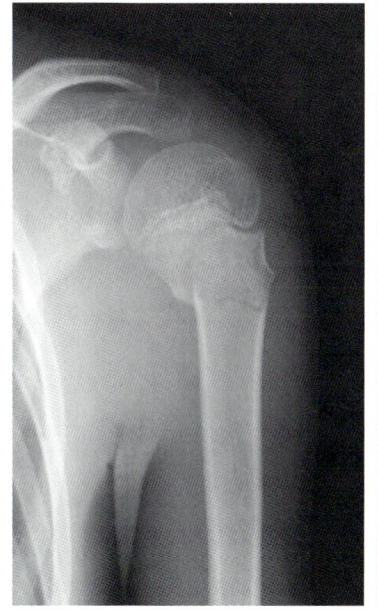

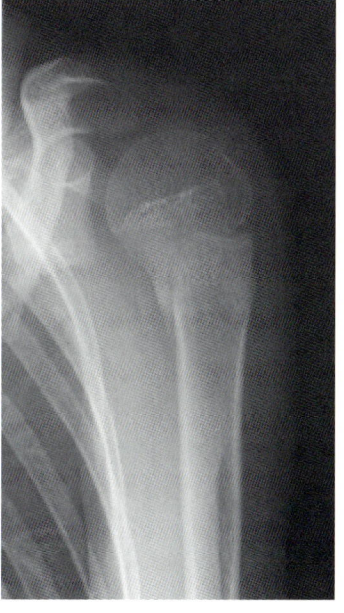

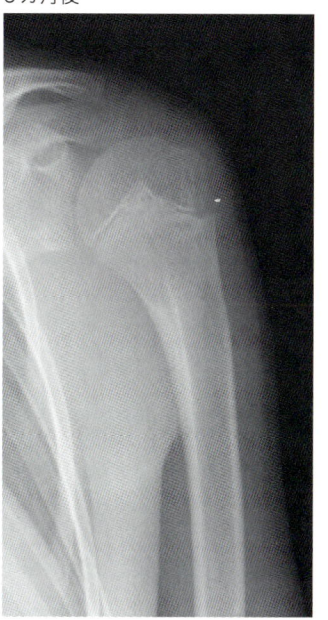

図8　症例3：癒合の経過（単純X線像）
肩関節単純X線正面像．5カ月後には骨癒合が得られた

　小児特有の骨端線（成長軟骨板）損傷である．上肢において骨端線損傷の多くは上腕骨近位・遠位，橈骨遠位，指節骨に起こり，その骨折型の分類にはSalter-Harris分類が用いられる．骨の成長が起こる重要な部分であるから，将来的に骨の変形が生じる可能性を説明しなければならない．上腕骨近位骨端線損傷では，転位が大きくても保存的加療で機能的予後は良好であるとされるがどこまでの転位が許容されるかの明確な基準はない．本症例のように骨幹幅の1/3未満の転位では，成長期のため整復せずとも何も問題なく骨癒合するが，それ以上の転位では機能的には問題なくても短縮や変形が残る可能性があるため，筆者は徒手整復または観血的整復を行っている．本症例では，受傷後1カ月間は三角巾とバストバンドによる固定とし，次の1カ月間の固定は三角巾のみとして振り子運動を開始し，受傷後8週間経ってから固定をなしとした（図8）．筆者の個人的な見解であるが，小児においては本人の理解度や，友達などの周囲の環境を考慮すると，安静度を緩和していくのは大人よりも慎重に進める方がよい．

4 右鎖骨骨幹部骨折

症例4　45歳男性

　50 ccスクーター運転中に自動車と衝突し投げ出された．高エネルギー外傷の判断で三次救急として搬送された．救急隊現着時，患者本人はスクーターから3 m以上離れた道路上に座っていた．相手の車と衝突する寸前までは覚えているが，その後のことは覚えていなかった（図9）．

　高エネルギー外傷で，本人も受傷状況の詳細がよくわからないというのは救急外来ではよくあることである．このような場合は「外傷初期診療ガイドライン（JATEC™）」[2]の初期診療手順に

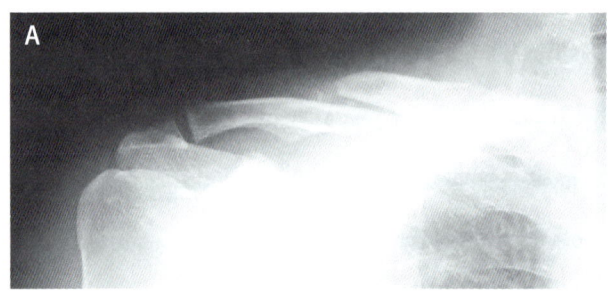

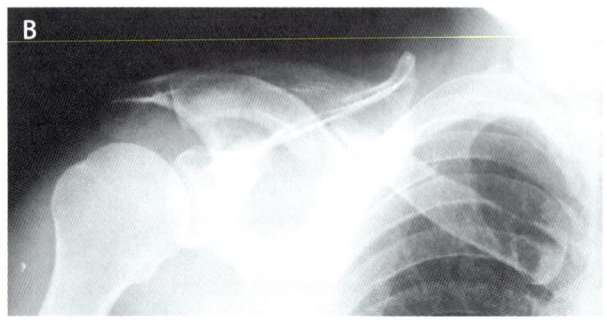

図9 症例4：初診時の単純X線像
A）右鎖骨骨幹部骨折．鎖骨仰角撮影（約30°下方より打ち上げて透写）
B）鎖骨前後撮影
内側の骨片は，胸鎖乳突筋が付着するため上方へ転位し，外側の骨片は上肢の重さで下方へ転位する

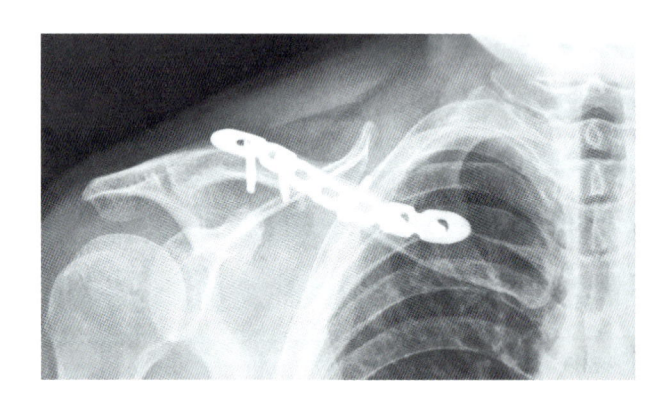

図10 症例4：プレート固定後の単純X線像

基づいてprimary survey，secondary surveyを行い全身の外傷を見逃さないようにする．本例では，結果的に右鎖骨骨幹部骨折のみであり，数日後にプレート固定を行った（図10）．

鎖骨骨幹部骨折は，保存療法と手術療法のどちらの治療でも選択しうる．保存的加療を選択した場合は，ある程度整復されるように鎖骨バンドを使用する．鎖骨バンドを装着する際は，できるだけ"胸を張る"姿勢にして骨折部に牽引力がかかる肢位とし，骨折部直上にバンドを当てて締め，装着後もその姿勢が保持されるようにする（最近では鎖骨バンドでもアームスリングでも

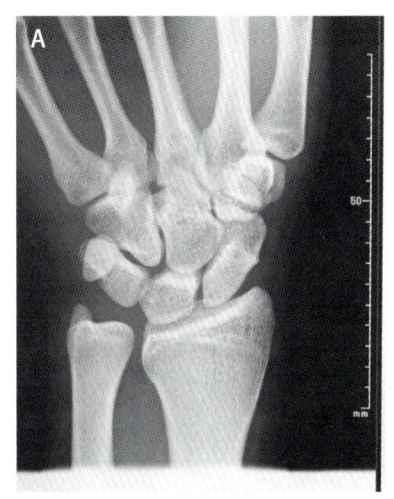

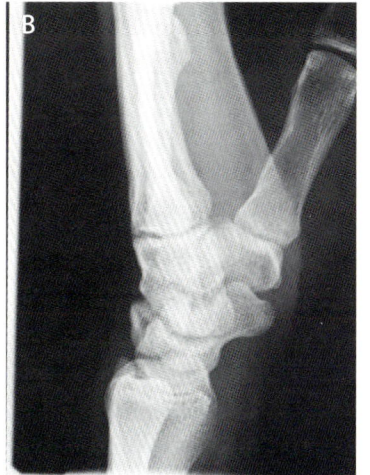

図11　症例5：来院時の単純X線像
A）正面像
B）側面像

治療成績は変わらないという報告がある）．また，手術療法に比較し，保存療法の方が偽関節の発生率が高い．一方，手術療法の適応は，2 cm以上の転位・短縮，粉砕骨折，開放骨折，神経血管損傷の合併，骨片による皮膚トラブルや整容的問題，そして患者からの仕事・スポーツへの早期復帰希望などである．患者とよく相談して治療方針を決める．

5 左手舟状骨骨折

症例5　25歳男性

フットサルの試合中に転倒し，左手掌をついて受傷した．受傷翌日に近医を受診し舟状骨骨折の診断を受け，受傷3日目に当院へ紹介された（図11）．

舟状骨骨折は，転倒した際に手関節が過背屈強制されることで起こるとされる．橈骨遠位端骨折に似た受傷機転であるが，X線検査で骨傷がはっきりしないような場合は本骨折を鑑別にあげなければならない．本例でもX線では舟状骨の骨折はわからないが，身体所見でanatomical snuffbox（解剖学的嗅ぎタバコ入れ）に圧痛を認めたため，前医でMRI検査が施行され診断に至っている（図12）．当院受診から数日後，スクリュー固定を行った（図13）．

実際には，本例のように即日でMRI検査のできる施設は少ないと思われる．身体所見から舟状骨骨折を疑うのであれば，単純X線の45°回内位撮影・手関節軽度尺屈位撮影を追加する．もっと大雑把に言えば，はじめから手関節の正面・側面に両斜位を加えた4方向撮影を行うのでもよい．骨折が疑われた場合，最低限の固定として手関節から母指MP関節まで固定できるシーネをして，近日中に整形外科を受診するよう指示する．米国手外科学会では7〜10日固定後に再度X線撮影を行い，それでも骨折線が不明であればCTまたはMRIを施行すべきとしている．舟状骨骨折は放置されて骨癒合が得られない状態（偽関節）となると，その手術は骨移植が必要となり手技が煩雑で，なおかつ骨癒合が得られるまでに時間がかかる．そのため，新鮮例を見逃さないよう慎重に診断を進めていくことが重要である．1 mm以下の転位であればthumb spica castで

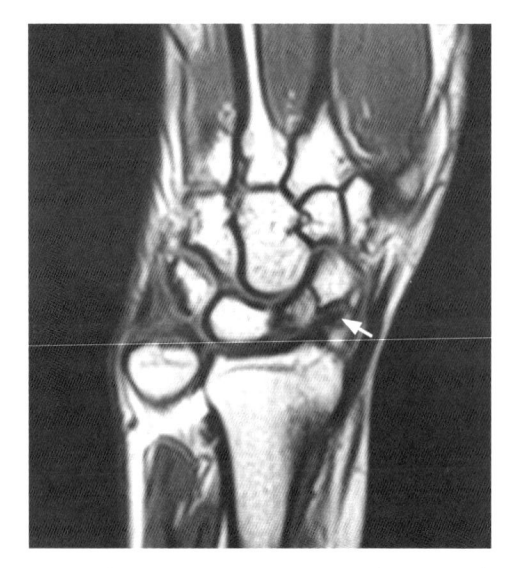

図12　症例5：前医受診時のMRI（T2強調像）

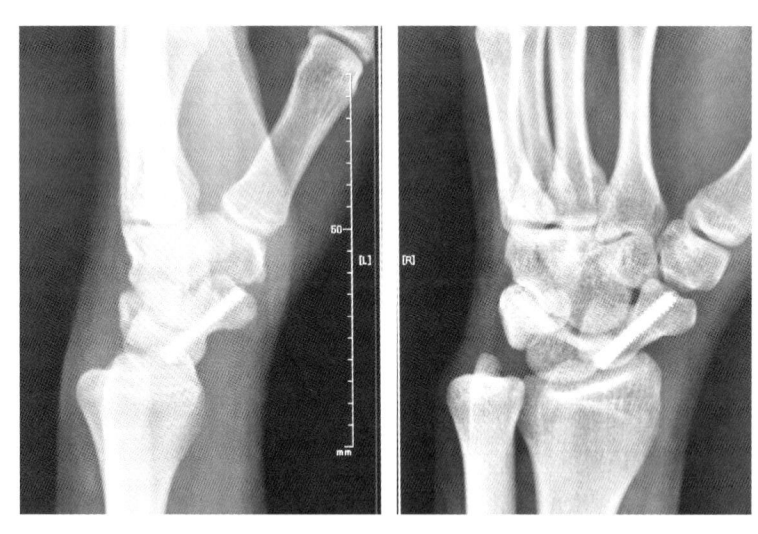

図13　症例5：スクリュー固定後の単純X線像
　A）側面像
　B）45°斜位像

の保存的加療でもよい．本例では，患者の職業が医療関係者であったため可能な限り早期に手を使えるようにしたい希望があり，手術療法を選択した．

Advanced Lecture

- 救急外来で外傷の患者を診るときには，痛みの訴えのある局所だけでなく，全身の受傷部位の見逃しがないように日本外傷学会・日本救急医学会が作成している「外傷初期治療ガイドライン（JATEC™）」[2]に従って全身の診察を行う
- 骨折の部位，転位のしかた・程度によって細かく分類がなされており，治療法も異なる．整形外科に従事するのであれば各種分類と治療法を知っておく必要がある

おわりに

　昨今は検査機器の進歩により得てして画像所見一辺倒になりがちだが，やはり重要なのは詳細な診察である．まずは自分の目・耳・手を使って行う診察・検査・治療の技術を磨こう．

　治療に関しては，当たり前のことだが，絶対的なものはない（ゆえに新しい方法が開発されていくのだと思う）．最終的には患者本人の訴え（困っていること・求めるもの）やADL等を考慮して，よく話し合って決めることが重要となる．

文献・参考文献

1) 小久保安朗, 他：小児の骨折. レジデントノート, 13：2770-2775, 2012
2) 「改訂第4版 外傷初期診療ガイドライン」（日本外傷学会・日本救急医学会/監），へるす出版, 2012
　↑救急・外傷に携わる人は必読．できればJATEC™コース受講もお勧めしたい
3) 「Rockwood and Green's Fractures in Adults 8th edition」（Court-Brown CM, et al, eds）, Lippincott Williams & Wilkins, 2014
　↑骨折のgold standard！
4) 「標準整形外科学　第12版」（松野丈夫, 他/編）, 医学書院, 2014
　↑整形外科専門医試験にも使える
5) 「整形外科プライマリケアハンドブック改訂第2版」（片田重彦, 石黒 隆/共著）, 南江堂, 2004
　↑整形外科における"common disease/trauma"の，主に保存的治療について詳しく解説してある
6) 「整形外科骨折ギプスマニュアル」（日本骨折治療学会教育委員会/編）, メジカルビュー社, 2014
　↑ギプスの巻き方，ポイントについて詳しく記載されている
7) 「AO法骨折治療第2版」（Thomas PR, et al/原書編集, 糸満盛憲/日本語版総編集）, 医学書院, 2010
　↑骨折治療に関して詳細な分類と治療の解説が載っている
8) 「小児四肢骨折治療の実際改訂第2版」（井上 博/著）, 金原出版, 2010

プロフィール

佐々木 源（Gen Sasaki）
帝京大学医学部　整形外科学講座助手
国立病院機構東京医療センターで整形外科後期研修
現在，帝京大学医学部附属病院勤務
多忙で大変ですが日々研鑽に努めております．

第2章 外傷性疾患での対応

3. 骨折での対応
② 下肢の骨折

藤田貴也

● Point ●

- 初期治療はRICE
- 開放骨折は緊急手術の適応である
- 関節内骨折は手術療法の適応である
- 半月板・靱帯損傷などの合併損傷を見逃さない
- X線で骨傷が明らかでなくても疼痛が続く場合にはMRIで精査する

はじめに

　骨折とは，外傷やスポーツなどによって関節に外力が加わって骨の連続性が破綻したものであり，通常X線検査で異常を認める．骨片同士のずれ（転位）がある場合と全く転位のない場合がある．骨折の分類は，単純か複雑か，閉鎖性か開放性か，関節内か関節外かで分類される．

●ここがポイント

特殊な骨折として脆弱性骨折，病的骨折や疲労骨折がある！
- **脆弱性骨折**は骨粗しょう症などによる骨脆弱性を基盤とした軽微な外力による骨折である
- **病的骨折**は基盤に腫瘍の浸潤があり，力学的に弱くなった部位に軽微な外力で骨折が生じる病態である
- **疲労骨折**はくり返し加わった外力により骨折を生じる病態である

これらの骨折では診断にMRIが有用である

1. 症例呈示

　まずは，6つの症例をもとに解説する．

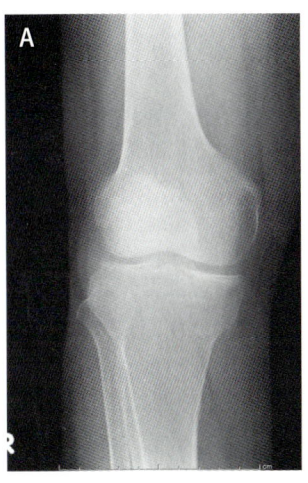

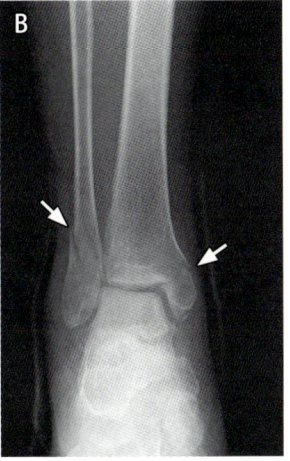

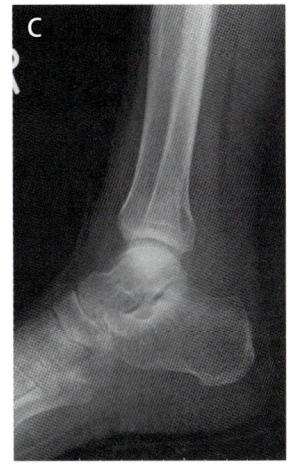

図1 症例1：右足関節内顆・外顆骨折（71歳，男性）
A）膝関節正面の単純X線像．骨傷は認めない
B）右足関節正面．内顆および外顆に骨折（⇨）を認める
C）右足関節側面

1 足関節内顆・外顆骨折

症例1

71歳，男性．

【主訴】右膝関節痛．

【現病歴】脳梗塞後で右片麻痺があった．自宅で転倒し右膝を打撲したとのことで救急要請があった．右膝の単純X線像では骨折は認めなかった（図1A）．後日診察時に右足関節内顆・外顆の骨折が判明した（図1B，C）．

　本症例では片麻痺側で廃用性の骨萎縮があり軽微な外力で骨折を生じている．本人が当初右膝の痛みを訴えたために，足関節の骨折が見過ごされてしまった．診察時に隣接する関節に関しても圧痛や運動時痛などがないか確かめることが重要である．

2 大腿骨頸部内側骨折

症例2

74歳，女性．

【主訴】起立困難．

【現病歴】特に誘引なく起立困難になったとのことで救急要請があった．股関節正面の単純X線で右大腿骨頸部内側骨折を認めた（図2A）．当初外傷の既往がないとのことで病的骨折を疑いMRIを施行したが，骨転移や軟部組織への腫瘍浸潤などの所見はなかった（図2B）．手術療法を適応した．骨折の転位が大きく，人工骨頭置換術を行った（図2C）．

　この患者は救急車での来院時には原因がわからないと言っていたが，再度詳しく聴取すると3日前に玄関で転倒したという事実が発覚した．転倒時は不完全骨折か転位のない完全骨折であっ

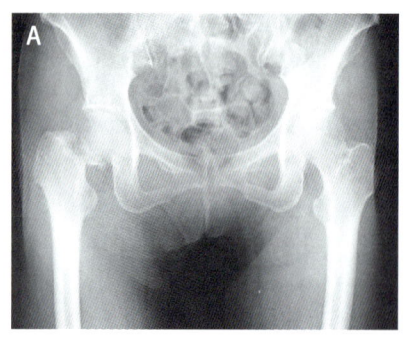

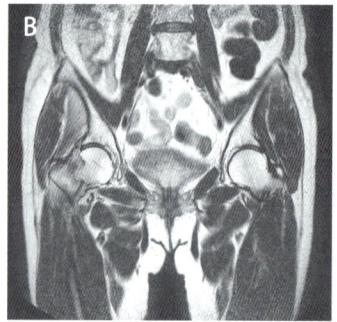

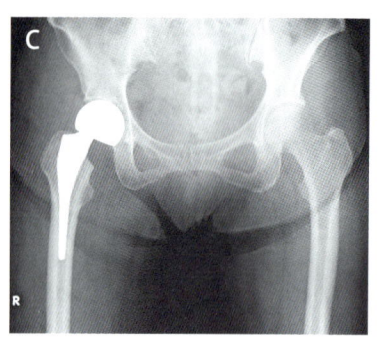

図2　症例2：右大腿骨頸部内側骨折（74歳，女性）
A）股関節正面の単純X線像．右大腿骨頸部骨折を認める
B）股関節MRI（T1強調画像）．骨内・軟部組織に腫瘤形成は認めない
C）術後単純X線像．人工骨頭置換術が施行されている

た可能性があり歩行可能であったが，骨折の転位が進行し歩行不能となったものと考えられる．全く外傷の既往がないにもかかわらず骨折を認めた場合には，本症例のようにMRIで骨転移の有無を調べるのは正しい判断である．

3 大腿骨骨幹部骨折

症例3

21歳，男性．
【主訴】右大腿部痛．
【現病歴】バイク乗車中に車と衝突して受傷．救急救命センターに救急搬送された．初診時，右大腿部の短縮と異常可動性を認めた．
大腿骨単純X線では大腿骨骨幹部の横骨折を認め，下肢の短縮が著明である（図3A）．入院直後に脛骨粗面から鋼線牽引を行った．手術は横止め髄内釘による骨折観血的手術を行った（図3B，C）．

大腿骨骨幹部骨折は交通事故などの高エネルギー外傷で生じる骨折である．長管骨の骨折で転位が大きい場合には脂肪塞栓のリスクがあるので注意を要する．疼痛軽減と手術時の整復を容易にするために鋼線牽引を行う．大腿骨顆部から行うと牽引の効率はよいが手術時の感染リスクを考慮し，脛骨粗面から鋼線を刺入して牽引を行う．大腿骨骨幹部骨折の術後に問題となりうるのは，膝関節の可動域制限・下肢短縮・回旋異常などである．

4 大腿骨転子部骨折

症例4

81歳，女性．
【主訴】右股関節痛．
【現病歴】右片麻痺があり歩行障害があった．雨天で滑って転倒し，受診した．
股関節の単純X線で右大腿骨転子部骨折を認めた（図4A）．手術療法としてガンマネイルを用いた骨折観血的手術を行った（図4B）．

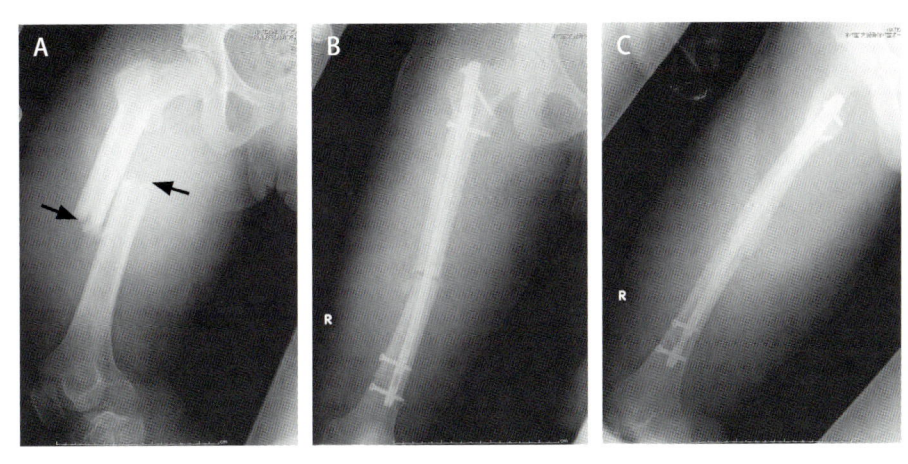

図3 症例3：大腿骨骨幹部骨折（21歳，男性）
A）右大腿骨の単純X線像．右大腿骨骨幹部の横骨折と短縮転位（→）を認める
B）術後単純X線像（正面像）．横止め髄内釘で固定されている
C）術後単純X線像（側面像）

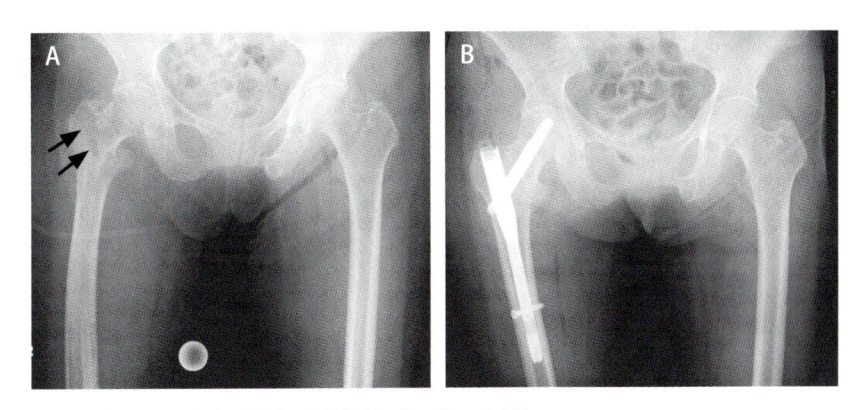

図4 症例4：右大腿骨転子部骨折（81歳，女性）
A）股関節正面の単純X線像．右大腿骨転子部骨折（→）を認める
B）術後単純X線像．ガンマネイルが挿入されている

　高齢女性が転倒したときに股関節痛を訴えた場合には，大腿骨頸部骨折，大腿骨転子部骨折，恥骨骨折などを疑って診察にあたる必要がある．

5 脛骨・腓骨骨折

症例5
49歳，男性．
【主訴】左下腿痛．
【現病歴】自転車乗車中の交通事故にて受傷し救急搬送された．左下腿の単純X線では脛骨・腓骨の短斜骨折を認めた（図5A）．
　同日緊急手術にて横止めのスクリュー固定を併用した髄内釘による骨折観血的手術を施行（図5B）．

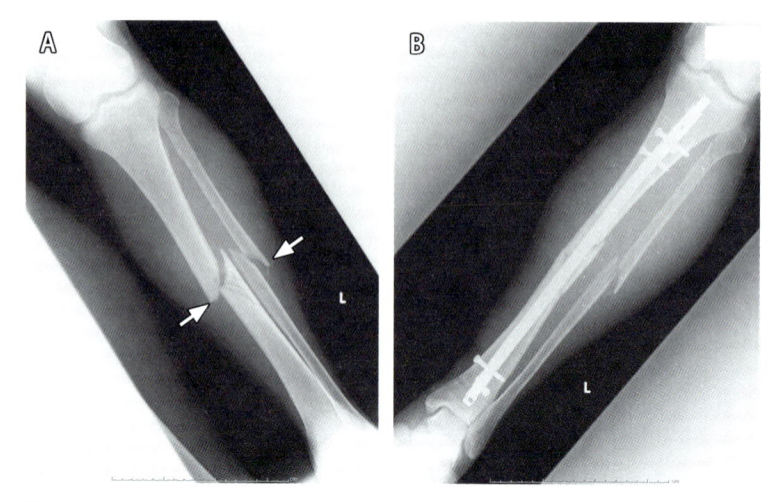

図5 症例5：脛骨・腓骨骨折（49歳，男性）
A）左下腿正面の単純X線像．脛骨・腓骨の短斜骨折（⇨）を認める
B）術後単純X線像．横止め髄内釘が挿入されている

　脛骨は皮膚のすぐ下にあるため，直達外力が加わった場合に，脛骨骨幹部骨折を生じ，骨折部が皮膚の外側に飛び出す開放骨折になりやすい．本症例は閉鎖性骨折であったが，開放骨折の場合にはすぐに十分な洗浄とデブリドマンを行い，創外固定を行う．また，骨折による下腿の腫脹が強い場合にはコンパートメント症候群（**第2章1-③**，pp80〜84）になる可能性があることも念頭においておく必要がある．

6 踵骨骨折

症例6

78歳，男性．
【主訴】右踵部痛．
【現病歴】階段から転落して受傷．初診時の単純X線では右踵骨骨折を認め，ベーラー角の減少（図6A）とアントンセン撮影（図6B）で距踵関節の不連続を認めた．CT像では踵骨の陥没が明瞭にわかる（図6C）．徒手整復を行い，患部の腫脹が軽減した後，骨折観血的手術を行った．ハイドロキシアパタイトの人工骨を移植しプレートで固定を行った（図6D）．

　踵骨骨折は高所からの墜落・転落によって生じる骨折である．距踵骨関節の解剖学的な整復とベーラー角をもとに戻すことが，将来的な変形性関節症の発症と疼痛の持続を予防するために重要である．腫脹が強く水疱形成が生じるとすぐに手術ができないので受傷直後から患肢挙上と冷却を必ず行う．

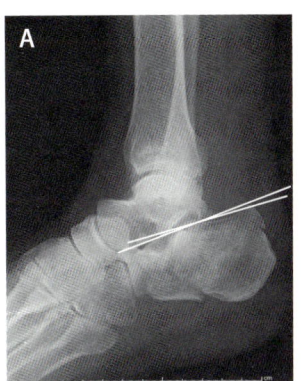

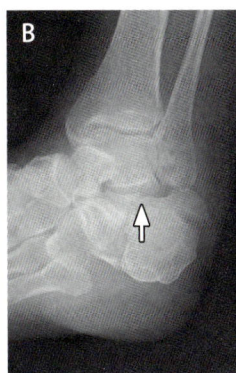

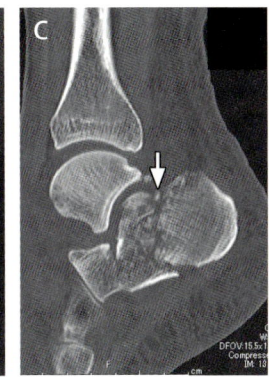

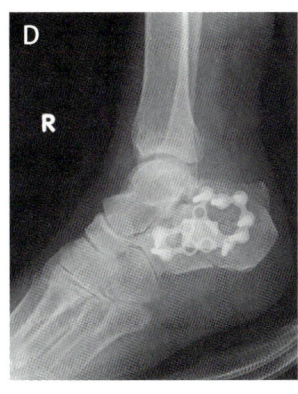

図6　症例6：右踵骨骨折（78歳，男性）
A）右踵骨の単純X線像．ベーラー角（白線で示した部分．20～40°が正常値）の減少を認める
B）単純X線像（アントンセン像）．距踵関節に段差（⇨）を認める
C）単純CT像．踵骨の陥没骨片（⇨）が明瞭にわかる
D）術後単純X線像（側面像）．人工骨移植しプレート固定されている

2. 病歴聴取・身体診察

1 病歴聴取

「第2章2-①四肢の捻挫」でも示したが，骨折でも同様の病歴聴取が重要となる．まず，どのような受傷機転でどの方向にどれくらいの外力が加わったかを聴取する（段差を踏み外しただけなのか？ 交通事故なのか？ スポーツ活動中なのか？）．また，年齢や基礎疾患の聴取も重要である（小児なのか？ 高齢者なのか？ 骨脆弱性のある基礎疾患がないか？）．

> ●ここがピットフォール
> ①小児は外傷により骨端線損傷が生じやすい！
> ②高齢者はごく軽度な外力でも骨折を生じうる！
> ③関節リウマチやステロイド内服患者や透析患者は骨脆弱性が強い！

2 身体診察

骨折の症状は，骨折部の腫脹・疼痛であり，皮下出血を認めることが多い．骨折部が不安定になっていると特に痛みが強く，安静時も痛みを感じることがある．変形がないか，通常動かない部位での異常な動きがないかどうか，骨が皮膚から飛び出していないか，痛い部位がどこか，触診して確かめる．関節を動かして疼痛が生じるか，関節可動域が制限されていないか，関節の不安定性があるかどうか内外反を加えるなどしてストレステストを行って確かめる．

●ここがポイント
圧痛の部位の把握が次の画像診断につながる！
●ここがピットフォール
骨が皮膚から飛び出している場合（開放骨折）は，大量の生理食塩水で洗浄するなど緊急対応が必要！

3. 画像診断

1 単純X線

まず，疼痛のある箇所のX線を最低2方向で撮影する．
小児の場合には軟骨の要素が多く，正常なX線像の読影に自信がない場合には健側の関節のX線を撮影して対比して骨傷の有無を確認する．

●ここがピットフォール
軽微な剥離骨折は見落としやすい！

2 CT

X線で，骨折が関節内に及んで陥没している場合や複雑骨折で骨片が多数存在する場合，骨片の転位の正確な把握が必要な場合などには術前検査としてCTは有用である．

3 MRI

診察上，骨折が疑われるほどの疼痛があるが，X線では骨折が明らかでない場合には精密検査としてMRI検査を行う．このMRI検査によって骨挫傷（bone bruise）・不顕性骨折が判明することがある．また，靭帯損傷・軟骨損傷・半月板損傷・関節唇損傷などの合併損傷も判明することがある．

4. その後の処置・対応

1 初期治療：RICE[1]

捻挫と同様に初期治療としてまずやるべきことはRICE，すなわちRest（固定）・Ice（冷却）・Compression（圧迫）・Elevation（挙上）である．
こうすることによって，炎症を抑え，腫脹・疼痛がひどくなることを避けることができる．

●ここがポイント
医療機関にかかる前から氷を入れたビニール袋をタオルで覆って局所を冷却することは有用である！

- 骨折の場合でも，弾性包帯による固定を行うことが多いが，関節の運動時痛が著明な場合には，ギプスシーネ固定を行う
- 上肢の場合には心臓より上に挙上し，下肢の場合には座っているときはもう1つ椅子を用意して足を載せ，寝るときには足の下に枕を入れて挙上するように指導する

2 薬物治療

軽微な剥離骨折で疼痛が強くない場合は消炎鎮痛薬（NSAIDs）の外用を処方する．転位のある骨折で安静時痛がある場合や腫脹が強い場合には，消炎鎮痛薬の内服を処方する．

3 リハビリテーション

手術をしない保存的療法の適応の場合は外固定を外した後に，消炎鎮痛処置や歩行訓練・可動域訓練・筋力増強訓練などのリハビリテーションを行う．日常生活動作で痛みがなくても，スポーツを再開し負担がかかると疼痛や腫脹を訴えることがある．このような場合には，スポーツ中止期間中に低下した運動機能を徐々に回復させるために損傷部位や各スポーツに応じたリハビリテーションが必要となる．

4 患者さんへの説明

- X線上では明らかな骨傷が認められるので初期治療として固定を行い，整形外科医に相談し最終的な治療方針を決定することを説明する
- 消炎鎮痛薬の内服を処方することを説明する
- ギプスシーネで固定したところの強い圧迫やしびれを感じたらすぐに緩めるように指導する
- 家に帰れる状態のときは，氷をタオルで覆ったもので患部を2～3日間よく冷やすように指導する．受傷後2日間くらいは長い時間，風呂に浸かって温めることや，アルコールの摂取は血流がよくなり疼痛が増悪するので控えるように指導する
- 患部を下に下げていると腫れるので，高く上げておくように指導する

5 整形外科医へのコンサルト

- X線撮影部位や撮影法がわからないとき
- 開放骨折や関節内骨折であるとき
- X線で骨折の転位が大きく整復や牽引を要するとき
- ギプスシーネによる固定法がわからないとき

6 手術療法

関節内骨折では関節面の完全な整復を目的とし，ガンマネイルや髄内釘・ロッキングプレートがよく用いられる．大腿骨頸部骨折の転位が大きな症例では人工骨頭置換術の適応となることもある．表に手術適応の一例を示す．

表　各手術の適応となる主な骨折と用いるインプラント

A) 骨折観血的手術	
大腿骨頸部内側骨折 (stage Ⅰ・Ⅱ) *	ハンソンピン
大腿骨転子部骨折	ガンマネイル (図4 B)
	CHS (compression hip screw)
大腿骨転子下骨折	ロングガンマネイル
大腿骨骨幹部骨折	横止め髄内釘 (図3 B, C)
	ロッキングプレート
膝蓋骨骨折	Tension band wiring
脛骨高原骨折	ロッキングプレート
脛骨骨幹部骨折	横止め髄内釘
	ロッキングプレート
脛骨天蓋骨折 (Pilon骨折)	ロッキングプレート，スクリュー固定
足関節脱臼骨折	Tension band wiring
	ロッキングプレート，スクリュー固定
踵骨骨折	K wire固定，プレート固定
中足骨骨折	K wire固定，プレート固定
リスフラン関節脱臼骨折	K wire固定
B) 人工骨頭置換術 (図2 C)	
大腿骨頸部内側骨折 (stage Ⅲ・Ⅳ) *	

＊Garden分類に従う

Advanced Lecture

　骨折の癒合までの期間を短縮するために低出力の超音波治療が用いられることがある．低出力の超音波には組織温度上昇をきたさず，微細に振動させることによる骨折部への機械的刺激作用があるので，骨折の治癒過程を促進する[2]とされている．

おわりに

　高齢者の下肢の骨折（大腿骨頸部骨折・転子部骨折・大腿骨顆上骨折など）は歩行障害を伴う場合が多く，寝たきりになる可能性があるので高齢でも積極的に手術を行うようになってきている．関節内に及ぶ骨折は二次性の変形性関節症を生じるので，解剖学的な整復を行うために手術治療が必要である．下腿の開放骨折はバイク事故などで生じ，皮膚欠損・創部感染・感染性偽関節などが起こることも稀ではなく治療に難渋することがある．超早期の段階での十分な洗浄・徹底的なデブリドマンが予後に影響を与えるので初期治療が重要である．

文献・参考文献

1) 清水卓也，他：閉鎖性軟部組織損傷に対するRICE．「整形外科Knack & Pitfalls 外傷の初期治療の要点と盲点」（岩本幸英/編），pp206-207，文光堂，2007
2) 「骨折・脱臼 改訂3版」（冨士川恭輔，他/編）南山堂，2012

もっと学びたい人のために

1) 「OS NOW Instruction No.3 下肢の骨折・脱臼 手技のコツ&トラブルシューティング」（安田和則/編）メジカルビュー社，2007
2) 「OS NOW Instruction No.17 ここまで使える創外固定 低侵襲固定の最前線」（岩本幸英/編）メジカルビュー社，2011
3) 「関節外科 基礎と臨床 2009年4月増刊号 研修医が知っておきたい 骨折治療マニュアル」（進藤裕幸/編），メジカルビュー社，2009
4) 「救急・当直で必ず役に立つ骨折の画像診断 改訂版」（福田国彦，他/編），羊土社，2014

プロフィール

藤田貴也（Yoshinari Fujita）
国立病院機構東京医療センター　整形外科　人工関節センター副センター長
詳細は第2章2-①参照．

第2章　外傷性疾患での対応

3. 骨折での対応
③ 脊椎の骨折

加藤雅敬

● Point ●

- 迅速な evaluation（評価）と脊柱の immobilization（固定）が最も重要である
- 中央支柱（middle column）や後方支柱（posterior column）の損傷が認められる場合は，神経症状を伴うことがあるので，病歴聴取や診察を丁寧に行うこと

はじめに

　脊椎の骨折は転落や飛び降りなどの高エネルギー外傷で生じることが多い．受傷機転によって頸椎から仙椎まですべての脊椎に発生する可能性があるが，安定した胸郭と柔軟性に富む腰椎との間に存在する胸腰移行部に発生することが最も多い．また脊柱管内へ骨片が突出するような脊椎破裂骨折では緊急手術を要することもあるため，迅速な評価と対応が重要になってくる．

1. 症例呈示

> **症例1**
> 39歳，女性．
> 【主訴】四肢不全麻痺，頸部痛．
> 【現病歴】高さ10 mの歩道橋より飛び降りて受傷．通行人が救急要請し当院へ搬送された．
> 【初診時身体所見】MMT（右/左）
> 　　　　　　　三角筋（3/3），上腕二頭筋（3/3），上腕三頭筋（3/3），手関節背屈（3/3），手関節掌屈（3/3），腸腰筋（0/0），大腿四頭筋（0/0），前脛骨筋（0/0），腓腹筋（0/0）．
> 　　　　　　　また，両足関節骨折，肝損傷，左血胸を合併していた．
> 【画像所見】単純X線，単純CT（図1〜3）．
> 【入院後経過】C6，C7破裂骨折と診断して入院後直ちに頸椎前方固定術が施行された．術後2カ月で下肢MMTは4〜5程度までに回復し，何とか杖歩行が可能なレベルにまで回復したが，手指巧緻運動障害が残存した．
>
> MMT（manual muscle testing：徒手筋力テスト）

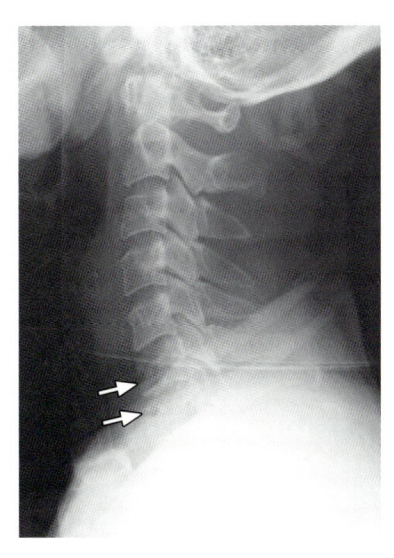

図1 頸椎骨折のX線側面像
C6，C7椎体の骨折（⇨）が認められる

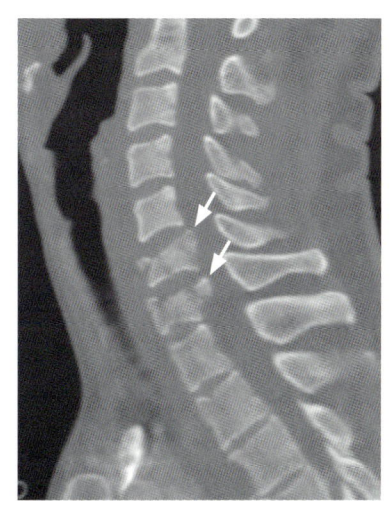

図2 頸椎骨折のCT矢状断像
C6，C7椎体後壁が脊柱管内へ突出（⇨）している

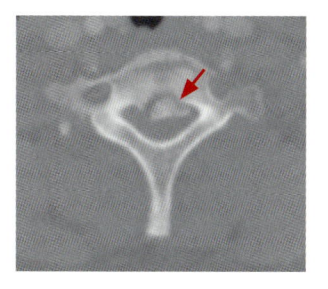

図3 頸椎骨折のCT横断像
C7破裂骨折（→）が認められる

2. 病歴聴取・身体診察

1 病歴聴取

　脊椎骨折を発生している場合，たいていは強い疼痛を伴うことが多い．その他に**損傷部位付近の脊髄や神経根由来の症状がないか確認しておくことも重要**である．また受傷時の様子を詳細に聴取することで，屈曲損傷か伸展損傷か，あるいは他の損傷なのか推測することができ，後の画像診断の参考になることがある．

2 身体診察

　疼痛部位を確認した後，局所の圧痛や脊柱可撓性を診察する．脊椎骨折を生じている場合は，脊椎捻挫と異なり脊柱可撓性は著しく減少していることが多い．胸椎〜腰椎の骨折であれば立位不能であることが多いことや，頸椎の骨折であれば手で顎を支えていないと立ち上がれないなどと表現することもあり，診断の参考になる．**脊柱管内へ損傷が及んでいる場合には，脊髄症状や神経根症状を呈することがあるため，必ず運動麻痺や感覚障害の有無について診察をしておく**．また下位腰椎〜仙椎に骨折が認められる場合には，骨盤骨折を合併している可能性もあり，骨盤内出血などの評価も重要である．

3. 画像診断

1 単純X線

　脊椎骨折が疑われた場合には，基本的に脊椎の動態撮影は危険である．よって単純X線のオーダーは正面・側面が基本であり，場合によっては両斜位を加える．**項部痛**などがあり上位頸椎の

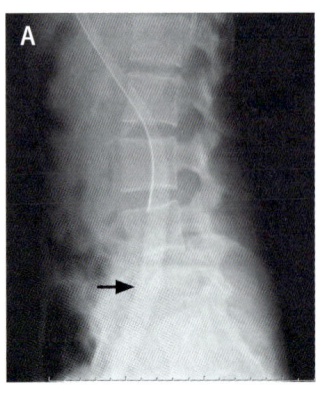

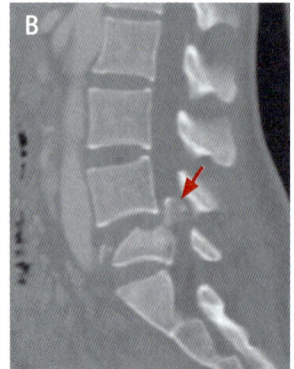

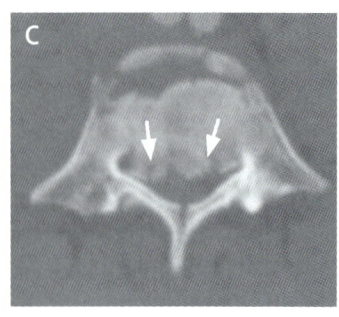

図4 第5腰椎破裂骨折
A) 腰椎単純X線側面像：L5椎体の圧壊（→）が認められる
B) 腰椎単純CT矢状断像：L5破裂骨折（→）であることがわかる
C) 腰椎単純CT横断像：骨片による脊柱管狭窄（⇨）が高度であることがわかる

骨折が疑われる場合には**頸椎開口位撮影を追加でオーダーする**．明らかな椎体の変形が認められない場合には，後咽頭間隙や腸腰筋など周囲軟部組織の腫脹がないか確認する．

2 CT

骨折部位周囲の血管や軟部組織の損傷を把握するために，できれば**造影CTを施行**する．特に下位腰椎～仙椎骨折では，骨盤内出血の有無を確認する必要がある．また**骨折部位は冠状面，矢状面方向の再構成**を放射線技師にお願いして，骨折の形態を正確に把握しておく．これにより骨片の脊柱管内突出の有無や椎間関節へ骨折が及んでいないか見極めることが可能となる（**図4**）．

3 MRI

受傷早期の脊椎骨折はT1強調画像で低輝度，T2強調画像で低輝度あるいは高輝度となる．神経症状を伴っている場合には，できるだけすみやかにMRIを撮影して，神経への損傷を確認する必要がある．損傷がある場合には脊髄内にT2強調画像で高輝度領域が認められることが多い．

●ここがピットフォール

C6～T2はX線側面像で写りにくい場所であるため，この部位での骨折は見逃されることが多い．X線正面像でもわからないことがあるため，CT撮影での確認を怠らないようにする．

4. その後の処置・対応

高エネルギー外傷で受傷することが多いため，他臓器の損傷を合併していることがほとんどである．そのため整形外科のみならず，**救急救命科，放射線科による連携が非常に大事**である．脊椎の骨折部位に関しては，適切な疼痛コントロールとimmobilizationを行う．外固定が完了するまでは脊柱に負荷がかからないようギャッチアップは30°未満とする．外固定は胸椎から腰椎骨

図5　第12胸椎破裂骨折の術後X線正面（A）・側面像（B）
T10-L2までインストゥルメンテーションを用いた脊椎後方固定術が施行され，脊柱の再建がなされた

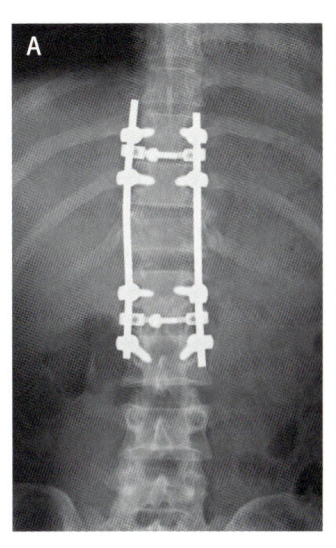

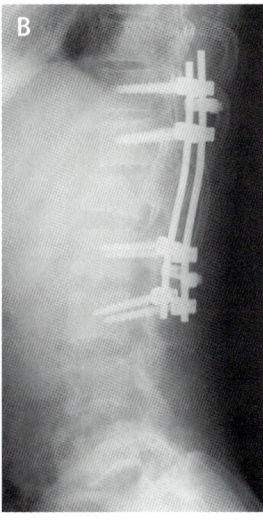

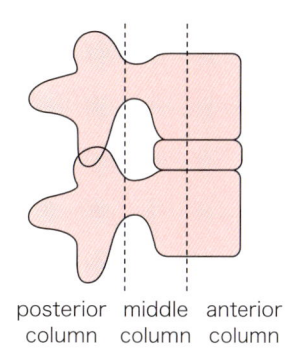

図6　three column theory
文献1より

折であれば，体幹ギプスや硬性コルセットを作成する．頸椎骨折に対してはフィラデルフィアカラーが原則であるが，不安定性が強いものではハローベスト（頭蓋ピンとベストを用いた頭頸部固定装具）を装用する．しかし近年では早期の社会復帰をめざし，インストゥルメンテーションを使用した脊椎固定術を多用する傾向にあるといえる（図5）．

Advanced Lecture

　Denisら[1]は脊椎を前方・中央・後方と3つの支柱に分類した（three-column theory）．中央支柱（middle column）に加え，前方（anterior column）あるいは後方支柱（posterior column）の骨折が認められる場合，脊柱の不安定性が生じるとされている（図6）．

文献・参考文献

1) Denis F：The three column spine and its significance in the classification of acute thoracolumbar spinal injuries. Spine, 8（8）：817-831, 1983

プロフィール

加藤雅敬（Masanori Kato）
国立病院機構東京医療センター　整形外科
詳細は第2章2-②参照．

第2章 外傷性疾患での対応

4. 脱臼での対応
① 上肢の脱臼

河野友祐

Point

- 受傷機転を確認する！受傷機転を確認することで，疾患を予測することができる
- 圧痛部位を確認する！どの部位が病変の主座なのかを把握できる
- 証拠写真を残す！
  整復前のX線などの画像は専門医にとっても重要な情報となる

はじめに

　救急外来での上肢の脱臼症例に対する処置では，適切に診断し，整復あるいは固定して専門医にコンサルトすることが求められる．診察においては，診察室に入ってくるときの姿勢から注意深く観察する．次に受傷機転を中心に病歴聴取を進め，診察では必ず触診し，圧痛点がどこにあるかを詳細に確認することが重要である．整復をする前には必ずX線などの画像を撮影する．指などの脱臼の場合，X線を撮らずに整復を行ってしまうケースも見受けられるが，その後の治療においても脱臼した状態のX線は非常に重要なので，必ず整復前のX線を撮影しておくことが重要である．本稿では主に救急外来で遭遇する頻度が高い疾患に絞って解説する．
　上肢に関する脱臼は以下に示すように分類できる．

①肩関節周囲
肩関節脱臼，肩鎖関節脱臼，胸鎖関節脱臼などがある．本稿では肩関節脱臼，肩鎖関節脱臼について解説する．
②肘関節周囲
肘関節脱臼，近位橈尺関節脱臼，Moteggia骨折などがある．本稿では肘関節脱臼について解説する．
③手関節および手指周囲
月状骨周囲脱臼（月状骨脱臼），遠位橈尺関節脱臼，Galeazzi骨折，中手指節間関節（以下MP関節）脱臼およびMP関節ロッキング，近位および遠位指節間関節（以下PIP，DIP関節）脱臼などがある．本稿では月状骨周囲脱臼，MP関節ロッキング，PIP関節脱臼について解説する．

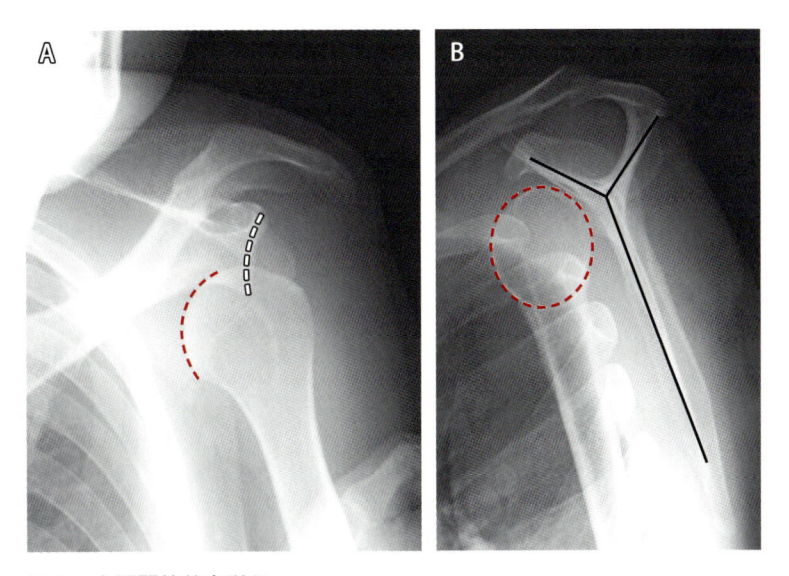

図1　左肩関節前方脱臼
A）単純X線正面像
B）スカプラY像
上腕骨頭（---），肩甲骨関節窩（ooo），スカプラY（――）

1. 肩関節脱臼 [1～3]

- 前方脱臼：肩関節脱臼の95％以上を占める．転倒による受傷が多い．外転外旋位での受傷もある
- 後方脱臼：非常に見逃しやすい脱臼である．肩関節挙上90°の肢位で前方からの外力により受傷する
- 垂直脱臼：非常に稀な脱臼である．肩関節挙上位で上方からの上腕骨長軸方向に外力にとって受傷する．非常に稀であるため本稿では割愛する

1 病歴聴取，身体診察

　診察の際にはまず診察室に入ってくる姿勢に注目する．**肩関節前方脱臼の場合，上体を傾け患肢を下に垂らすような肢位で入室**してくることが多い．病歴聴取の際には受傷機転について十分に確認することが必要である．身体所見については，通常上腕骨頭がある位置に骨頭がないため空虚になっている．自信がない場合は健側と比較して確認する．腋窩神経麻痺（腋窩神経の損傷，軍服のバッジをつけるところ）などの有無も必ず確認する．

2 画像診断

　X線検査は必ず肩関節正面とスカプラY像（Y-view，肩甲骨側面像）をオーダーする（図1，2）．正面像では前方脱臼も後方脱臼も肩甲骨関節窩と上腕骨頭が平行になっていないことに注目する．スカプラY像は正常なら肩甲骨の肩峰，烏口突起，肩甲骨体部が形成するY字の中心に上腕骨頭が存在するが，脱臼していると前方または後方に骨頭がシフトしていることがわ

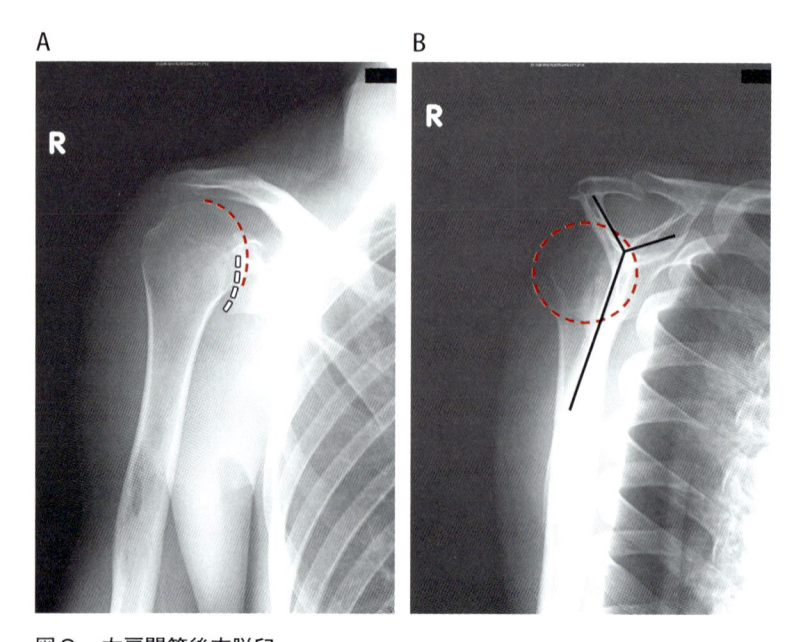

図2 右肩関節後方脱臼
A) 単純X線正面像
B) スカプラY像
上腕骨頭（- - -），肩甲骨関節窩（ooo），スカプラY（——）

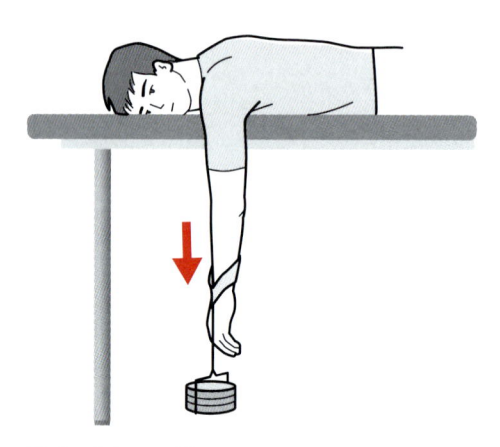

図3 Stimson法
文献1を参考に作成

かる．後方脱臼は稀であるが，見逃しやすいため注意を要する疾患である．

3 その後の処置・対応

　前方脱臼の整復方法はStimson法をお勧めする（図3）．腹臥位にしてベッドを高くし，患肢を下垂して重錘によって牽引する方法で，少し時間はかかるが軟部組織に優しい整復方法である．腹臥位にする際には脱臼した骨頭をベッドで圧迫しないよう，必ず患側の肩をベッドの外に出しておくことが重要である．しばらく待っても整復されない場合は専門医にコンサルトする．また

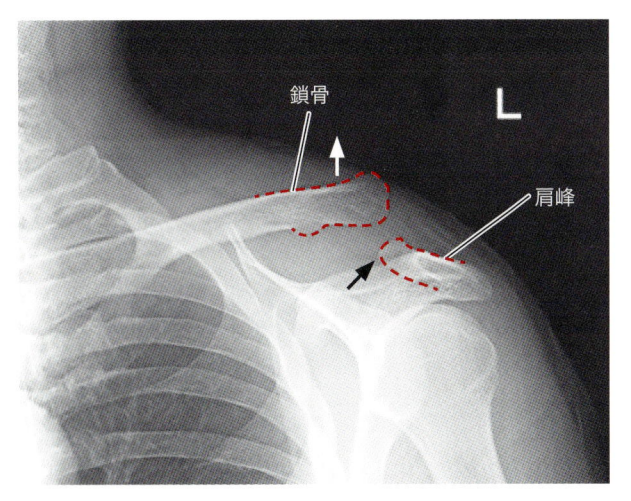

図4 左肩鎖関節脱臼
単純X線正面像
⇨ 上方転位してみえる
→ 鎖骨と肩峰の高さが違う

後方脱臼の場合は必ず専門医にコンサルトする．整復後は内旋位固定にするか外旋位固定にするか議論がわかれることもあるが，整形外科外来に受診するまでの間は簡便な内旋位（三角巾）固定でいいだろう．

2. 肩鎖関節脱臼[1〜3]

1 病歴聴取，身体診察

　鎖骨と肩甲骨は靱帯および関節包で繋がっているが，主に側方からの外力によってそれらが断裂し，肩峰に比べ鎖骨が相対的に上方に転位する．実際には肩甲骨を含む上肢帯も重さによって下方に転位している．したがって患者は**上肢帯が下方に転位するのを防ぐために，肘関節を屈曲し，支えるように健側の手で押さえている**ことが多い．軟部組織の破綻によって起こる脱臼のため，手術なしでは整復を保持することはできない．診断には鎖骨が肩甲骨に対して上方に転位しているため，ピアノの鍵盤のように下に押しても戻って来るpianokey signが有名である．圧痛部位が鎖骨にあるのか，肩鎖関節にあるのかを確認して，鎖骨骨折と間違わないように注意する．

2 画像診断

　肩鎖関節の正面（図4），斜位X線，両手に重錘を持たせて両側の肩鎖関節を撮影するストレス撮影を行うこともある．肩鎖関節正面では肩峰と鎖骨遠位端の高さに注目する．分類としてはほとんど転位のないものや，筋肉に挟まりこむ形で下方に転位しているタイプも存在する．

3 その後の処置・対応

　診断したら三角巾で上肢帯を支えるようにする．Kenney-Howard装具で固定する施設もある

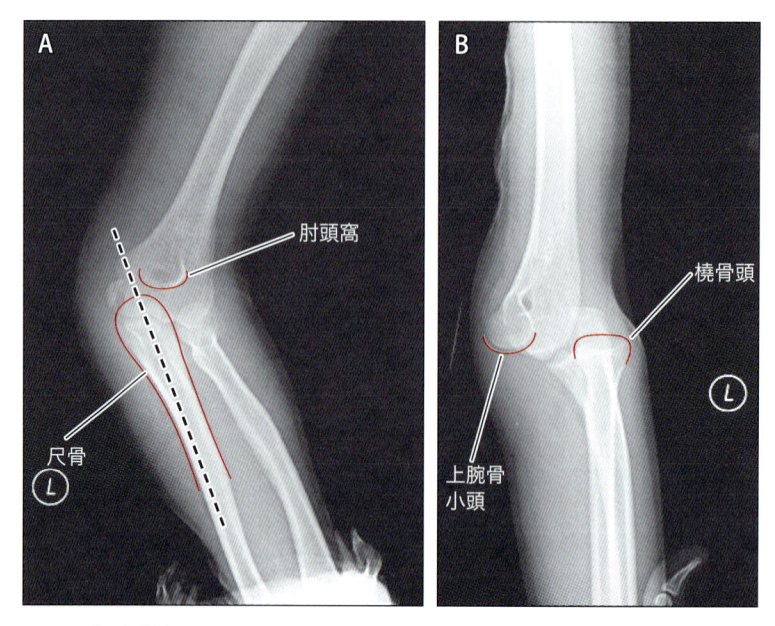

図5 左肘関節脱臼
A) 単純X線正面像．尺骨の近位が上腕骨肘頭窩に収まっていない（尺骨の延長線上に肘頭窩がない）
B) 単純X線側面像．上腕骨と橈骨頭が向きあっていない

が，効果のほどはいまひとつの印象がある．手術治療を行うこともあるので，必ず整形外科外来受診を勧める．

3. 肘関節脱臼 [1, 3, 4]

1 病歴聴取，身体診察

肘関節過伸展によって後方に脱臼することが多いが，受傷機転に関しては現在もさまざまな議論がある．前方に脱臼したり，橈骨と尺骨が分散して脱臼するタイプも存在する．肉眼所見では明らかに外観が変形していることが多い．

2 画像診断

X線は肘関節正面，側面をオーダーする（図5）．正面像で上腕骨肘頭窩に尺骨肘頭が収まっているか，上腕骨小頭と橈骨が対向しているかを確認する．側面は上腕骨と尺骨との適合性，上腕骨と橈骨頭の対向などを確認する．

3 その後の処置・対応

後方脱臼の整復方法は，椅子の背もたれなどを利用したLavine法（図6）がよく知られている．前腕の重みで筋の緊張を取った後，下方にゆっくりと牽引しながら，脱臼した肘頭を前方に圧迫する．整復をする前に必ず専門医にコンサルトする．整復したら肘関節90°屈曲位でシーネ固定する．

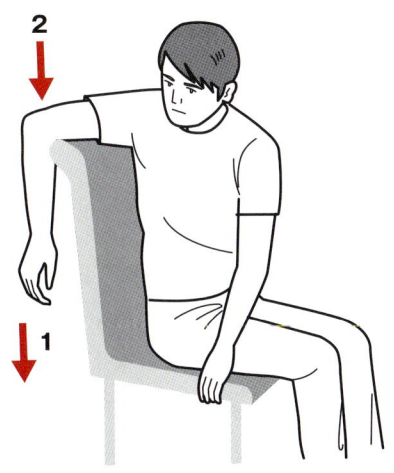

図6 肘関節脱臼徒手整復法（Lavine法）
①下方へ牽引しながら
②肘頭を前方に圧迫する
文献4を参考に作成

4. 月状骨周囲脱臼（月状骨脱臼）[1, 3, 5]

1 病歴聴取，身体診察

　転倒した際に手掌をついて受傷することが多い．手をついた状態で手関節が背屈，尺屈，回外されることで，月状骨の周囲の靱帯が橈側から徐々に破綻していくとされている．橈骨に対して月状骨の周りの手根骨が背側脱臼するものを月状骨周囲脱臼，月状骨だけが掌側に脱臼するものを月状骨脱臼というが，発生機序は同じである．手関節部の外傷では手関節捻挫や橈骨遠位端骨折の頻度が高いが，**必ず圧痛点を調べ最強点がどこに存在するかを確認する**ことが重要である．

2 画像診断

　X線撮影は手関節正面，側面をオーダーする（図7）．正面像で手根骨の配列異常（crowded carpal sign）が認められ，側面では橈骨から月状骨または周囲の手根骨が脱臼している様子が確認できる．しかし，慣れていないと見逃しやすいため注意を要する．

3 その後の処置・対応

　整復は，数mLのリドカインで局所麻酔を施行後に脱臼している骨を圧迫して整復する．容易には整復できない場合や整復しても再脱臼してしまう場合もある．まずは正しい診断ができることが大事であり，整復は専門医にコンサルトする．整復したら手関節回内外中間位でsugar tong固定〔肘を中心にして（トングのような形のシーネで挟みこむようにして）前腕の掌背側を固定〕する．

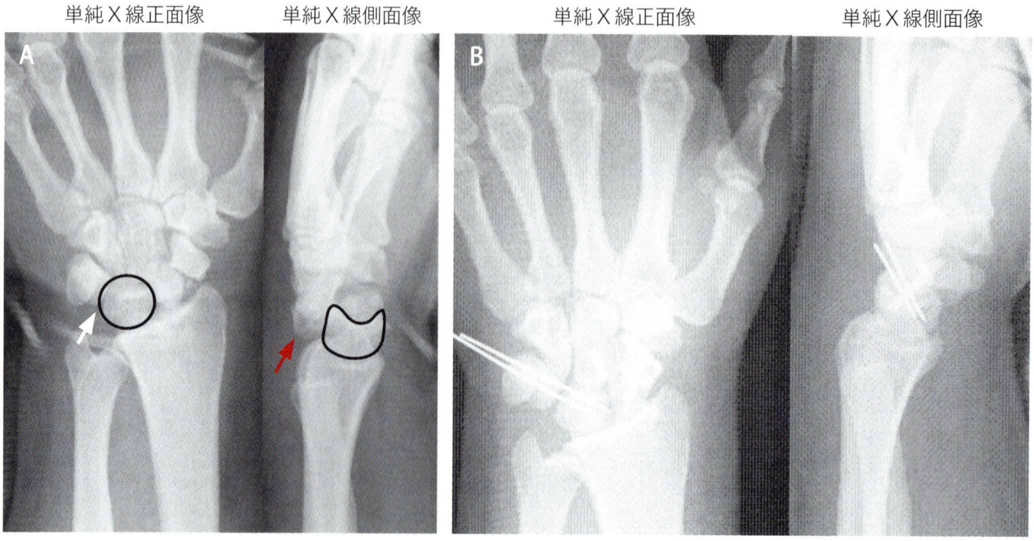

図7　月状骨周囲脱臼
　A）整復前，B）手術後（キルシュナー鋼線を用いて固定．さらにアンカーを用いて靱帯を修復した）
　⇨　手根骨の配列異常が認められる，→　手根骨が背側に脱臼している，▬　月状骨

5. MP関節ロッキング[1, 3, 5]

- 母指MPロッキング
- 示指MPロッキング

1 病歴聴取，身体診察

MP関節の過伸展により発生する．母指MP関節脱臼は掌側板に存在する種子骨と側副靱帯の副靱帯が中手骨頭に乗り上げて整復しにくい状態になる（図8）．示指は中手骨頭橈側の骨隆起に側副靱帯が引っかかることで生じる．

2 画像診断

X線撮影はMP関節を中心とする正面，側面をオーダーする．母指は側面像で基節骨が中手骨に対して背側に亜脱臼していることが確認できるが，示指は側面像では他の指と重なって判断しにくいことも多い．

3 その後の処置・対応

母指は関節内に2 mL以下のリドカインを局所注射後，末節骨に軸圧をかけながら掌側に強く押し込むように整復を行う．示指は局所麻酔下に伸展させれば整復されることが多い．いずれも整復が困難な症例では手術を要するため，最初から専門医にコンサルトをする．整復後はMP関節軽度屈曲位でアルフェンスシーネなどを用いて固定する．

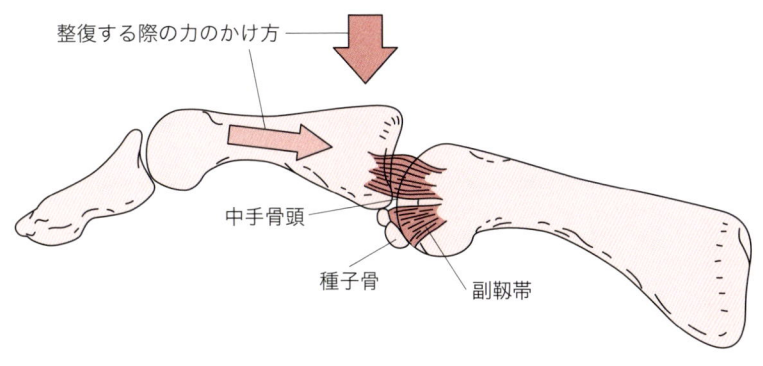

図8　母指MP関節ロッキング
文献5より引用（文字は筆者が追記）

6. PIP関節脱臼[1, 3, 5]

- 背側脱臼
- 掌側脱臼

1 病歴聴取，身体診察

　背側脱臼は過伸展によって生じることが多い．外観上も指があり得ない方向に向いているため診断は容易である．掌側脱臼は捻転により生じる．PIP関節レベルでは伸筋腱が3つに分かれているが，その間に中節骨が挟まってしまっている．

2 画像診断

　X線撮影は正面，側面の2方向をオーダーする（図9）．背側脱臼は診断が容易だが掌側脱臼は正確な側面のX線像が撮れていないと見逃すことがあるため注意を要する．

3 その後の処置・対応

　背側脱臼の整復は，数mLのリドカインを用いてdigital blockまたは局所麻酔を行った後に背側に脱臼した中節骨を掌側に押し込むように整復する．牽引すると側副靱帯の緊張が高くなり整復が困難になる．整復は容易であるが，必ず専門医にコンサルトした後に行うことが望ましい．掌側脱臼は牽引すると伸筋腱の緊張が強まり整復できない．受傷機転とは反対に捻って整復するが，実際には整復が難しいことも多く，その場合は手術を行うため，掌側脱臼は必ず専門医にコンサルトする．整復後はいずれもアルフェンスシーネなどでPIP関節伸展位で固定する．

おわりに

　関節の脱臼は多くの場合，整復することで患者さんの苦痛を急速に取り除くことが可能である．しっかりと状態を把握して可能な限り整復することが重要である．整復後は損傷した軟部組織の

単純X線正面像　単純X線側面像　単純X線正面像　単純X線側面像

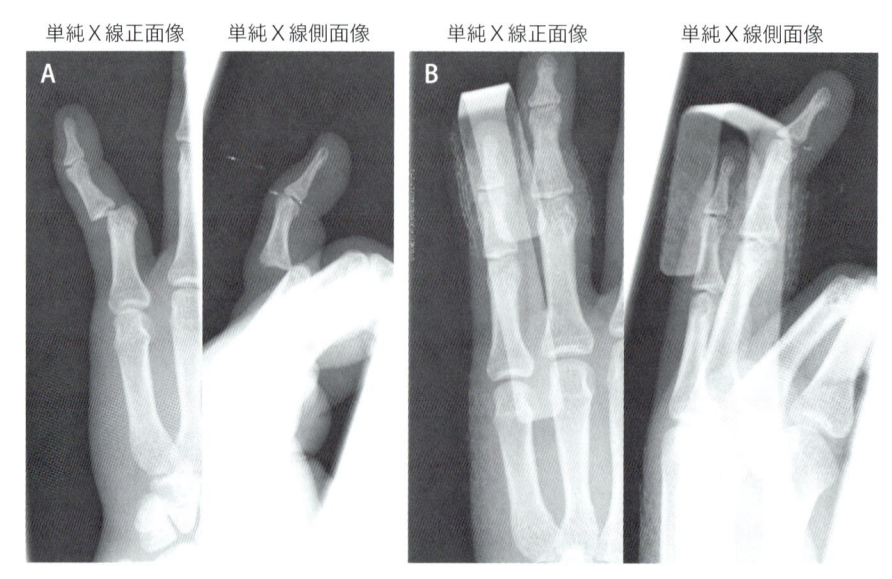

図9　左小指PIP関節背側脱臼
A）整復前，B）整復後

治療を整形外科が行うことになるので，脱臼の整復だけに目を奪われることなく，**神経損傷の有無や圧痛点などの情報も忘れずに記載**しておくことが重要である．外固定は長期に及ぶと拘縮をきたす可能性があるため，必ず整形外科医の外来を受診させるべきである．

文献・参考文献

1) 「骨折・脱臼」（冨士川恭輔/編），南山堂，2005
2) 「整形外科Knack & Pitfalls肩関節外科の要点と盲点」（高岸憲二/編），文光堂，2008
3) 「Rockwood and Green's Fractures in adults seventh edition」（Charles MC, et al, eds), Lippincott Williams & Wilkins, 2009
4) 「肘関節外科の実際　私のアプローチ」（伊藤恵康/著），南光堂，2011
5) 「整形外科Knack & Pitfalls手の外科の要点と盲点」（金谷文則/編），文光堂，2010

プロフィール

河野友祐（Yusuke Kawano）
独立行政法人国立病院機構埼玉病院　整形外科
肩関節を中心とする上肢の外科を専門としています．本稿が少しでも日常診療の足しになれば幸いです．偉そうなことを書きましたが，卒後10年以上経った今でも臨床で迷うことが多々あります．レジデントの先生が迷うことは当然ですから，ご自身の身を守るためにも救急などで患者さんを診た際には必ず（翌日でも）整形外科医の診察を受けるよう指示してくださいね．

第2章 外傷性疾患での対応

4. 脱臼での対応
② 下肢の脱臼

武田勇樹

Point

- 股関節，膝関節の脱臼は，高エネルギー外傷に伴うことが多い
- 若い女性のジャンプした後や振り返った後の膝の痛み，変形では膝蓋骨脱臼を疑う
- 足関節の脱臼骨折は最も多い骨折の1つであり，整復を必要とすることもある
- 脱臼に伴う骨折を見逃さないように注意が必要である

はじめに

脱臼とは関節が正常から逸脱した状態であり，血管，神経損傷を伴うこともあるため早期に正確な整復が必要である．下肢の脱臼は，日常診療で遭遇することは比較的稀であるが，高エネルギー外傷から日常生活動作までさまざまな状況で起こりうる．今回は症例をもとに，下肢の脱臼の対応とポイントを呈示する．

1. 外傷性股（膝）関節脱臼

症例1（図1〜3）
20歳，男性．バイク乗車中にカーブを曲がりきれず乗用車と接触し転倒受傷．当院救急センターに搬送となった．

1 病歴聴取・身体診察
高エネルギー外傷の場合は，まずは全身状態の確認が必要である．

1）全身状態の評価
意識レベル，バイタルサインの確認，補液，点滴ルートの確保．

2）疼痛部位の評価
疼痛部位，腫脹，変形，左右差を確認する．無理な診察は，疼痛を誘発するばかりでなく，神経，血管損傷につながる可能性もあるため，画像検査を優先させてもよい．

3）神経学的所見
実際には疼痛のため正確な神経学的所見をとることは困難であることが多いが，下肢に損傷が

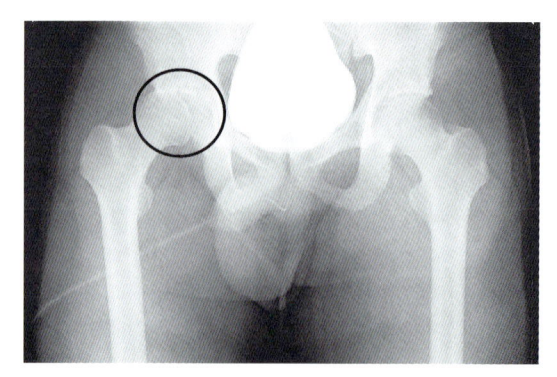

図1　症例1：初診時単純X線
右股関節脱臼．関節裂隙に左右差（○）を認める

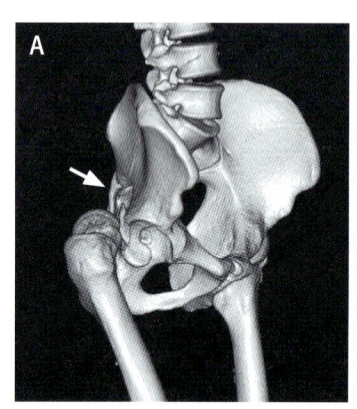

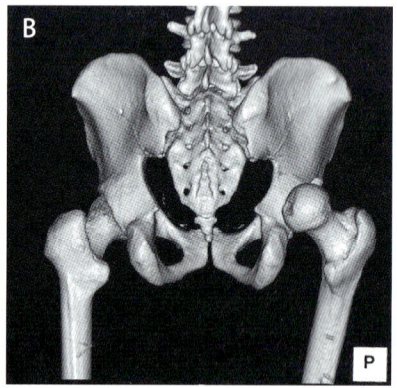

図2　症例1：3D-CT
A）右側方から
B）後方から
単純X線ではわからなかった臼蓋後壁の骨折（⇨）を伴っている

あれば足関節，足趾の運動障害や下肢の感覚障害を短時間で評価する．

2 画像診断

1）単純X線

通常は両股正面とラウエンシュタイン像（股関節側面像）の2方向が必要であるが，疼痛や変形により困難なこともある．その場合は正面の1方向のみでもよい（図1）．

2）CT検査

骨折の検索や脱臼位置の確認のために施行する（図2）．特に救急センターにおいては，全身検索に伴うCT検査により脱臼の診断となることもあるが，**CT検査後でもよいので必ず単純X線も施行する**．

3 その後の処置・対応

早期に整形外科医へコンサルトが必要である．整復は，その場で行うか，X線透視室を使うか，

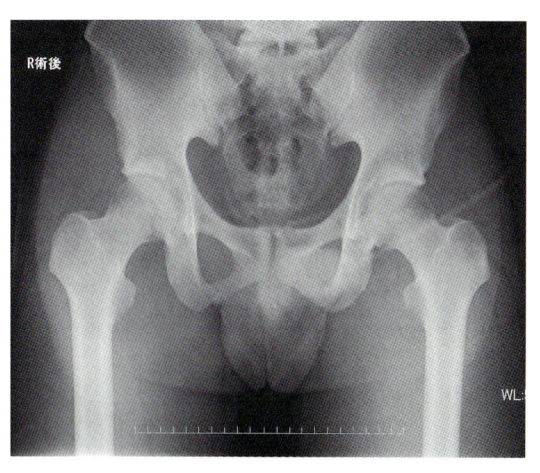

図3 症例1：整復後の単純X線正面像
関節裂隙の左右差もなくなっている

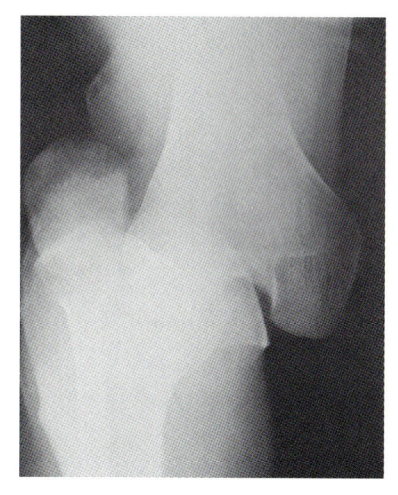

図4 右膝関節脱臼
（単純X線正面像）

手術室で行うかは状況により異なる．無理な整復は骨片が関節内に入り込む可能性もあるため，整形外科医か経験のある救急医の指導下での整復が勧められる．手術に向けての検査（採血，心電図等）も行っておく．

本症例では，X線透視室での整復は困難であったため，手術室で全身麻酔下に整復をした（図3）．

●ここがピットフォール
高エネルギー外傷では，複数部位の骨折の可能性もある！ 派手な外傷だけに目を奪われず，全身の評価を心がける．

●ここがポイント
脱臼整復後に神経損傷にはじめて気がつくことがある．神経損傷は初診時に評価しておくことが重要！ 初診時に坐骨神経損傷の可能性があることを説明し，インフォームドコンセントを取っておいてもよい．

Advanced Lecture

■ 股関節脱臼の合併症

股関節脱臼の合併症として，坐骨神経麻痺（脱臼の際に10～20％），骨頭壊死がある．骨頭壊死は，整復までに12時間以上を要すると50％を超えるとされている[1]．整形外科医に連絡がとれず，当日脱臼が整復できないときは，躊躇せず他院へ転送をするべきである．膝関節脱臼（図4）では，骨折，靱帯損傷の合併が必発であり，CT，MRIでの損傷部位の確認が必要となる．

2. 膝蓋骨脱臼

> **症例2**（図5，6）
> 16歳，女性．体育の授業中にジャンプして着地したときに右膝に激痛を認めた．膝は屈曲したまま伸ばせずに歩行困難であったため，当院救急外来受診となった．

1 病歴聴取・身体診察

膝蓋骨脱臼の分類は，急性（外傷性），反復性（2回以上の明らかな脱臼をきたす場合），習慣性（一定の肢位で必ず脱臼位となるもの），恒久性（膝の運動にかかわらず，常に脱臼位にあるもの）がある．今回は急性の膝蓋骨脱臼について述べる．

1）病歴聴取
初回脱臼では，スポーツ時の非接触損傷で起きることが多い．また，日常生活動作で歩行中に後ろを振り返った瞬間や軽くつまずいたときに脱臼を起こすこともある．

2）疼痛部位の評価
脱臼したままの状態であると，膝は軽度屈曲位でロッキングしたまま激痛を訴える．しかし，ほとんどの膝蓋骨脱臼では膝蓋骨が自然に整復されて来院することが多く，関節血腫が主症状となりやすい．整復後は，膝蓋骨の外方過可動性（patellar hypermobility）と，その際に伴う不安感（apprehension sign）が特徴的である．

●ここがピットフォール
整復されていると，初診時に診断がつかないことも多い．膝関節血腫をきたす疾患としては，膝十字靱帯損傷，半月板損傷，十字靱帯付着部剥離骨折，膝蓋骨骨折などがあげられる．関節血腫をきたす疾患の1つとして膝蓋骨脱臼を念頭におく必要がある．

2 画像診断

1）単純X線
単純X線は**正面側面の2方向**と**軸写撮影**が必須である．脱臼したままの状態であれば診断は容易である（図5）．整復されていると異常を認めないことがあるが，膝蓋骨の外側への偏位や骨軟骨片の有無を確認する．

2）CT検査
単純X線でわからない骨軟骨損傷の評価や，膝蓋大腿関節の形態，適合性を把握するのに有効である．

3 その後の処置・対応

診察時に整復されており，関節血腫を認めるときは，伸展位にてギプスシーネを当てて，免荷松葉杖歩行とし，翌日専門医への受診を勧める．脱臼時は，膝を伸展させながら徒手的に外側から膝蓋骨を押し込むことで整復される．1％リドカイン（キシロカイン®）10 mLを関節注射し，5分程度待ってから愛護的に整復を試みてもよい．しかし整復時に骨軟骨骨折を起こすことが多いため，無理な整復はせず，また整復ができない場合は整形外科医へのコンサルトが必要である．

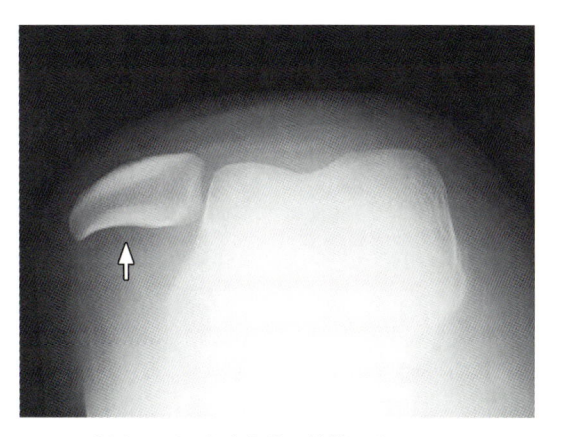

図5 症例2：初診時単純X線軸写像
右膝蓋骨の外側への脱臼（⇨）を認める

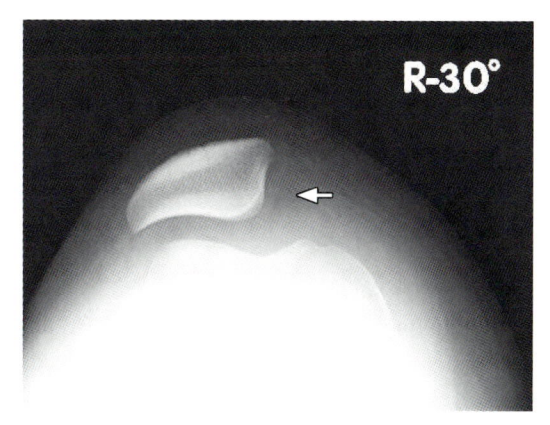

図6 症例2：整復後単純X線軸写像
整復後も膝蓋骨の外側への偏位（⇨）は残存している

　本症例では，局所麻酔薬を関節内注射し，膝を伸展させることで整復が可能であった（図6）．

Advanced Lecture

■ 膝蓋骨脱臼の病因

　膝蓋骨脱臼は，その病因として外傷以外に解剖学的素因が大きく関与している．代表的なものとしてアライメント異常（Q角増大，脛骨結節の外方偏位），膝蓋骨高位，膝蓋骨や大腿骨の形成異常などがある．また，1990年代になり，内側膝蓋大腿靱帯（medial patellofemoral ligament：MPFL）が同定され，膝蓋骨の安定性に重要な靱帯であることが判明した[2]．

3. 足関節脱臼骨折

> **症例3**（後述，図8，9）
> 58歳，女性．雨で濡れた路面で滑り，足関節を強く捻って受傷した．歩行困難となり救急受診となった．

1 病歴聴取・身体診察

　足関節顆部骨折は，頻度の高い骨折の1つである．外顆，内顆，後顆の骨折が単独，あるいは合併して生じ，これにより距腿関節に何らかの適合異常を認める．さらに靱帯損傷が加わると脱臼，亜脱臼に至る．

1）病歴聴取

　足関節顆部骨折は，段差や階段でつまずいての受傷，スポーツや交通事故までさまざまな状況で起こりうる．受傷肢位は骨折の形態や靱帯損傷の予測の参考となるため，可能な限り聴取する．

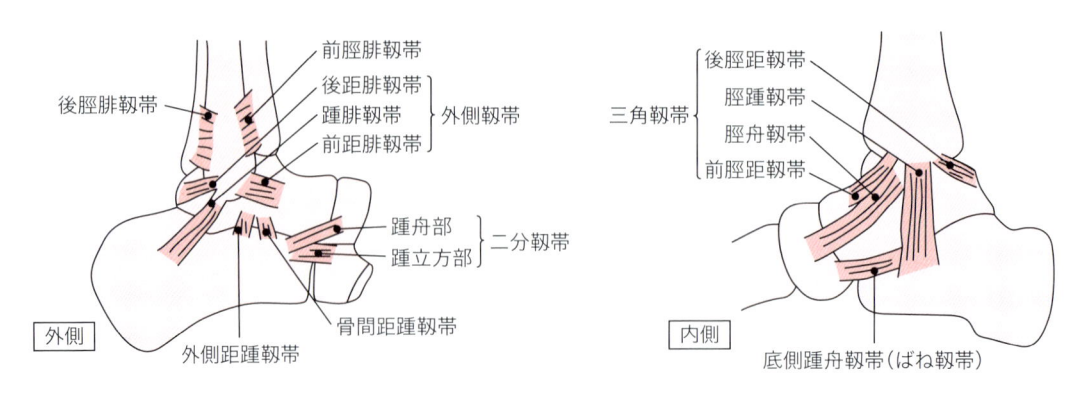

図7　足関節部の靱帯
文献3より引用

2）疼痛部位の評価

疼痛，腫脹，変形，圧痛の部位を確認する．診察部位としては，内顆，外顆の骨性の部分，前距腓靱帯や三角靱帯（図7），また足背の第5中足骨基部を中心に診察する．脱臼骨折では，足関節から足部まで全体的に強い腫脹を認めるため評価が困難であることが多い．また開放骨折となっていることもあるため注意する．

●ここがポイント
腫脹が強いと，疼痛部位を確認するため何度も診察を行うことがある．
診察は重要であるが，強い疼痛を伴う診察はポイントを絞って，簡潔に行うよう心掛ける．

3）神経学的所見

脱臼や強い腫脹による血流障害や神経障害がみられることがあるため，足部の運動，感覚障害をチェックする．脱臼によるものは，整復によって改善する場合が多い．

2 画像診断

1）単純X線

単純X線は足関節の4方向（正面像，側面像，両斜位像）を撮影する（図8）．斜位像は転位の少ない場合や転位の程度の把握に有用である．また足部（特に中足骨）の骨折を認めることがあるので，足部の2方向（正面像，斜位像）も撮影しておくとよい．

2）CT検査

骨折の詳細や脱臼の方向を正確に判断するにはCT検査が有用である．

3 その後の処置・対応

ほとんどの足関節顆部骨折は，転位は小さく距腿関節の適合性も保たれているため，中間位でギプスシーネ固定（腫脹が強く疼痛が強い場合，当日は少し下垂位でもよい）し，免荷松葉杖歩行として，翌日に整形外科医を受診するように伝える．腫脹による疼痛，水泡形成，皮膚壊死の可能性について説明し，インフォームドコンセントを取っておく．症例3のように転位が強い場合は整復が必要となる．整復は腹臥位で膝を90°屈曲させた状態で行う．両手で足関節部を挟み，

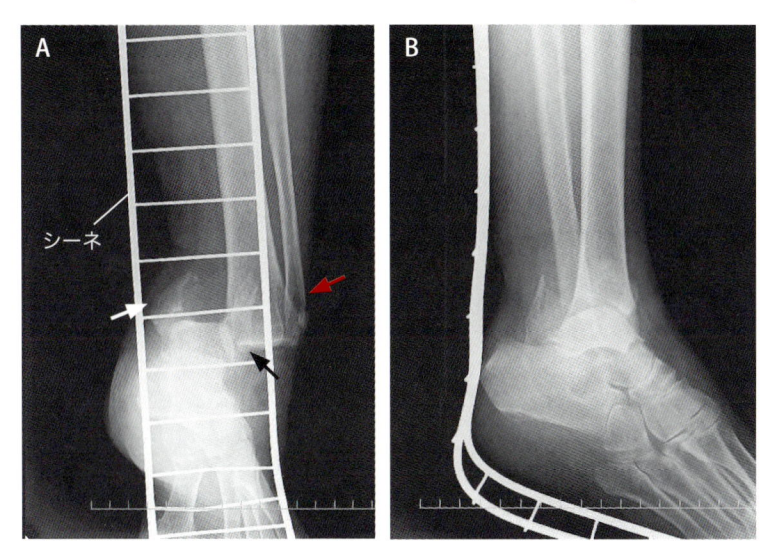

図8 症例3：初診時単純X線（左足関節顆部骨折）
A）正面像，B）側面像
内顆（⇨），外顆（→）の骨折と外方への脱臼（→）を認める

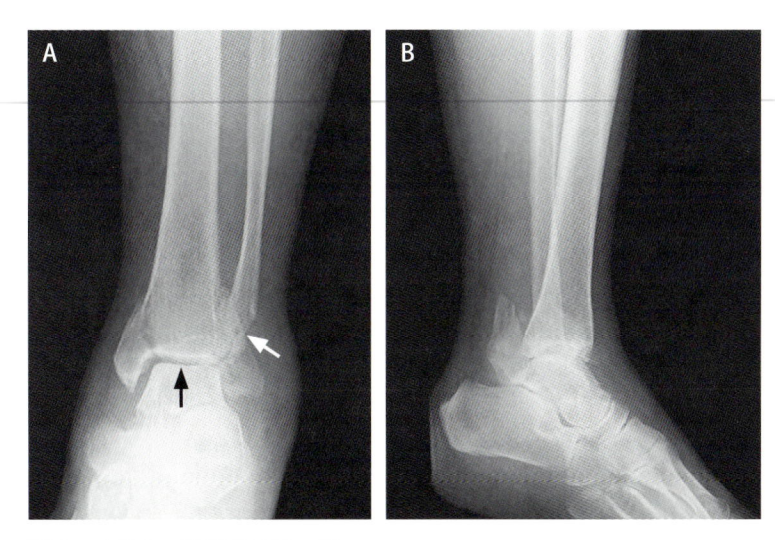

図9 症例3：整復後単純X線
A）正面像，B）側面像
外顆骨折の転位（⇨）は残存しているが，距腿関節（→）の適合性は良好である

外観上のアライメントを参考にして引き上げることで整復は可能である．不安定性が強い場合は整復位の保持が難しいことがあるが，整復後にギプスシーネ固定をする．若年者から高齢者まで起こることがあるので，松葉杖歩行が困難であるときは入院が必要となることもある．脱臼を整復できないときや，疼痛が強い場合は，ギプスシーネ固定し入院させ，下肢挙上にて安静としておく．整復や入院の適応については適宜整形外科医へコンサルトを行う．

症例3では，当日に整復後（図9）ギプス固定，局所の安静のために入院となり，後日手術を

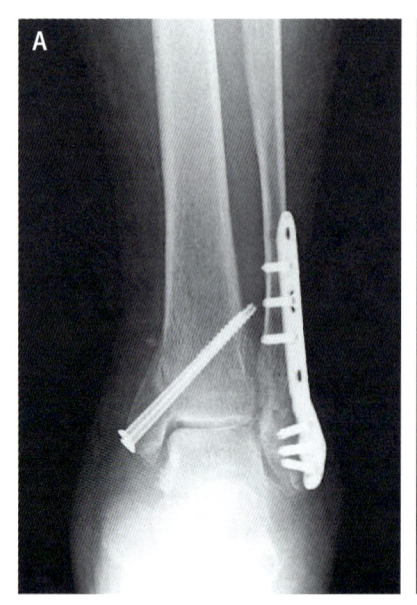

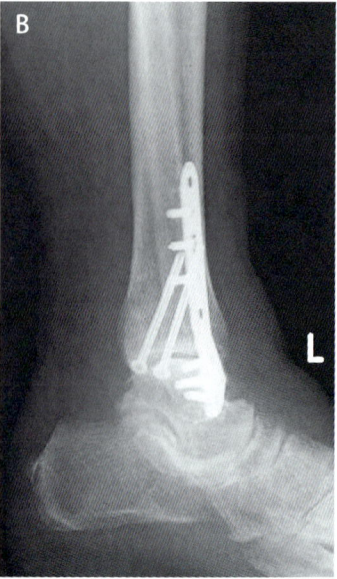

図10 症例3：手術後単純X線
A）正面像，B）側面像
内顆はスクリュー，外顆はプレートで固定した

施行した（図10）．

●ここがピットフォール
腫脹が強いと水疱形成，皮膚壊死を起こすことがあるので，入院による安静や，踵骨に鋼線を入れて牽引が必要となることもある．受傷後2〜3日で腫脹がピークに達し，著しい水疱や軟部組織損傷を伴うものは，腫脹の消退を待ってから手術を行う．

おわりに

　下肢の脱臼について，股関節，膝関節，足関節それぞれにおいて代表的な症例を呈示した．脱臼は強い疼痛を伴うため，簡潔な診察と正確な画像検査が必要である．完全な脱臼を診断することはさほど難しくはないが，亜脱臼の場合や骨折が組み合わさった場合など整形外科医でも診断に苦慮することもある．

　脱臼には神経，血管損傷を伴うこともあるため，早期の診断と適切な処置が行われるよう整形外科と協力して診療にあたってほしい．

文献・参考文献
1) Brav EA：Traumatic dislocation of the hip. J Bone Joint Surg Am, 44：1115-1134, 1962
2) Arendt EA, et al：Current concepts of lateral patella dislocation. Clin Sports Med, 21：499-519, 2002
3) 「標準整形外科学 第12版」（松野丈夫，他／編），医学書院，2014

プロフィール

武田勇樹（Yuki Takeda）
済生会横浜市東部病院　整形外科
当院では，上肢，下肢，脊椎脊髄，関節リウマチの各分野で専門性の高い医療をめざしています．また2014年に横浜市の重度外傷センターの認定を受けて，多発外傷，高エネルギー外傷の治療も積極的に行っています．興味のある方は，ぜひ一緒に働きましょう．

第2章 外傷性疾患での対応

4. 脱臼での対応
③ 脊椎の脱臼・脱臼骨折

藤吉兼浩

Point

- 脊椎の脱臼骨折は重篤な疾患であり，全身状態の把握と麻痺の診断が重要
- 脊椎・脊髄損傷を疑った場合は可及的すみやかに専門医に応援を要請する
- 頸椎の損傷を疑ったらまず頸部を砂嚢で固定し，呼吸状態をチェックする
- 検査中にも急変することがあるため要注意

はじめに

　脊椎損傷は重篤な疾患であり，しばしば脊髄損傷を伴うため短時間のうちに全身状態の把握と神経学的診断がされなければならない．加えて頭部外傷，内臓損傷，骨盤骨折などの合併症を見逃してはならない．救急で脊椎・脊髄損傷を疑う患者が搬送されて来た際は，まずは患部を固定し，救急救命のABCに従って対処する．同時に可及的すみやかに専門医の応援を要請する．脊椎・脊髄損傷には多くの病態があるが，本稿では主として外傷による頸胸椎の脱臼および脱臼骨折を中心に，診断と治療のポイントを述べる．

1. 頸椎の脱臼・脱臼骨折

1 受傷機転（図1）

　頸椎の脱臼および脱臼骨折は交通事故，転倒，転落，スポーツ外傷が原因であることが多い．**受傷時の状況をよく聴取する**ことでどのような力が加わったのか推測できる．直達外力が加わった場合は棘突起骨折などを生じるが，頭部や体幹・骨盤に外力が加わることで脊椎に介達外力が作用した場合に脱臼骨折を生じやすい．例えば後頭部を下から上に突き上げられるような**過屈曲・過伸張**による損傷や，**過屈曲に回旋力**が加わった損傷では頸椎前方脱臼骨折を生じやすく，頭頂部に外力が加わる**過屈曲・圧縮**による損傷では椎体の圧迫骨折や頸椎後方脱臼骨折を生じやすい．また，頭部が過伸展することで頸椎が過伸張するような**過伸展・過伸張**の損傷では，椎体が後方にすべることで脊髄に圧迫をきたすが，X線上は明らかな骨折を認めない，いわゆる非骨傷性脊髄損傷を呈することが多い．

過伸展　　　　　　　　　　　過屈曲

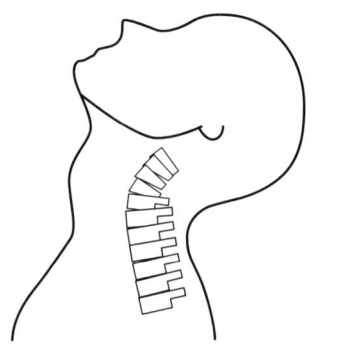

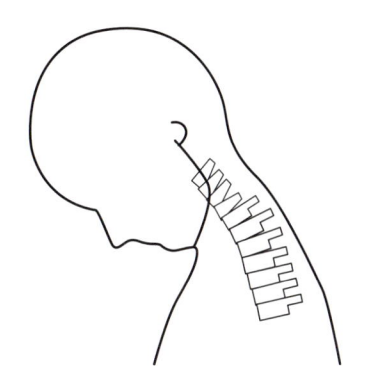

図1　頸椎の過伸展と過屈曲損傷
　　過屈曲＋過伸張　：頸椎前方脱臼骨折
　　過屈曲＋回旋　　：頸椎前方脱臼骨折
　　過屈曲＋圧縮　　：椎体圧迫骨折，頸椎後方脱臼骨折
　　過伸展＋過伸張　：非骨傷性脊髄損傷

2 身体所見と診察のポイント

　頸椎の損傷を疑われる患者が搬送されてきた場合，砂嚢を頸部の両側に置くかカラーを装着することで患部をしっかり固定することが重要である．脊椎に不安定性がある場合，過度の前屈・後屈は麻痺を悪化させる可能性があるためである．次に呼吸状態，循環動態のチェックと，いわゆる救急医療のABCに従って診察を行う．同時に**脊髄損傷の有無（麻痺の有無）**と，**合併損傷の有無（頭部外傷，内臓損傷，骨盤損傷，脊椎以外の骨折など）**を素早く病歴聴取・身体診察する．

1）呼吸状態

　腹式呼吸（横隔膜呼吸）か胸式呼吸かをみる．腹式呼吸（横隔膜呼吸）がみられない場合はC4髄節以上の脊髄損傷を疑い，直ちに気管挿管と人工呼吸管理の準備が必要である．C4髄節以下の損傷の場合は肋間筋麻痺により胸式呼吸ができず，腹式呼吸のみとなる．腹式呼吸（横隔膜呼吸）も胸式呼吸も問題なければTh7髄節以下の損傷を疑う．血液ガスをチェックし必要に応じて酸素を投与する．**気道分泌物の増加と喀痰の排出困難により気道閉塞の可能性があるため，検査中も油断してはならない．**

2）循環動態

　脊髄損傷の場合（Th7髄節以上の損傷），出血性ショックと異なり**低血圧にもかかわらず徐脈**になることが多い．これは交感神経が遮断され血管が拡張するためであり，**過度の輸液や輸血をすることは禁忌である．**

　また，このような状況下で**安易に吸引をすると，気管への刺激が迷走神経反射を引き起こし心停止することがある．**心停止した場合にはすぐに心臓マッサージで蘇生し，アトロピン硫酸塩を投与する．

3）完全損傷か，不全損傷か

　脊髄損傷による麻痺がある場合は，損傷高位，完全損傷なのか不全損傷なのかを把握すること

が重要である．また，予後にも関係してくるため次の2つのポイントを必ず診察しておくべきである．

① 肛門周囲の感覚が残っているか？
　いわゆるsacral sparing（仙髄回避，**第2章2-③**，pp103〜107）で，麻痺の程度が重くなると肛門周囲の感覚が最後に残存する．もし感覚が残存していれば不全損傷であることを意味しており，約半数は立位歩行が可能となる．

② 脊髄ショックと反射の出現
　急性期において損傷高位以下のすべての脊髄反射が消失することを脊髄ショックという．球海綿体反射や腱反射が出現した時点をショックの離脱とみなすが，早期にショックを離脱した場合ほど麻痺の改善の可能性は高い．

●ここがポイント
- 頸椎損傷疑いの患者が搬送されてきたら，まず砂嚢を頸部の両側に置くかカラーを装着することで，患部をしっかり固定する
- 脊髄損傷の有無（麻痺の有無）と，合併損傷の有無（頭部外傷，内臓損傷，骨盤損傷，脊椎以外の骨折など）を素早く診察する
- 腹式呼吸（横隔膜呼吸）がみられない場合はC4髄節以上の脊髄損傷を疑い，直ちに気管挿管と人工呼吸管理の準備が必要である
- 気道分泌物の増加と喀痰の排出困難により気道閉塞の可能性があるため，検査中も油断してはならない
- 脊髄損傷による麻痺がある場合は予後にも関係してくるため，肛門周囲の感覚が残っているか，脊髄ショックと反射の出現があるかを診察する

●ここがピットフォール
- 脊髄損傷の場合，低血圧にもかかわらず徐脈になることが多いので注意する．やみくもに大量の輸液や輸血をすることは禁忌である
- 安易に気道分泌物を吸引をすると，気管への刺激が迷走神経反射を引き起こし心停止することがある

3 画像所見

　可能な限りあらゆる画像情報を得るべきである．検査中も患者の全身状態，特に呼吸状態には注意する必要がある．

1）単純X線
　身体所見より損傷が疑われる高位の正側2方向（正面・側面）と開口位正面像を撮像する．下位頸椎は肩を十分に引き下げて撮影するか，片側上肢を挙上させたswimmer's viewを撮影し評価すべきである．**原則として最初は動態撮影を行わない**．不安定性の有無を確かめるため，脊髄損傷の専門家が複数いる施設では意識のある患者に対して救急搬送直後に動態撮影を行うこともあるが，一般の医師は行うべきではない．

2）CT，3D-CT

CTは骨傷の有無や脱臼を明瞭に描出可能である．特に単純X線でわかりにくい環椎の回旋亜脱臼や片側性の椎間関節のロッキング（注1），頸胸椎移行部の病変の診断に非常に有用である．脊柱管の評価にもCTは不可欠である．**3D-CTも非常に有用であり可能な限り撮像すべきである．**

注1：ロッキングとは脱臼した脊椎の下関節突起が尾側椎の上関節突起をのりこえてはまった状態．嵌合（かんごう）ともいう．

3）MRI

脊髄の損傷部位同定のため，また椎間関節脱臼に伴う椎間板ヘルニアの合併の確認のために可能な限り行うべきである．脊髄や靱帯の評価にも非常に有用である．

4）椎骨動脈の評価

脱臼骨折では椎骨動脈の損傷や血栓により脳底動脈血栓症を引き起こすことがある．整復前にCTアンギオグラフィまたはMRアンギオグラフィによる椎骨動脈の評価をすべきであるが，専門医が行うべきである．もし異常を認めた場合は血栓予防対策を実施する．

4 頸椎脱臼骨折の種類と病態

椎体が脱臼する狭義の脱臼骨折には**前方脱臼骨折**と**後方脱臼骨折**があり，**下位頸椎（C5/6，C6/7）に頻発する**．一方，上位頸椎には交通事故により生じる致死的な環椎後頭関節脱臼や，同じく交通事故により生じるが，しばしば見逃されることもある環椎の回旋亜脱臼（小児の環軸椎回旋位固定とは異なる疾患）がある．下位頸椎の損傷に関しては骨傷を外力の方向と単純X線所見で詳細に分類したAllen分類[4]が用いられるが，本稿ではこの分類から離れ前方脱臼骨折と後方脱臼骨折について解説する．

1）前方脱臼骨折

頸椎への屈曲・回旋外力により椎体が前方に脱臼する．主として後方靱帯群と椎間板を損傷し，椎体骨折の合併は稀である．前方の靱帯は損傷を免れていることが多い．60％以上に椎間関節のロッキングを伴い，両側よりも片側のロッキングが多い．整復のためにはロッキングを解除する必要がある（図2）．

> **症例1**
>
> 70代女性，交通事故による頸椎前方脱臼（FrankelB，図2）
>
> 【主訴】四肢麻痺．
>
> 術前の単純X線像ではC6/7が評価できていない（図2A）．しっかり肩を引き下げて撮影する必要がある．
>
> CTおよびMRIでC6の頸椎前方脱臼を認め（図2B，C），3D-CTからC7の左片側のロッキング（図2D▷，E）を認める．
>
> ロッキングを後方から解除し，C6/7の前方固定術（自家腸骨移植による）を施行し，骨癒合を得た（図2F〜H，なお本症例ではC3とC4の棘突起がもともと癒合しているため，椎体の高位確認には注意を要した）．

2）後方脱臼骨折

頭側椎の前下縁に涙滴状の骨片を伴うことが多い．主病態は椎体全体が脊柱管へ偏位することである．後方靱帯群，後縦靱帯，椎間板の損傷を高率に伴う．

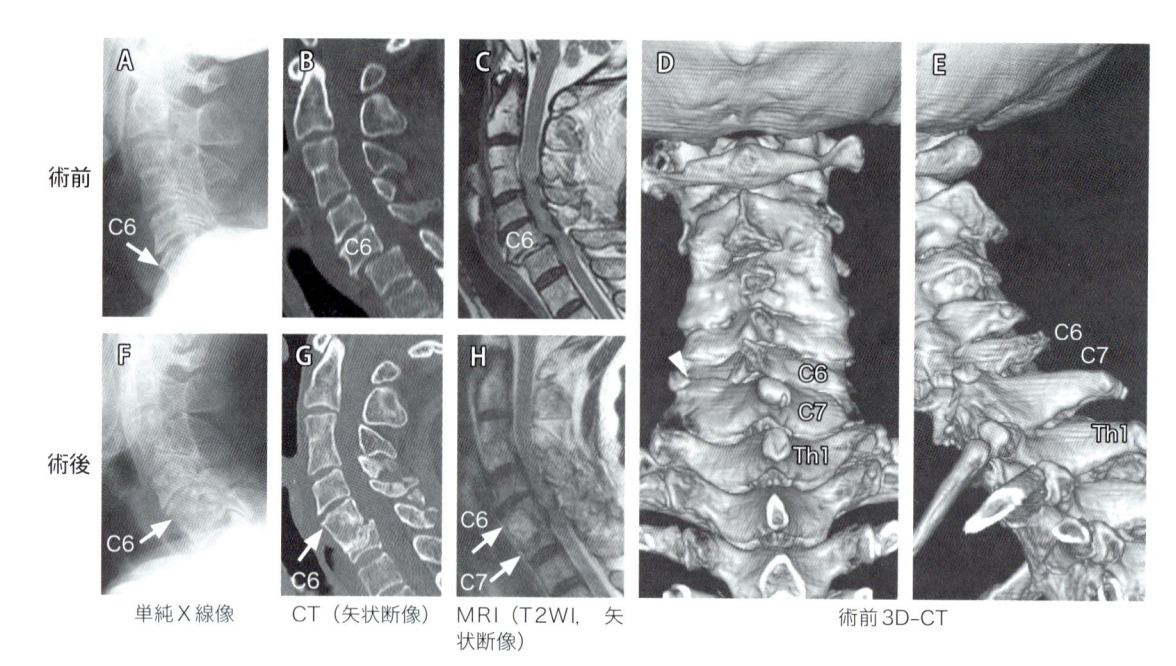

図2　症例1：70代女性，交通事故による頸椎前方脱臼（FrankelB）

5 治療法

1）診断後の対処と保存療法

前述した通り，まず患者の頸部を砂嚢で固定することである．この状態ですばやく全身状態と麻痺の有無をチェックする．ここからは専門医が行うが，**頸椎の安定を保持する目的で2（〜3）kgの重さで頸椎の牽引を行う**．短期であれば介達牽引でよいが，開口制限や顎の痛みが生じる場合は長期の牽引や，より高重量の牽引には直達牽引が有効である．直達牽引による非観血的整復を試みることもあるが，透視下で，経験のある介助者がいる状況で行うのが望ましい．一方，前縦靱帯損傷を合併している場合などは脊髄の過牽引となる可能性があり，要注意である．**環椎後頭関節脱臼において牽引は禁忌である**．

2）手術療法

専門領域であるが，原則として**脊髄の圧迫が存在する場合**や，**不安定性のある症例は手術の適応**となる．総合せき損センターでは前方脱臼骨折では2kgの直達牽引にても整復を得られない場合は脊髄麻痺の有無にかかわらず手術としている．手術には前方固定術（前方法），後方固定術（後方法）があるがそれぞれ一長一短がある．後方脱臼骨折では，麻痺があれば手術とし，麻痺がなくても不安定性が大きい場合には手術の適応となる．椎体の骨折と後方靱帯の断裂を伴うため，前方法＋後方法の適応である．環椎後頭関節脱臼や環椎の回旋亜脱臼などの上位頸椎の病変では，回旋に対する固定性に優れたハローベストを装着する．これによっても安定性を得られない場合や，整復が不可能な場合には手術を行う．

3）脊髄麻痺を伴う場合とタイミング

通常，脊髄損傷は徐々に悪化することは少ないが，急性期において麻痺が進行する場合がある．このような場合には可及的早期に手術をすべきである．逆に麻痺が全くないか完全麻痺の場合は

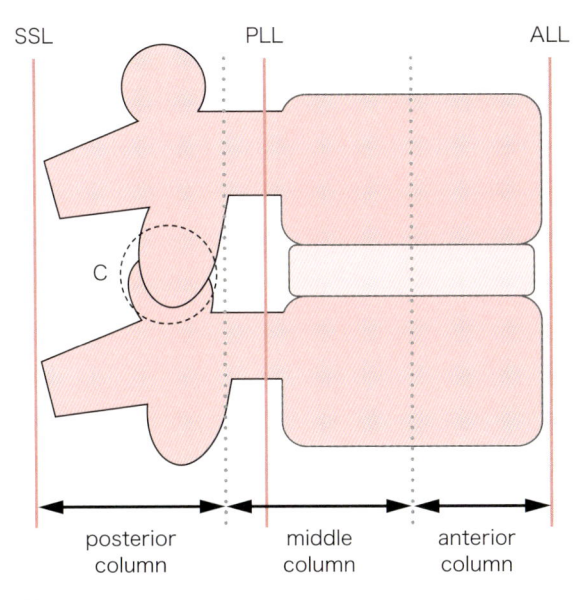

図3 Denisのthree-column theory
圧迫骨折（compression fracture）では過屈曲損傷にてanterior columnのみが損傷される．破裂骨折（burst fracture）では脊椎に垂直な軸圧（axial load）がかかり，anterior columnとmiddle columnに損傷が生じる，2 column injuryである
文献5より

必ずしも緊急性はないが，介助量の軽減とリハビリの早期開始のため早い時期での手術が望ましい．

2. 胸腰椎の脱臼・脱臼骨折

■ 病態と治療方針

　交通事故や転落などで，屈曲，伸展，回旋，剪断力などが複合的に脊柱に作用することで生じる．救急外来における診察と対処は基本的に頸部の脊椎・脊髄損傷と同じである．**胸椎損傷では高頻度に肺挫傷や血胸を合併するため呼吸状態のチェックは重要である**．Denisはthree-column theoryに基づき（図3），解剖学的構造に則り胸腰椎損傷をを4つのタイプに分類している（表）．損傷の形態から腰仙椎の損傷を1）**圧迫骨折**，2）**破裂骨折**，3）**シートベルト型損傷**，4）**脱臼骨折**に分類している．頸椎と同じく，脊髄の圧迫が存在する場合や，不安定性のある症例は手術の適応となる．**胸腰椎脱臼骨折は3 columnすべての損傷であり，不安定性が強く，手術の適応である**．麻痺がなければ待機手術でよいが，**麻痺をみとめる場合は緊急手術の適応である**．Denisの分類に基づくと，安定型損傷である圧迫骨折は通常手術の適応はないが，圧迫率が50％以上を超える圧迫骨折や不安定性を伴うシートベルト損傷，破裂骨折と脱臼骨折については手術の適応がある．

　以上より**胸腰椎損傷においては破裂骨折も非常に重要であり，CTにて脊柱管内に骨片が突出していないかどうかは脱臼骨折と並んで重要なチェックポイントである**（図4）．

表　Denisの分類

脊椎損傷の分類 (Type of fracture)	column		
	anterior	middle	posterior
Ⅰ．圧迫骨折（compression fracture）	○		
Ⅱ．破裂骨折（burst fracture）			
A）both end-plate injury	○	○	
B）superior end-plate injury	○	○	
C）inferior end-plate injury	○	○	
D）burst rotation injury	○	○	○
E）burst lateral flexion injury	○	○	○
Ⅲ．シートベルト損傷（seat-belt type injury）			
A）one-level lesion（so-called Chance fracture）		○	○
B）one-level lesion（ligamentous injury only）		○	○
C）two-level lesion with middle column fracture		○	
D）two-level lesion with middle column injury（disc or ligaments）		○	○
Ⅳ．脱臼骨折（fracture dislocation）			
A）flexion-rotation, B）shear, C）flexion-distraction	○	○	○

文献5より

●ここがポイント
- 胸椎損傷では高頻度に肺挫傷や血胸を合併するため呼吸状態のチェックを怠らない
- 脊椎脱臼骨折において麻痺を認める場合は，緊急手術の適応となることがある．可及的すみやかに，脊椎専門医にコンサルトすること

症例2

20代男性，交通事故による破裂骨折を伴った第1腰椎（L1）破裂骨折（FrankelA），（図4）．

【主訴】対麻痺（両下肢の麻痺）．

L1の破裂骨折に伴ない，Th12/L1で脱臼を認めている．単純X線像で，図4Aのごとく椎弓根間距離の開大（<⇨>）と椎体後壁の後方への膨隆を認める．椎体の圧潰や脊柱管内の骨突出は軽度であり，pedicle screwを用いた後方固定術を施行した（図4C, D）．

Advanced Lecture

■ 非骨傷性脊髄損傷

脊椎の脱臼骨折は麻痺を伴うことが多いが，実際には麻痺があっても単純X線上で脱臼や骨傷を認めない非骨傷性脊髄損傷が多く存在する．**比較的軽微な外力によっても生じ，とくに65歳以上の高齢者の転倒による非骨傷性脊髄損傷が増加していることが大きな問題となっている**．好発部位は頸椎C3/4高位で，過伸展外力により生じると推察されている．**中心型の不全麻痺が多く**

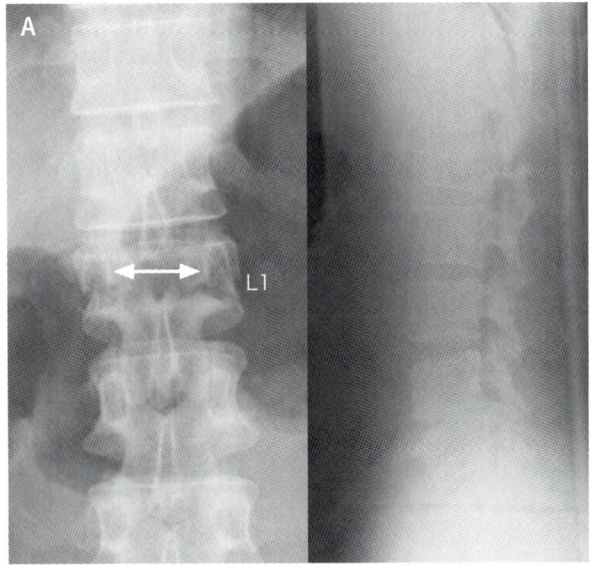

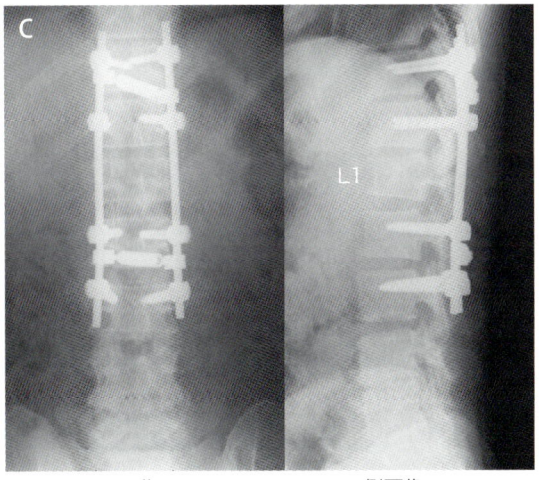

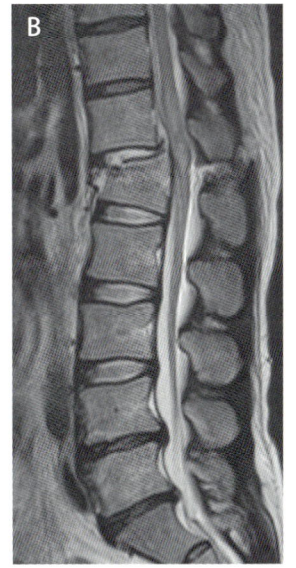

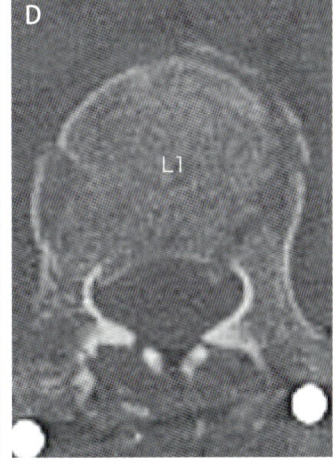

図4　症例2：20代男性，交通事故による破裂骨折を伴った第1腰椎破裂骨折（FrankelA）
A) 術前単純X線像，B) 術前MRI（T2WI, 矢状断像）
C) 術後単純X線像，D) 術後CT（水平断像）

（注2），骨傷を伴う脊髄損傷に比べて予後はよい．基本的には保存療法がなされるが，OPLL（ossification of posterior longitudinal ligament：後縦靭帯骨化症）や頸椎症性変化により脊柱管狭窄を合併する場合には手術をすべきだとする報告もある．MRIでは高率に脊髄のT2高信号を認めるため有用である．また，**一見非骨傷性脊髄損傷と思う症例でも，脱臼骨折の自然整復された例もあり，頸椎の不安定性の評価も重要である**（図5）．

注2：脊髄の解剖組織学的性質から，脊髄損傷では中心部ほど強く障害され外側ほど軽くなることが多い．白質における錐体路では上肢に行く線維が下肢に行く線維より内側に存在するため，上肢優位の障害になることが多い．

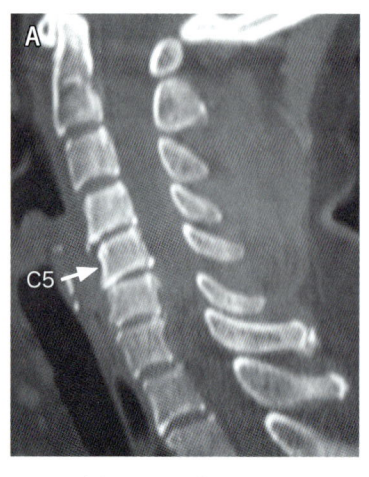

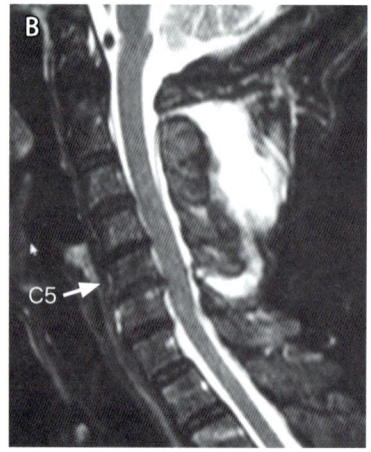

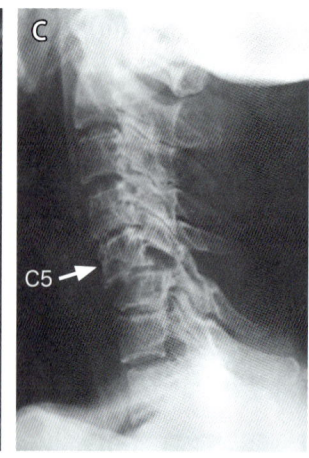

図5　症例3：70代女性，山で滑落し受傷．頸椎前方脱臼骨折の自然整復例
A）受傷時CT（矢状断像）
B）受傷時MRI（T2WI，矢状断像）
C）受傷後1カ月の単純X線像

●ここがピットフォール

・非骨傷性脊髄損傷は比較的軽微な外力によっても生じ，特に65歳以上の高齢者の転倒による発生が増加していることが大きな問題となっている

症例3

70代女性，山で滑落し受傷．頸椎前方脱臼骨折の自然整復例（図5）．
【主訴】両手脱力，頸部痛．
受傷後他院に搬送された際のCTとMRIでは脱臼骨折は明らかでなかった（図5A，B）．両手脱力があり，非骨傷性頸髄不全損傷と診断され，フィラデルフィアカラー固定（頸椎カラーの一種）をされた．受傷後1カ月で当院初診時の単純X線ではC5前方脱臼を認めた（図5C）．後方から整復し棘突起プレート固定後，前方固定の予定で手術に臨んだ．術中，後方からの整復は不可能であり in situ で棘突起プレート固定のみを施行．右C5下関節突起に骨折後の変化を認めたため，C5脱臼骨折であったことが判明した．受傷直後のMRIでは後方要素の損傷が明らかである（図5B）．この症例では幸い神経症状はなく，独歩での来院となったが，自然整復例が存在すること，不安定性の評価が重要であることを再認識させられた．

おわりに

くり返すが，脊椎損傷は全身管理と神経学的診断が非常に重要である．今日のインストゥルメンテーションの発達により，脊椎の不安定性に関してはほとんどの場合対応が可能である[7〜9]．一方，脊髄損傷に関しては受傷後8時間以内であればNASCIS（National Acute Spinal Cord

Injury Study）Ⅱ，Ⅲプロトコールに準じたメチルプレドニゾロンコハク酸エステルナトリウム（methylprednisolone sodium succinate：MPSS）大量投与（第2章2-③，pp103〜107）の有効性が報告されているが，異論も多く有効な治療法はまだ存在しない．総合せき損センターの検討では，不全麻痺では明らかに効果を認めている[1]．投与に関しては施設ごとに考えがあるため，専門医にコンサルトするべきである．脊髄完全損傷に関しては未だ有効な治療法はないが，希望もある．2014年から慶應義塾大学が中心となり肝細胞増殖因子（human hepatocyte growth factor：HGF）による脊髄損傷後の機能回復に対する臨床試験（治験）が開始されており[10]，また，京都大学と慶應義塾大学の共同研究ではiPS細胞（induced pluripotent stem cells）を用いた神経幹細胞移植療法も前臨床治験がはじまろうとしている[11,12]．今後ますます脊髄再生の実現が期待される．

文献・参考文献

1) 「脊椎脊髄損傷アドバンス　総合せき損センターの診断と治療の最前線」（芝啓一郎/編），南江堂，2006
2) 「脊椎脊髄病学」（岩崎幹季/著），金原出版，2010
3) 森下浩一郎，他：頸髄損傷急性期における球海綿体反射と健反射の意義．日本整形外科学会雑誌，74：379，2000
4) Allen BL Jr, et al：A Mechanistic classification of closed, indirect fracutres and dislocation of the lower cervical spine. Spine, 7：1-27, 1982
5) Denis F：The three column spine and its significance in the classification of acute thoracolumbar spine injuries. Spine, 8：817-831, 1983
6) Denis F, et al：Acute thoracolumbar burst fractures in the absence of neurologic deficit. A comparison between operative and nonoperative treatment. Clin Orthop Relat Res, Oct；(189)：142-149, 1984
7) Backen MB, et al：A randomized, controlled trial of methylprednisolone or naloxone in the treatment of acute spinal cord injury. Results of the second National Acute Spinal Cord Injury Study. N Eng J Med, 322：1405-1411, 1990
8) Backen MB, et al：Methylprednisolone or naloxone treatment after acute spinal cord injury：1-year follow-up data. Results of the second National Acute Spinal Cord Injury Study. J Neurosurg, 76：23-31, 1992
9) Backen MB, et al：Administration of methylprednisolone for 24 or 48 hours or tirilazad mesylate for 48 hours in the treatment of acute spinal cord injury. Results of the Third National Acute Spinal Cord Injury Randomized Controlled Trial National Acute Spinal Cord Injury study. JAMA, 277：1597-1604, 1997
10) Kitamura K, et al：Human hepatocyte growth factor promotes functional recovery in primates after spinal cord injury. PLos One, 6：e27706, 2011
11) Nori S, et al：Grafted human-induced pluripotent stem cell-derived neurospheres promote motor functional recovery after spinal cord injury in mice. Pro Nat Acad Sci USA, 108：16825-16830, 2011
12) Tsuji O, et al：Therapeutic potential of appropriately evaluated safe induced pluripotent stem cells for spinal cord injury. Pro Nat Acad Sci USA, 107：12704-12709, 2010

プロフィール

藤吉兼浩（Kanehiro Fujiyoshi）
独立行政法人国立病院機構村山医療センター　整形外科医長
慶應義塾大学大学院医学研究科修了
専門分野：脊椎脊髄外科
研究分野：画像診断ツールの開発と脊髄再生

第3章 非外傷性疾患での対応

1. 化膿性関節炎

榮 利昌

● Point ●

- 化膿性関節炎と，偽痛風や痛風などの関節炎との鑑別が重要である
- 診断には関節穿刺が必須である
- 関節内注射の既往や糖尿病などの易感染状態となる疾患がないかの聴取を忘れずに

はじめに

　化膿性関節炎の患者は，急に出現した関節痛として来院することが多い．注射されることが多い膝関節によくみられるが，肩や肘，股関節などあらゆる関節に起こる．しかし関節痛を起こす疾患の多くは化膿性関節炎ではないことが多く，いかに化膿性関節炎を見逃さないかということが重要である．そこでここでは化膿性関節炎の他に，その鑑別として多く遭遇する疾患について述べる．

1. 化膿性関節炎

　化膿性関節炎の感染経路は①血行性感染，②関節周囲の骨，軟部組織からの波及，③開放骨折や手術，注射による外部からの直接感染の3つである．いずれも急激な疼痛で発症し，局所の熱感，腫脹，発赤が出現する．放置すると敗血症で生命の危険にも晒され，関節破壊も起こってしまうため早期の発見，治療が基本である．

■ 診断のポイント

1) 病歴聴取
　関節内注射の既往や糖尿病の有無，ステロイドの使用などによる**易感染状態**であるかの聴取が有用となる．1週間以内に関節内注射の既往があればまず疑わなければならない．

2) 画像検査
　X線は化膿性関節炎の発症当初は所見がないことが多い．しかし骨破壊の有無や偽痛風などの鑑別に役立つため，必ず撮影する．MRIは関節液の貯留や炎症の波及がわかるが，化膿性とその他の関節炎との**鑑別は困難**なことが多く初期では必須ではない．X線以外では造影CTでの膿瘍の有無の評価が望ましい．

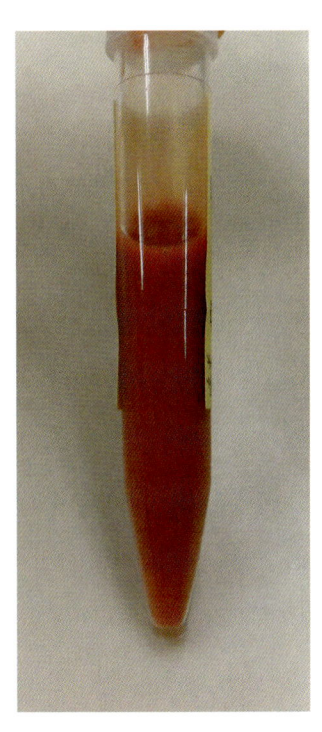

図1 化膿性関節炎の患者の穿刺液
起炎菌により色調はさまざまだが，透明度はなくなり膿性となる

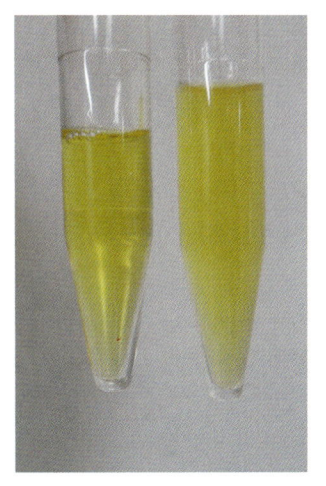

図2 関節の穿刺液の比較
左）正常関節液
右）炎症性疾患の関節液

3）血液検査

　細菌感染であるため白血球の上昇，CRPの増加が認められるので診断の助けになる．しかし他の関節炎でもCRPはもちろん，白血球数も上昇することがあり，確定診断にはならない．身体所見，既往から化膿性関節炎が強く疑われれば，一緒に血液培養も提出する．

4）関節穿刺

　診断に一番大事なのは関節の穿刺液である．穿刺液が図1のように膿性であった場合は確定であるが，初期の場合は膿性でなく，図2の右のように混濁した黄色のことも多い．その場合にはグラム染色での細菌証明が有用である（後述Advanced Lecture，p168）．施設によっては技師がいて夜間でも可能であるが，自分で施行できれば施設によらず診断可能なため，ぜひともグラム染色を施行できるようになってもらいたい．また膝関節の穿刺のポイントについては後述する（5．膝の関節穿刺のポイント，p167）．

●ここがポイント
化膿性関節炎の確定診断は関節穿刺しかない

●ここがピットフォール
グラム染色が陰性でも培養で後日陽性になる場合があり，偽陰性に注意しなければならない

2. 痛風，偽痛風などの結晶性関節炎

　関節内にある種の結晶が生じると，これに生体が反応し滑膜炎を生じる．尿酸塩で生じるのが痛風，ピロリン酸カルシウムで生じるのが偽痛風である．どちらも急激な痛みで発症し，関節の腫脹，熱感を伴う．場合によっては発赤も起こる．痛風は膝関節や母趾MTP（metatarsophalangeal：中足趾節）など下肢に多い．偽痛風は膝関節に多いが，他の関節にも起こる．

■ 診断のポイント

1）病歴聴取

　原因が明らかでない一次性のものが多いが，体に負担がかかった後に発症することもあり，手術や体調を崩したことが最近なかったか聞くことが大事である．また年齢も大事であり，高齢であれば偽痛風の可能性が高くなる．30～50代の男性であれば急性痛風性関節症（痛風発作）を疑う．

2）画像検査

　X線では痛風発作の診断は難しいが，偽痛風では軟骨や半月板に点状や線状の石灰沈着が起こり，関節裂隙に石灰化像が確認できる．

3）血液検査

　前述のように痛風，偽痛風でも炎症反応が上昇する．しかし**化膿性関節炎に比べて，白血球数の上昇は軽度**な印象がある．**CRPは化膿性関節炎と比べても同程度上昇する**ことも珍しくない．血中尿酸値が痛風発作時は低下して正常値であることがあり注意が必要である．

4）関節穿刺

　主に化膿性関節炎との鑑別のために行う．混濁した黄色の関節液であることが多い．穿刺液は，結晶証明（尿酸結晶は針状結晶，ピロリン酸カルシウム結晶は単斜または三斜結晶）のために検鏡と，培養の2つの検査を必ず施行する．

　グラム染色陰性の場合は検鏡，培養どちらもすぐには結果が出ないことが多く，後の確定診断のための検査となる．

3. 症例呈示

　上記のことを踏まえて，ここで2つの症例を比べていただきたい．

> **症例1**
> 【主訴】右肩痛．
> 【年齢】70代男性．
> 【現病歴】1カ月前から右肩痛が出現し，近医にて肩関節周囲炎の診断でヒアルロン酸の注射を行っていた．最終の注射は1週間前．2日前から痛みが増悪し，救急外来を受診した．
> 【既往】特記すべきものなし．
> 【診察所見】右肩が全体的に腫脹しており，発赤，熱感も著明．

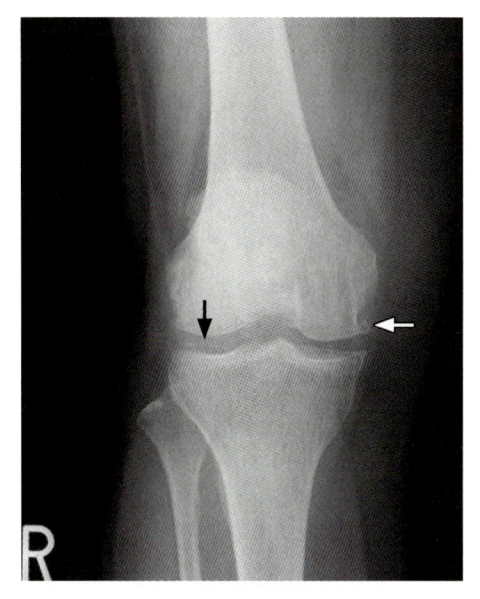

図3　症例2：単純X線（右膝）
変形性関節症（⇨）と関節裂隙の石灰化（→）を認める

症例2
【主訴】 右膝痛．
【年齢】 80代女性．
【現病歴】 5年前から変形性膝関節症の診断で近医へ通院していた．以前にヒアルロン酸の注射をしていたが，ここ1年ほどは疼痛自制内であったためしていない．2日前から急に疼痛が増悪し歩行困難になったため救急外来を受診した．
【既往】 糖尿病．
【診察所見】 右膝の腫脹があり，熱感も著明．発赤はなし．

どちらも急に発現した疼痛で来院しており，注射の既往がある．症例1は1週間前の注射であり，1番に考えなければいけないのは化膿性関節炎である．しかし症例2も血行性に感染した化膿性関節炎の否定はできず，X線，採血は施行しなければならない．

以下にX線の所見と主な血液データを示す．

> **症例1）** ［X線］特に所見なし
> ［血液データ］白血球数 13,000/μL，CRP 14 mg/dL
> **症例2）** ［X線］変形性膝関節症があり，関節裂隙に石灰化を認める（図3）．
> ［血液データ］白血球数 8,400/μL，CRP 8.4 mg/dL

採血結果ではどちらも炎症反応が上昇しているものの，症例2では白血球数の上昇が軽度であり，X線の所見から偽痛風の可能性がかなり高いことがわかる．しかし症例1では白血球数，CRPともに上昇しており，現病歴と血液検査所見から化膿性関節炎がかなり疑われる．膝であればこ

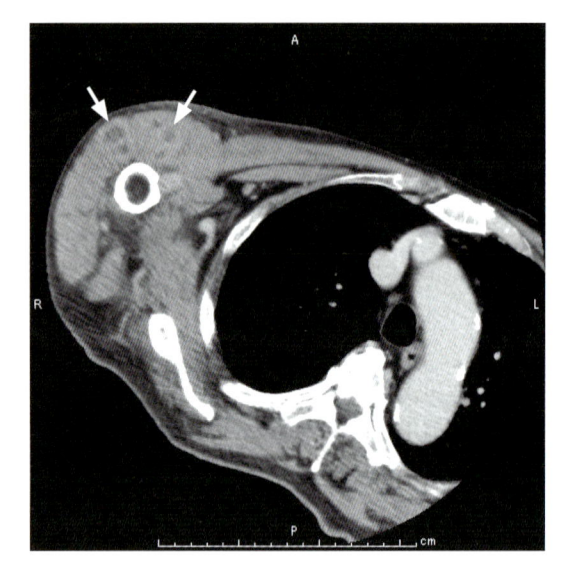

図4　症例1：造影CT
肩関節前方に膿瘍を認める（⇨）

こで穿刺だが，肩関節であるため関節穿刺は透視下でなければ困難であり，まずは造影CTを施行した（図4）．その結果肩関節前方に膿瘍を認め，その部位を穿刺したところ排膿を認めたため，緊急入院のうえ同日切開排膿，デブリドマンを行った．また症例2では穿刺したところ50mLの黄色混濁の排液があり培養，検鏡を提出．日中であったためグラム染色の結果を待ち陰性を確認したのち，帰宅させた．後日ピロリン酸カルシウムが検出されたため，偽痛風と診断した．

4. 治療

1 化膿性関節炎

　関節機能を温存するために，早期からの強力な加療を必要とする．ペニシリン系や第一セフェム系の抗菌薬投与を行いながら，可及的すみやかに関節切開や鏡視下で洗浄，デブリドマンをしたのち，**持続灌流チューブを留置**することが多い．整形外科医以外の立場としては，**採血，X線結果**が出た段階で疑わしければ，早急に整形外科医に相談することが望ましい．しかしもし可能であれば穿刺まで施行し，穿刺液の性状を踏まえて相談ができれば満点である．

2 痛風・偽痛風などの結晶性関節炎

　対症療法により10日ほどで改善することがほとんどである．氷嚢などによる冷却，安静を指示し，腎機能が問題なければNSAIDs内服がかなり有効である．しかしここで注意が必要なのは，高尿酸血症が血液検査で認められた場合の痛風発作への対応である．**高尿酸血症があるから**といって安易に痛風治療薬を開始すると，**かえって発作が悪化**してしまう場合があり禁忌である．痛風治療薬は関節炎が沈静化してから開始しなければならない．

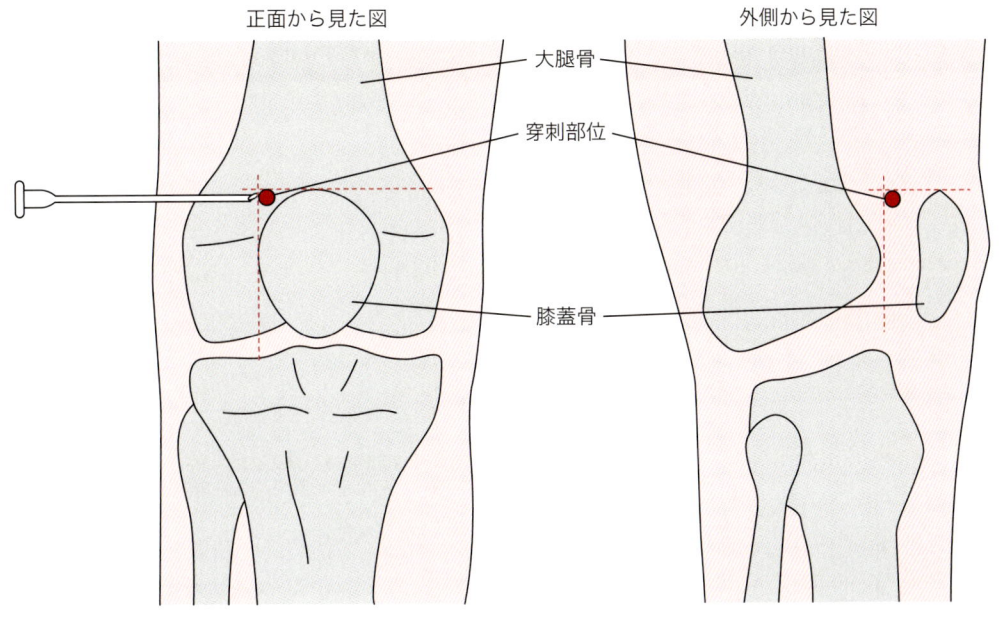

図5　膝関節の穿刺部位
文献1を参考に作成

●ここがピットフォール
ここまでに痛風・偽痛風などの結晶性関節炎の診断と治療について述べたが，正式な診断がつくのは培養結果と，検鏡での結晶証明の結果が出てからであり，初期研修医の先生たちが診療する段階ではほとんど確定診断がつかない．そこで救急外来では化膿性関節炎が完全には否定できないため，NSAIDsと合わせてセフェム系の抗菌薬の内服を出すことが多い．

5. 膝の関節穿刺のポイント

　救急外来でも行う可能性の高い膝関節穿刺のポイントについて解説する．
　まず背臥位，膝伸展位で刺入する．場所は膝蓋骨上縁と，大腿骨前面とを結んだ線の外側の交点から刺入する（図5）[1]．しかし大腿骨前面を触れるのは慣れていないとわかりづらいため，膝蓋骨を動かし膝蓋骨の裏側，つまり膝蓋大腿関節を同定し，その関節に針を入れるようなイメージで膝蓋骨上縁外側から刺入するとよい．その際，患者は針を刺されると思い力が入って膝蓋骨が動かないことが多い．力を抜くように声をかけてリラックスさせることが大切である．また膝蓋骨を内側，下方から抑え，外側，上方を浮かせるようなイメージでやると入りやすい．穿刺の際は必ず吸引をかけながら，18 G針でやるのを忘れずに．

表　関節液による鑑別診断

	正常	第Ⅰ群：非炎症性	第Ⅱ群：炎症性	第Ⅲ群：感染性
外観	透明，明瞭	透明，黄色	不透明か半透明，黄色	不透明，黄色か緑色
粘稠度	高い	高い	低い	種々
白血球数 [/μL (mm³)]	＜200	＜200	5,000〜75,000	＞50,000，しばしば＞100,000
多形核白血球	＜25％	＜25％	＞50％	＞75％
培養	陰性	陰性	陰性	しばしば陽性
ブドウ糖（mg/dL）	血液に近似	血液に近似	血液より低い	血液より著しく低値
関連疾患		・変形性関節症 ・外傷* ・神経病性関節症* ・肺性肥大性骨関節症† ・色素性絨毛結節性滑膜炎* ・全身性エリテマトーデス† ・リウマチ熱†	・関節リウマチ ・結合組織病 　全身性エリテマトーデス， 　進行性全身性硬化症， 　皮膚筋炎/多発性筋炎 ・強直性脊椎炎 ・その他の血清反応陰性脊椎関節炎 　乾癬性関節炎， 　Reiter症候群， 　慢性炎症性腸疾患に伴う関節炎 ・結晶性関節炎（痛風または偽痛風） ・結節性紅斑	・細菌感染 ・免疫不全（疾患あるいは薬剤関連性） ・他の関節疾患

＊血性のことあり
†第Ⅰ群あるいは第Ⅱ群
文献1より引用

●ここがポイント

初期研修医の先生たちが診察するような救急外来でみる症例は，関節水腫で関節液がパンパンなことが多い．手で触れて液体が貯まっていそうなところを刺せばほぼ間違いなく穿刺できるので，完璧に刺そう，とハードルを上げずに大体の位置でやってみてほしい．動脈血採血よりずっと簡単である．関節液が多量のときは，5 mmほど刺入すると出てくることが多々あるので，深く刺す必要はない．

Advanced Lecture

■ 関節液による鑑別・診断

　膝痛，膝の腫脹を主訴に来院する患者は，膝関節炎など関節内に関節液が貯留する疾患のほかに，蜂窩織炎や膝蓋前滑液包炎など関節外の炎症で膝が腫脹する疾患がある．鑑別のポイントとなるのは膝蓋骨で，**膝蓋骨前方に液体貯留があればまず関節外の疾患である**．また関節液の検査には培養と結晶証明のほかに，白血球数や糖などがあり，関節液による鑑別診断についてまとめたものを表1)に示したので参考にしてほしい．

　膝に限ったことではなくすべての部位，疾患に言えることだが，**視診だけでなく触診する**よう常に心がけてほしい．触ることによって診断の助けになるだけではなく，しっかり診てもらったと患者の満足度もぐっと上がり，トラブルになることが少なくなる．

おわりに

　初期研修医の2年間が終わると立場が全く変わる．急に何科のDrとなり，他科の疾患を見なくなってしまう．そこがターニングポイントとなり，他科の疾患だからと何もせずに丸投げするか，できる限りやろうといろいろ考えてから相談するかである．相談が遅すぎて困ってしまう場合もあり一概にどちらがいいのかは言えないが，せっかく多くの科を回れる2年があるのだから，各科でどこまでがやりすぎで，どこまでがやりすぎでないかの判断ができるような回り方をしていただきたい．

文献・参考文献

1) 「標準整形外科学 第12版」（松野丈夫，他/編），医学書院，2014

プロフィール

榮　利昌（Toshiaki Sakae）
国立病院機構東京医療センター　整形外科
整形外科は手術や外傷がメインと考えがちですが，外来に来る患者の多くは腰痛などの保存的加療になります．整形外科を研修医のときに回るとつい処置や手術に興味がいってしまいますが，ぜひとも腰痛や捻挫などの軽傷の患者への対応がわかるよう外来を見学してみてください．整形外科医以外になったときにもきっと役に立ちます．

第3章 非外傷性疾患での対応

2. 軟部組織感染症
（蜂窩織炎，壊死性筋膜炎）

川上甲太郎

● Point ●

- 蜂窩織炎と初期の壊死性筋膜炎の鑑別は非常に難しい
- 壊死性筋膜炎の徴候を見逃さない
- 局所所見だけでなく，全身状態（敗血症）の評価を怠らない
- 重症軟部組織感染症を疑えば，早急に整形外科にコンサルトする

はじめに

　軟部組織感染症は日々の臨床で頻繁に遭遇する疾患である．なかでも蜂窩織炎は頻度が高く，一般外来から救急外来まで幅広い受診形態をとり，多くの症例で初期研修医の先生がファーストタッチとなる疾患である．初期診断で蜂窩織炎と判断された患者のなかにも，壊死性筋膜炎に代表される重症軟部組織感染症が隠れていることがある．
　実際に，臨床の現場で両者を完全に鑑別することは，困難な例が多く，明確な基準もない．
　しかし壊死性筋膜炎は，早期の外科的治療を行わないと敗血症から全身状態の悪化をきたし，死の転帰に至るため，忙しい救急外来のなかでもその徴候を見逃さず，疑わしければできるだけ早急に上級医にコンサルトすることが重要である．

■ このような症例にこそよく出会う

　図1を見て，どのように思うだろうか？
　図1Aは疼痛，意識レベル低下のため救急車で来院，図1Bは上肢の発赤，疼痛のためwalk-inで救急外来を受診した症例である．
　図1Aの写真では皮膚は黒色に壊死しており，first impressionで，危険な状態であると感じとれる．優秀な研修医の先生なら，すぐに検査したり，点滴を開始したり，上級医へコンサルトをしたりするなど，瞬時に頭のなかで治療のアプローチをしていくだろう．ではwalk-inで受診された図1Bの写真はどうだろうか？図1Aほどは見た目が派手ではなく，いろいろと検査・診察・鑑別に迷ってしまうだろう．実際の救急外来では図1Bのような症例の方が圧倒的に多い．今回はその診察と鑑別，治療方法を症例とともに説明していく．

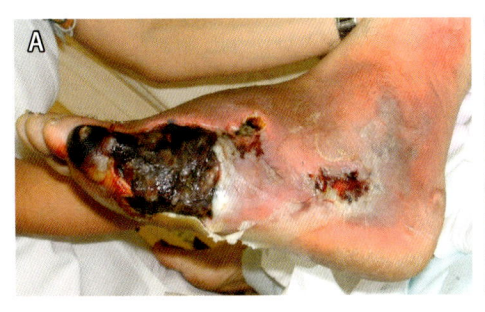

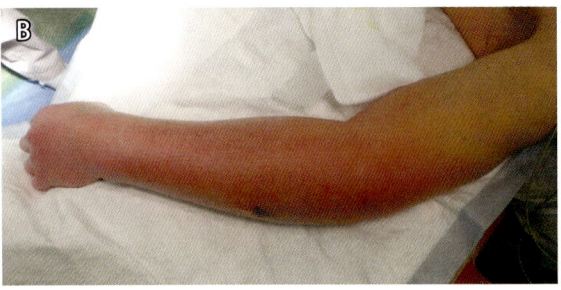

図1 救急外来に来た症例
A）左足外側の黒色壊死
B）左上肢．上腕から前腕にかけての発赤．文献1より転載

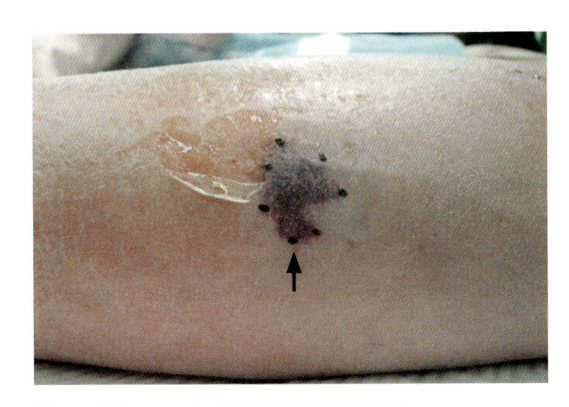

図2 図1Bの左前腕の局所拡大所見
血斑，水疱形成（破れた後）が時間経過とともに出現
文献1より転載

症例（図1B）

51歳，男性．

【現病歴】 左前腕に瘙痒感，発赤を認め，近医を受診したところ，蜂窩織炎と診断され，経口抗菌薬〔セフジニル（100 mg）1回1カプセル　1日3回×5日間〕が処方された．
翌日になって同部位の発赤の範囲が同側手背から上腕まで広がり，強い疼痛も認めはじめたため，救急外来を受診した．

【既往歴】 なし．

【バイタルサイン】 体温 38.0℃，血圧 100/70 mmHg，脈拍 92/分，SpO₂ 96 %（room air），意識清明．

【身体所見】 左前腕から上腕にかけて発赤，腫脹と同部位の著しい疼痛と熱感，左前腕外側に一部赤斑を認めた（救急外来で血液検査中に皮膚剥離あり，図2）．

【血液学的検査】 WBC 23,100/μL，Hb 12.9 g/dL，PT 16.0秒，PT-INR 1.26，APTT 27.6秒，Glucose 124 mg/dL（空腹時），BUN 45.8 mg/dL，Cr 1.99 mg/dL，Na 141 mEq/L，K 4.3 mEq/L，Cl 104 mEq/L，CK 35 U/L，CRP 45.8 mg/dL．

1. 病歴聴取・身体診察

1 病歴聴取

1）現病歴

軟部組織感染症は発症から症状の時間的変化が重要である．

「いつから発赤があったか」「いつ疼痛が出現したか」などをできるだけ具体的に聴取し，それに対して現在，何か抗菌薬や消炎鎮痛薬など症状をマスクするような治療をしていないか確認をする．壊死性筋膜炎は病状が急速に進行することが特徴の1つである．

軽微な外傷が感染源となって，発症する症例も多く，虫刺されや咬傷など創部の有無，また特殊例ではあるが，創部が海水などに接触されていないかなどを聴取する．

2）既往歴

蜂窩織炎や壊死性筋膜炎は健常者，易感染宿主のどちらにでも発症する．しかし両者の間では予想される起炎菌は異なり，既往歴の確認は治療の際，抗菌薬の選択に非常に役立つことになる．特に頻度の高い糖尿病の有無の聴取は必須であり，本人が自覚していなくても，糖尿病が隠れていないかを疑う必要がある．その他，慢性肝疾患，アルコール多量，喫煙，慢性心疾患，長期ステロイド使用者，慢性免疫不全者，担癌患者，高齢者なども risk factor となる．

また，深部静脈血栓などの血管病変や皮膚疾患など感染症類似疾患を除外するための聴取も必要である．

2 身体診察

1）局所（皮膚）所見

- **激しい疼痛**：一般的には蜂窩織炎では強い疼痛を伴わない．著しい疼痛は壊死性筋膜炎に特徴的なサインである．
- **皮膚変化**：発赤部の確認はもちろんだが，発赤範囲の広がりや発赤に付随した所見（水疱形成や色調変化など）の有無を確認する．特に紫色変化（血斑）や捻髪音は単純な蜂窩織炎ではほぼ認められないため注意が必要である．

2）時間的変化

救急外来受診時や入院後も局所の時間的変化を確認する．起炎菌により多少異なるが，壊死性筋膜炎の特徴として，進行の速さがあげられる．

●ここがポイント

発赤を確認したら，病状の進行の速さを確認するため，初診時に発赤の範囲（辺縁部）をフェルトペンでマーキングするとよい．

抗菌薬投与中にもかかわらず，1 cm/時以上の速さで発赤部の辺縁が拡大する場合は要注意である[2]．

3）全身状態

重症例では敗血症，急性腎不全，凝固異常，肝機能異常，急性呼吸不全等を合併する例も多く，局所所見のみに捕らわれず，全身状態の変化に注意する．

2. 血液検査・細菌検査

1 血液検査

　臨床症状に加え，血液検査は非常に有益な診断の補助となる．炎症反応や，その他の数値だけでは診断はできないが，一般的な血液検査（血算・生化学・可能であれば凝固）に加えて血液ガスを採取すれば，十分な情報を得ることが可能である．

　症例では，炎症反応高値に加え，BUN・Cr値の上昇やPT-INRの軽度延長を認めている．これはすでに，壊死性筋膜炎から敗血症をきたし，急性腎不全や凝固異常を発症しかけている状態である．壊死性筋膜炎では急性腎不全，凝固異常ともに，約30％の確率で合併する[3]．

　救急外来で上級医にコンサルトしなければならない研修医の皆さんにとって，判断する何らかの指標があったらとても便利ではないだろうか？

　壊死性筋膜炎を疑う際に，頻繁に使用される指標の1つにLaboratory Risk Indicator for Necrotizing Fasciitis（LRINEC）スコア（表）[4] がある．CRP/WBC/Hb/Na/Cr/Glucoseの6項目から構成され，totalスコア13点満点中，5点以下であれば壊死性筋膜炎の可能性が50％未満，6点または7点であれば50〜75％，8点以上では75％以上となり，6点をcut off値とした場合，陽性的中率92％，陰性的中率96％と非常に簡便で有用なスコアのため，使用されることが多い[5]．

　ちなみに症例では上記スコアで8/13点であり，外科的手術介入に踏み切る1つの判断材料としている．

2 細菌検査（血液培養・組織培養）

　通常の感染症（肺炎や尿路感染症）と同様に考え，血液培養2セットは必須である．可能であれば組織培養（仮に水疱が破れていたら，その滲出液）を採取するとよい．

3. 画像診断

　一般的に局所のX線は施行するが，実際には軟部組織感染症ではX線やCT検査では有益な情報が得られることは少ない．

1 X線

　疼痛部のX線（冒頭の症例であれば前腕の正面・側面）2方向を撮影する．

　多くの症例で軟部組織内にガスは認めない．しかし仮に認めた場合は非常に大きな診断の助けとなる（図3）．

2 CT

　X線より有益である．こちらもガスの有無や筋膜の肥厚，また感染範囲を確認することが可能である．

3 MRI

　壊死性筋膜炎では壊死筋膜に沿って，浮腫，液体貯留を認めるため，T2強調画像で同部位に高

表 Laboratory Risk Indicator for Necrotizing Fasciitis (LRINEC) スコア

検査項目	スコア
CRP (mg/dL)	
<15	0
>15	4
WBC (cell/μL)	
<15,000	0
15,000〜25,000	1
>25,000	2
Hb (g/dL)	
<13.5	0
11〜13.5	1
>11	2
Na (mEq/L)	
≧135	0
<135	2
Cr (mg/dL)	
≦1.6	0
>1.6	2
血糖 (mg/dL)	
≦180	0
>180	1

文献4より

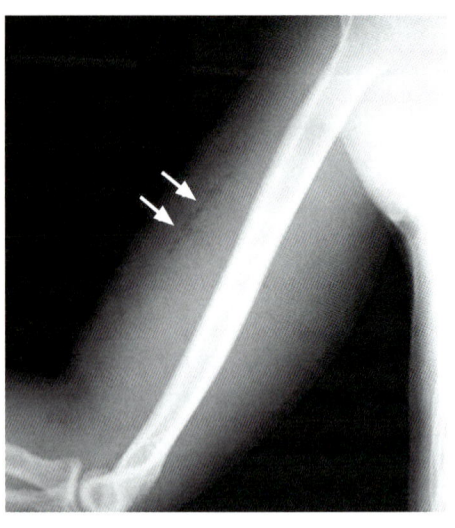

図3 筋膜上にガス像を認めるX線写真（左前腕側面像, ⇨）
文献6より転載

信号を示す．その感度は100％に近く，診断において非常に有益となるが，施設によっては緊急の撮影が困難な場合や，撮影可能であっても検査自体に30分程度の時間がかかる等の理由で実際には行わないことも多い．

● ここがピットフォール

敗血症等で全身状態が悪化している症例では，画像検査のために外科的介入を遅らせることは命取りとなる．

4. その後の処置・対応

診察から治療の流れのアルゴリズムを示す（図4）．

■ 蜂窩織炎と判断した場合

1) 局所治療
・下肢であれば洗浄し清潔を保ち，冷却，患肢挙上に努める
・局所の発赤や炎症反応が高値であれば，入院加療を考慮する
・指間部の白癬は感染の長期化，再発の原因となるため，皮膚科にコンサルトし，原因の治療を行う

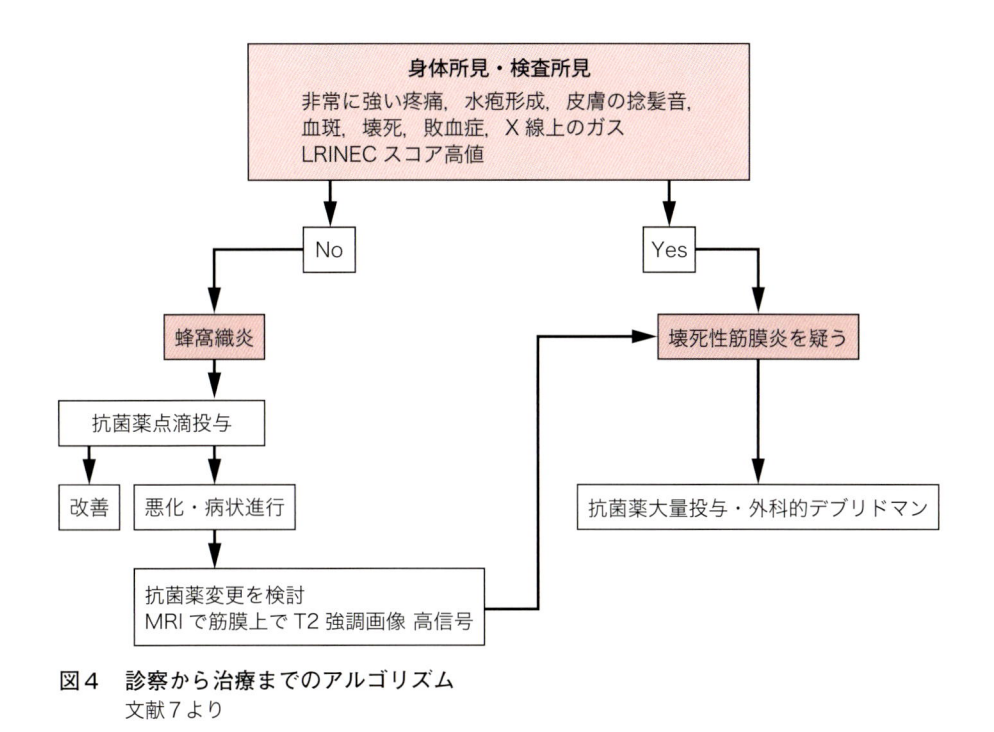

```
┌─────────────────────────┐
│     身体所見・検査所見      │
│ 非常に強い疼痛,水疱形成,皮膚の捻髪音, │
│ 血斑,壊死,敗血症,X線上のガス    │
│ LRINECスコア高値          │
└─────────────────────────┘
     │ No            │ Yes
     ▼              ▼
  蜂窩織炎         壊死性筋膜炎を疑う
     │              │
  抗菌薬点滴投与      ▼
     │        抗菌薬大量投与・外科的デブリドマン
  改善 / 悪化・病状進行
           │
     抗菌薬変更を検討
     MRIで筋膜上でT2強調画像 高信号
```

図4　診察から治療までのアルゴリズム
文献7より

2）抗菌薬治療

蜂窩織炎であれば基本的に抗菌薬の内服,または静脈注射で改善する.

① 一般的な蜂窩織炎の起炎菌は*Streptococcus*属（レンサ球菌属）または*Staphylococcus aureus*（黄色ブドウ球菌）である.

> **処方例**
> ・軽症な蜂窩織炎：通院,外来加療（経口抗菌薬で治療）
> 　セファクロル（ケフラール®）　　　　　1回250 mg　1日3回　7日間
> ・強い炎症を伴う蜂窩織炎：入院し抗菌薬の静脈注射とする
> 　セファゾリン（セファメジン® α）　　　1回1 g　8時間ごと
> 　または セフトリアキソン（ロセフィン®）　1回1 g　24時間ごと

② 糖尿病等の既往があれば,グラム陽性球菌,陰性桿菌,嫌気性菌のカバーも必要である.

> **処方例**
> 　アンピシリン・スルバクタムナトリウム（ユナシン®-S）　1回3 g　6〜8時間ごと　静注

上記治療で改善しないようであれば,抗菌薬変更の検討や局所のMRIなど,追加の検査を考慮する.

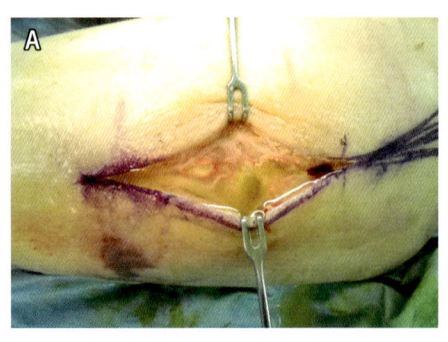

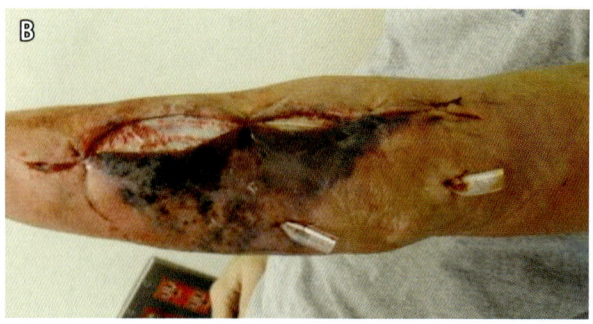

図5 外科的デブリドマン
A）小切開後，術中所見：切開後，膿性の滲出液を確認できる
B）術後1日目．皮膚の壊死所見．デブリドマンを施行しなければ，壊死範囲がさらに拡大していたことが予想される
文献1より転載

2 壊死性筋膜炎と判断した場合

　壊死性筋膜炎と診断がつけば，もしくは非常に疑わしければ，可及的早急に外科的デブリドマンを施行する．デブリドマンは壊死組織の除去と，正常組織を認めるまで十分な範囲に行う．
　抗菌薬の大量投与治療も追加する．最初はクリンダマイシンに加え，広域抗菌薬を投与する．（クリンダマイシンは*Streptococcus*属または*S. aureus*に対し，非常に効果的である）

処方例
　クリンダマイシン（ダラシン®S）　　1回600 mg　8時間ごと　静注
　＋メロペネム（メロペン®）　　　　　1回0.5 g　8時間ごと　静注

　グラム染色・培養の結果が出たら，抗菌薬の変更を検討する．
　さて，先に呈示した症例では身体所見・血液検査の結果から壊死性筋膜炎を強く疑い，迷わずに外科的デブリドマンを施行した．術中，小切開を加えると黄色–灰色の滲出液を認め（図5A）指で簡単に皮下組織と筋膜の間が剥がれるほど，軟部組織は破綻していた．
　術後1日目（図5B）に実際の壊死範囲が確認できた．その後の培養からA群溶血性連鎖球菌が起炎菌と判明した．

●ここがピットフォール

壊死性筋膜炎では局所の壊死や血管閉塞のため，抗菌薬単独治療では有効に局所へ移行しない．そのため保存的加療のみでは効果不十分であり，治療が遅れるほど，壊死範囲拡大からDIC等の全身状態悪化を伴い，死の転帰に至る可能性が高くなる．

●ここがポイント

- 壊死性筋膜炎の治療は時間との勝負．発症から外科的デブリドマンまでの時間で，予後が変わる
- 実際には外科切開をしてみないと組織の脆弱性を確認できず，壊死性筋膜炎であるか判断することは困難な場合も多い．救急外来で確定診断を得ようとはせず，臨床症状や検査結果で疑わしければ，すぐに上級医にコンサルトする

その他，敗血症・多臓器不全に対する全身管理（輸液・血圧管理など）や糖尿病など基礎疾患に対する治療も忘れずに行う．

Advanced Lecture

■重症軟部組織感染症の細分類

1）壊死性筋膜炎

大きく分けて3パターン存在し，それぞれ進行スピードが異なる．

① 4～5種類の菌を認める混合感染：易感染宿主に発症する．培養からは好気性菌と嫌気性菌等の4～5種類の菌を認める．進行は比較的遅く，重症蜂窩織炎との判断が困難である．実際には，入院し数日経過してからデブリドマンを行うこともある．

② A群溶血性連鎖球菌による感染：既往のない健常者に発症することが多く，俗にいう『人食いバクテリア』である．進行が速い．

③ *Vibrio*属による感染：生の海産物の経口摂取（易感染宿主）や，魚や昆虫に噛まれ，創部が海水などにさらされた場合に生じる．特に*Vibrio vulnificus*は毒性が強い．非常に進行が速く，死亡率が高い．

2）その他の重症軟部組織感染症（ガス壊疽）

ガス産生菌の感染により皮下から筋肉内まで壊死を認め，悪臭や皮下の握雪感，捻髪音を生じる．起炎菌によりクロストリジウム性ガス壊疽と非クロストリジウム性ガス壊疽に分けられる．冒頭の図1Aの写真は非クロストリジウム性ガス壊疽であった．非常に重篤となるケースが多く，写真の症例も結果的に下肢切断を要した．

おわりに

実際の臨床の場では，外科的デブリドマンを緊急に行うか否かは何例経験しても，非常に悩むことが多い．壊死性筋膜炎は放置しておけば，時間とともに死のリスクが増す疾患であり，そのような疾患は常に鑑別の1つとし，忙しい救急外来のなかでも疑いながら丁寧に診察することが大切である．

文献・参考文献

1) 川上甲太郎, 他：上肢に発症した壊死性筋膜炎2例の治療経験．日本骨・関節感染症学会雑誌, 25：43-46, 2011
2) Wong CH, et al：Necrotizing fasciitis：Clinical presentation, microbiology, and determinants of mortality. J Bone Joint Surg Am, 85：1454-1460, 2003
3) Kaul R, et al：Population-based surveillance for group A streptococcal necrotizing fasciitis：Clinical features, prognostic indicator, and microbiologic analysis of seventy-seven cases. Ontario Group A Streptococcal Study. Am J Med, 103：18-24, 1997
4) Anaya DA, et al：Necrotizing soft-tissue infection diagnosis and management. Clin Infect Dis, 44：705-710, 2007
5) Wong CH, et al：The LRINEC（Laboratory Risk Indicator for Necrotizing Fasciitis）Score：A tool for distinguishing necrotizing fasciitis from other soft tissue infections. Crit Care Med, 32：1535-1541, 2004
6) 斉藤 毅, 他：ガス産生菌による壊死性筋膜炎の1例．神奈川整形災害外科研究会雑誌, 18：179-181, 2005
7) Joseph MB, et al：Necrotizing Fasciitis. J Am Acad Orthop Surg, 17：174-182, 2009

プロフィール

川上甲太郎（Kotaro Kawakami）

国立病院機構神奈川病院　整形外科

佐賀大学医学部卒業．四肢外傷から関節疾患，脊椎まで幅広い分野で整形疾患の治療に携わっております．

私が研修医のころは，救急外来では内科疾患と比べ，整形外科疾患は非常にとっつきにくい印象がありました．簡単な怪我から縫合，骨折の処置や今回のテーマである感染症など，救急外来を訪れる整形外科疾患は多岐にわたり，初期対応ができれば今後の研修が有意義になると思います．この機会にぜひ，興味をもっていただければ幸いです．

第3章 非外傷性疾患での対応

3. 明らかな外傷のない脊椎圧迫骨折

加藤雅敬

Point

- 明らかな外傷のない脊椎圧迫骨折のほとんどが骨粗鬆症によるものである
- 稀に転移性脊椎腫瘍や感染性脊椎炎に続発するものもある
- 軽微な動作で発症することが多く，明らかな誘因がないこともある

はじめに

　脊椎骨折の原因で最も多いものが骨粗鬆症に続発する脊椎圧迫骨折である．高齢化がますます進んでいるわが国において患者数は増加傾向にあり，日常の臨床でよく遭遇する．しかし高齢者ゆえにさまざまな併存疾患を抱えていることが多く，骨粗鬆症性脊椎圧迫骨折の治療には，骨粗鬆症を含めた包括的な治療が必要となる．

1. 症例呈示

症例1

81歳，女性．
【主訴】腰痛．
【現病歴】5カ月前に玄関先で尻餅をついた．以後，腰痛が出現し近医で保存的治療を継続していたが，改善しないため当院を受診した．
【入院時身体所見】歩行は可能であったが，起き上がり時に腰痛が増悪した．明らかな神経学的異常所見は認められなかった．
【画像所見】単純X線，MRI（図1）．
【入院後経過】YAM値が58％と重度の骨粗鬆症が認められた．受傷から5カ月経過しており，骨折椎体の骨癒合が得られていないと診断し，脊椎後方固定術を施行した．術後，腰痛は改善し独歩にて自宅退院となった．

YAM（young adult mean：骨密度若年成人平均値）

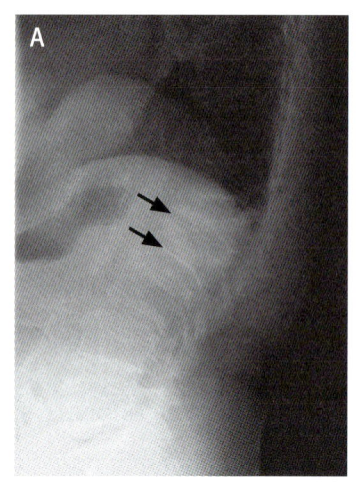

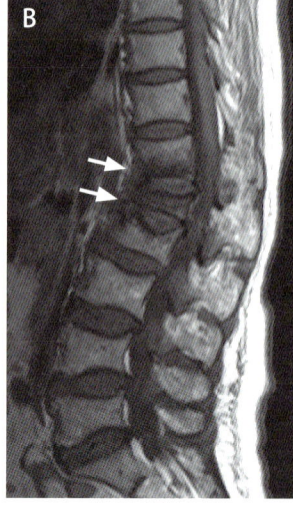

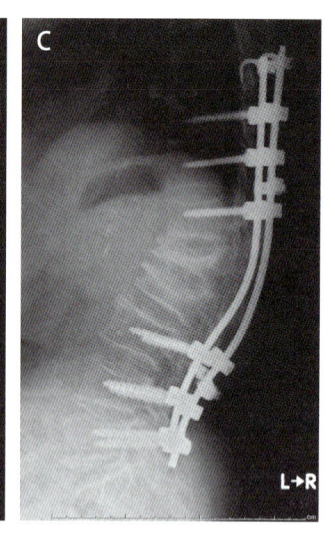

図1　症例1：骨粗鬆症性脊椎圧迫骨折の画像所見
　A）腰椎単純X線側面像でL1, L2椎体圧壊（→）が認められる
　B）腰椎MRI T1強調画像ではT12椎体下縁とL1椎体に低輝度領域（⇨）が認められる
　C）腰椎単純X線側面像．T9〜L5脊椎後方固定術が施行された

2. 病歴聴取・身体診察

1 病歴聴取

　骨粗鬆症性脊椎圧迫骨折では明らかな受傷機転のないことが多いため，まずは腰背部痛がどのタイミングで出現しはじめたかを聴取する．**脊椎圧迫骨折の腰背部痛は立ってしまえば何とか歩けるが，寝たり起きたりする動作で疼痛が増悪するというのが1つの特徴**である．また骨粗鬆症が存在しないような比較的若い年齢の患者では，転移性脊椎腫瘍や化膿性脊椎炎の鑑別も念頭におく．**転移性脊椎腫瘍の腰背部痛では，しばしば体幹部に放散する帯状痛や夜間痛を伴うことがある**．また，化膿性脊椎炎では先行感染のエピソードや易感染性宿主（compromised host）であるかを確認しておく．

2 身体診察

　疼痛部位を確認した後，局所の圧痛や脊柱可撓性を診察する．**可能であれば，実際に診察台に寝てもらって起き上がり動作で疼痛が出現するか確認を行う**．明らかな外傷のない脊椎骨折では腰背部痛がさほど強くないこともあるが，脊柱叩打痛がどの部位に存在するかを知ることで，おおよその骨折部位が把握できる場合もある．また**骨粗鬆症性脊椎圧迫骨折では遅発性に神経麻痺を呈することがあるため，初診時にMMT**（manual muscle testing：徒手筋力テスト）で下肢筋力の評価を行っておくと，後々の経過観察期間における有用な所見となる．

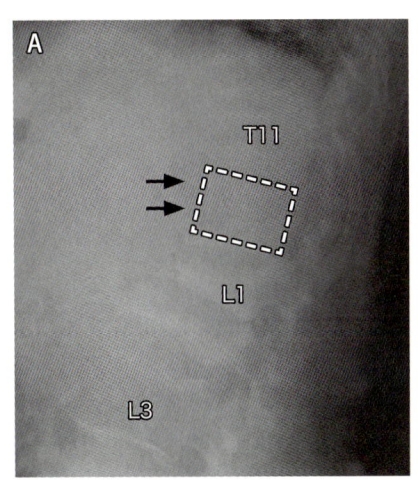

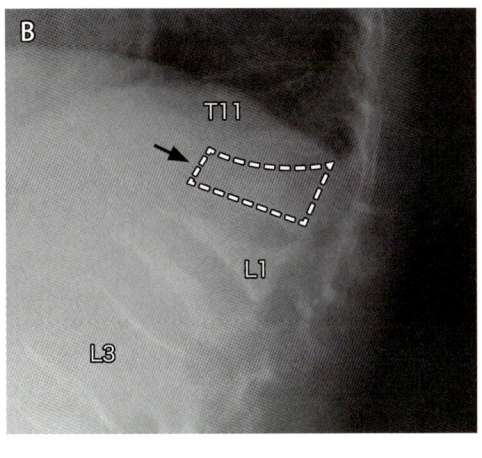

図2　T12椎体不安定性
Aは仰臥位，Bは立位時のX線側面像である．仰臥位では椎体高が回復するが，立位では高度に圧壊し，この変化が疼痛の原因と考えられる

3. 画像診断

1 単純X線

　骨粗鬆症性脊椎圧迫骨折が疑われた場合は，腰椎の立位正面・側面・前後屈撮影と，胸椎の正面・側面撮影，加えて骨盤正面撮影を行うことが望ましい．これにより不顕性の仙骨骨折や，過去の圧迫骨折の評価を行っておく．可能であれば，**仰臥位での側面像と立位側面像とを比較することで，椎体内不安定性の有無がわかる**（図2）．転移性脊椎腫瘍では正面像での椎弓根がしっかり描出されているか，左右差がないかを確認しておく（pedicle sign，図3）．また，ある程度進行した化膿性脊椎炎では腰椎正面像で腸腰筋陰影に左右差が認められたり（図4），椎体終板の不整像が認められることがある．

2 CT

　膿瘍性病変が疑われないのであれば，単純CT撮影を行い，骨折部位における冠状面・矢状面方向での再構成を放射線技師にお願いする．骨折椎に硬化像が認められる場合は骨癒合傾向にあると考えられるが，**椎体内にcleft（画像で低信号に写る裂け目・骨折線）を生じている場合には，遷延癒合や偽関節となっている可能性が考えられる**（図5）．

3 MRI

　受傷早期の骨粗鬆症性脊椎圧迫骨折であればT1強調画像で低輝度，T2強調画像で低輝度あるいは高輝度となる．しばしば，骨粗鬆症性脊椎圧迫骨折と転移性脊椎腫瘍との鑑別が問題となるが，**一般的に骨粗鬆症性脊椎圧迫骨折では，椎体の後方要素まで輝度変化が及ぶことはない**（図6）．また，**椎間板がT2強調画像で高輝度に描出される場合には化膿性椎間板炎や化膿性脊椎炎が強く疑われる**．

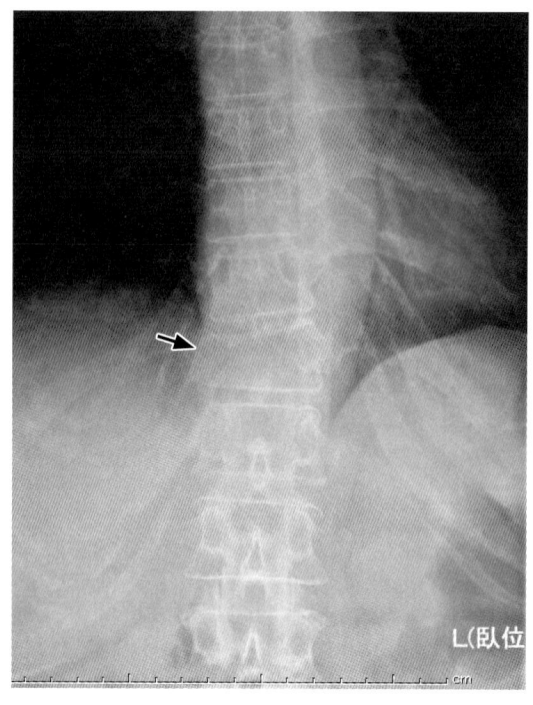

図3 pedicle sign（胸椎単純X線正面像）
T11の右椎弓根陰影は消失し，右側有意に圧壊が進行（➡）している

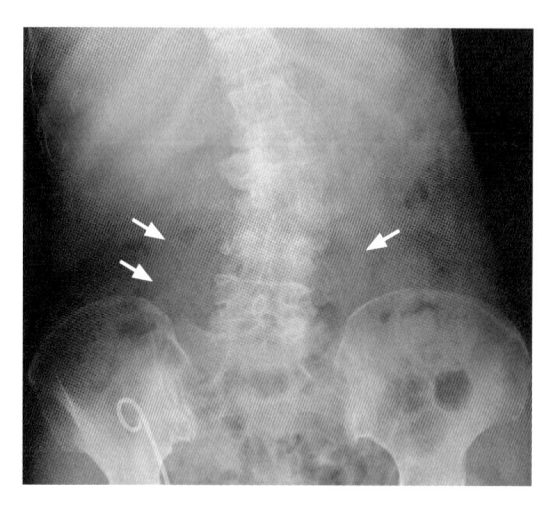

図4 化膿性脊椎炎における腸腰筋陰影
単純X線正面像．右腸腰筋は左側に比べて腫大していることがわかる（⇨）

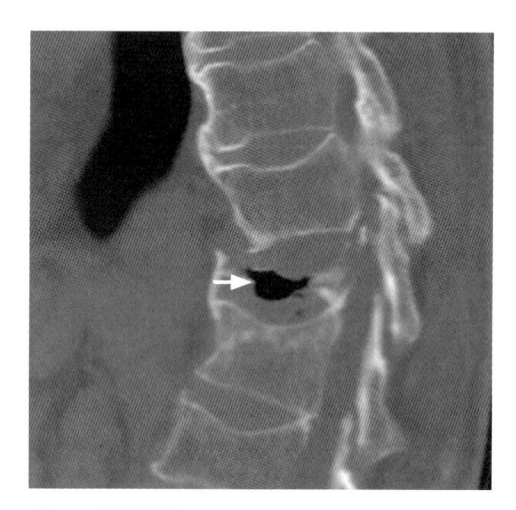

図5 骨折椎体における椎体内cleft像
単純CT像．偽関節（⇨）を形成しており骨癒合が得られる可能性は極めて低い

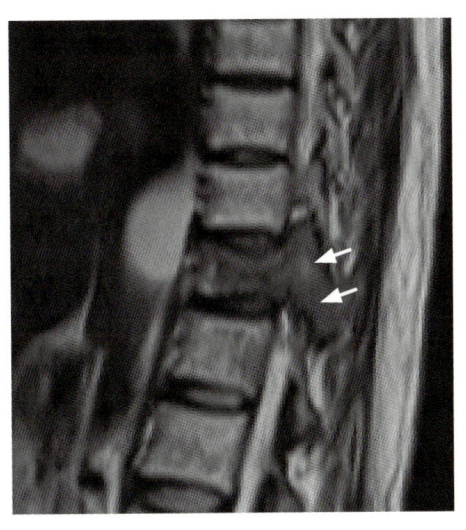

図6 MRI T2強調画像での転移性脊椎腫瘍
T11に関節突起など椎体後方要素まで輝度変化（⇨）が認められたため，転移性腫瘍が疑われた

> ● ここがピットフォール
>
> 上位胸椎におけるpedicle signは，胸椎の生理的な後弯と胸椎単純X線正面像の入射角とが一致しないことや，大動脈弓～縦隔陰影によってよくわからないことが多い．上位胸椎への転移性腫瘍が疑われる場合は，すみやかにCTやMRIの精査を行った方がよい．

4. その後の処置・対応

　骨粗鬆症性脊椎圧迫骨折では，できるだけ早期にコルセットや体幹ギプスなどの装具療法を開始する．使用する装具の種類もさることながら，いかにして**発症からすみやかに治療介入を開始するかが予後を左右する**．基本的には床上安静とリハビリで下肢筋力訓練を行い，廃用予防に努める．また骨密度や骨代謝マーカーを測定して骨粗鬆症の状態を把握し，それに対する治療を開始する．通常では発症後4カ月から半年程度で自然と骨折椎体の骨癒合が認められるが，そうでない場合には，椎体形成術や脊椎固定術が必要となる．

　転移性脊椎腫瘍の場合には，全身の検索が必須であり，整形外科だけでなく他科との協力が必要である．単一椎体のみへの転位ということは非常に稀であり，むしろ他臓器転移を伴い全身状態が不良であることが多い．治療も原発巣への治療がメインとなるが，転移性脊椎腫瘍に関しては徳橋スコア（表）など，いくつかスコアリングシステムが存在するため，それを参考にするとよい．化膿性脊椎炎に対しては，抗菌薬の全身投与を行うが，可能であれば投与前に**血液培養や椎間板培養の検体をを採取**しておく．抗菌薬での治療を原則とするが，硬膜外膿瘍を合併している例や，脊椎破壊に伴う不安定性が強い例では，外科的手術も検討する．

表　徳橋スコア

		点数
PS（全身状態）	不良（PS3, 4）	0
	中等度（PS2）	1
	良好（PS0, 1）	2
脊椎以外の他の骨転移数	≧3	0
	1～2	1
	0	2
脊椎転移の数	≧3	0
	1～2	1
	0	2
原発巣の種類	肺，食道，胃，膀胱，膵，骨肉腫	0
	肝，胆嚢，不明	1
	その他	2
	腎，子宮	3
	直腸	4
	乳，前立腺，甲状腺	5
主要臓器転移の有無	切除不能	0
	切除可能	1
	転移なし	2
麻痺の状態	Frankel A, B	0
	Frankel C, D	1
	Frankel E	2

総計点数が0～8点は予後が6カ月未満，9～11点は6カ月以上，12～15点は1年以上の見込みとされる
スコアリングの結果，0～8点では保存治療または姑息的手術を，12点以上では積極的な腫瘍切除術ならびに脊柱再建術が推奨されている
文献1より引用

5. 特に注意すべき症例（多発性骨髄腫）

　高齢化社会に入り，特に注意すべき症例を呈示する．昨年1年間に東京医療センター整形外科を腰痛で受診した患者のなかに，X線検査で脊椎圧迫骨折が見つかり，その後に多発性骨髄腫と診断された患者が3名いた．残念ながら診断までに時間を要した患者もそのなかにはいた．

症例2（多発性骨髄腫）

52歳，男性．
【主訴】腰痛．
【現病歴】1カ月前より腰痛が出現．徐々に腰痛が増強してきたため心配になり当院を受診した．
【入院時身体所見】安静時痛はなかったが，椅子から立ち上がるなどの動作時に腰痛が出現した．明らかな神経学的異常所見は認められなかった．
【画像所見】単純X線（図7）．L2およびL4に脊椎圧迫骨折を認めた（図7B⇨）．

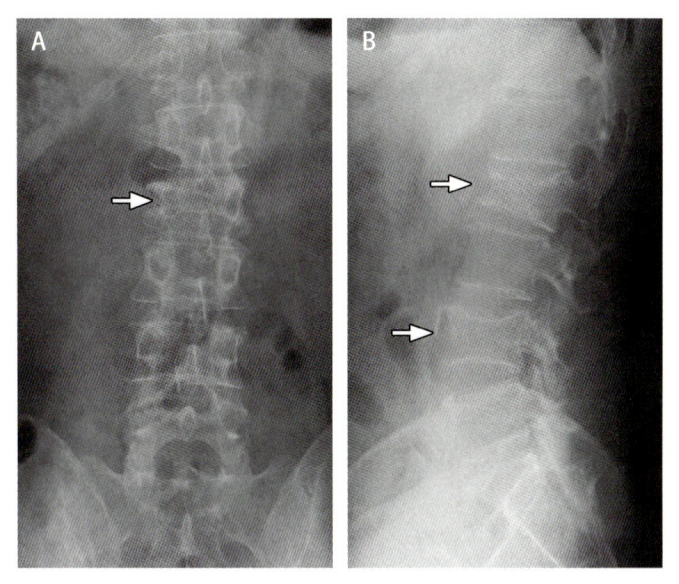

図7　症例2：多発性骨髄腫
52歳，男性．主訴：腰痛（外傷なし）．L2およびL4に脊椎圧迫骨折を認める
A）単純X線正面像．L2椎体骨折はわかるがL4椎体骨折の読影は困難である
B）単純X線側面像

　52歳の若さで明らかな外傷がなく，単純X線検査で脊椎圧迫骨折が認められたら『これはおかしい．何か危険な疾患が潜んでいる』と多くの整形外科医は考えるだろう．血液・生化学検査をすると…Hb 9.6 g/dL，ALP↑，BUN↑，Cr↑であった．よくよく話を聞いてみると『最近体がだるく，体重は5 kgほど減った』ということであった．その後，多発性骨髄腫と診断がついた．
　では75歳の女性であったらどうなのか？『骨粗鬆症による圧迫骨折でしょう』と判断しても不思議でない．現にそのような患者は日常診療で数多くいる．治療を続けていくうちに『何かおかしい』と感じて，はじめて血液・生化学検査をすることが多いだろう．できるだけ早く発見するためにも，『稀に多発性骨髄腫の患者がまぎれていることがある』ことを意識しておく必要がある．

●ここがポイント

多発性骨髄腫の最も一般的な症状は，背中や腰の痛み，貧血による倦怠感である．発症年齢は65〜70歳がピークである．腰背部痛と貧血があるときには，特に多発性骨髄腫の可能性を常に念頭におくことが重要である．はじめに整形外科を受診することが多く，診断と治療は主に血液疾患専門内科医が行っている．

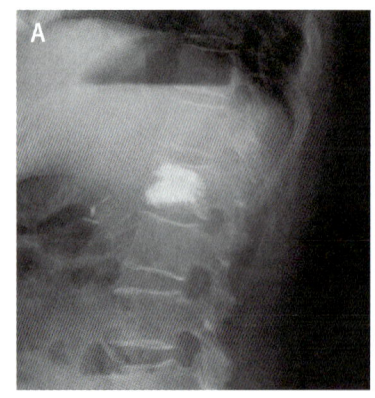

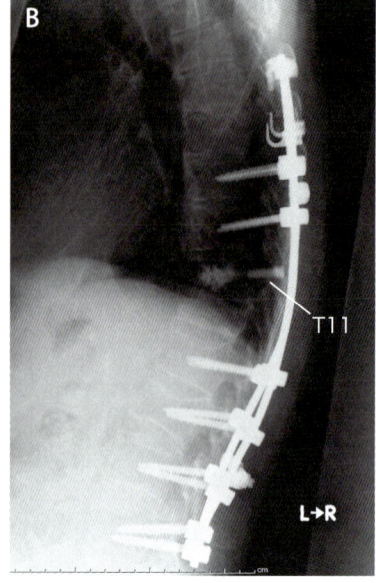

図8 骨粗鬆症性脊椎圧迫骨折に対する各種手術療法
　A）L1圧迫骨折に対するBalloon Kyphoplasty施行例（椎体内に挿入したバルーンを膨ませることで圧潰された椎体高を復元し，セメントを充填して固定する手術）
　B）T11圧迫骨折に対する脊椎後方固定術と椎体形成術の併用例

Advanced Lecture

■ 骨粗鬆症性脊椎圧迫骨折に対する手術法

　骨粗鬆症性脊椎圧迫骨折に対する外科的治療にはさまざまな手術法が存在している（図8）．最も侵襲の少ない経皮的椎体形成術から脊椎前方固定術，あるいは脊椎後方固定術などが存在し，その適応に関しても未だ統一された見解は存在しない．いずれの治療を行うとしても，骨質（骨密度＋骨梁構造）が悪いと，その手術成績は極端に悪くなる．今後，超高齢化社会を迎えるわが国において，骨粗鬆症に対する早期介入と国民に対する啓蒙活動を行うことは急務と考えられる．

文献・参考文献

1) Tokuhashi Y, et al：A revised scoring system for preoperative evaluation of metastatic spine tumor prognosis. Spine, 30：2186-2191, 2005

プロフィール

加藤雅敬（Masanori Kato）
国立病院機構東京医療センター　整形外科
詳細は第2章2-②参照．

第3章 非外傷性疾患での対応

4. 明らかな外傷のない四肢麻痺

今林英明

● Point ●

- 感染，腫瘍，血管性病変，脊柱管の圧迫・狭窄，脊髄炎を疑う
- MRIは必須であり，的確な読影が大切である
- 進行性の場合は他科（神経内科，腫瘍科，整形外科等）を巻き込み1人で対処しない

はじめに

　一般的に明らかな外傷のない四肢麻痺は，頸椎・頸髄病変を疑う．まず，頸部痛があることが頸椎・頸髄病変を疑う最初のポイントとなる．decision treeを示す（図1）．頸椎のMRIを撮影し早く診断する必要がある．特に麻痺が急速に進行する場合，緊急の対処を要しかねず，他科との緊密な連携が重要である．

1. 症例呈示

以下に4例呈示する．

1 化膿性脊椎炎

症例1（図2）

44歳，女性．

【主訴】頸部痛と37℃台の発熱．

【現病歴】37℃台の発熱と頸部痛を主訴に受診した．既往としてSjögren症候群とC型肝炎がある．初診時，神経症状を認めず，経過観察となる．初診後7日目に上肢の巧緻運動障害・下肢筋力低下を認め緊急入院となった．

　初診時単純X線画像で咽頭後隙の軟部陰影の拡大（図2A ←→）を認めている（初診時見逃された）．緊急入院後のMRIはC5/6椎間から椎体前方の咽頭後隙（図2B ⇒），硬膜外腔への膿瘍の波及（図2C →）を認めた．筋力低下があり入院当日，頸椎前方固定術およびハローベストを装着した．

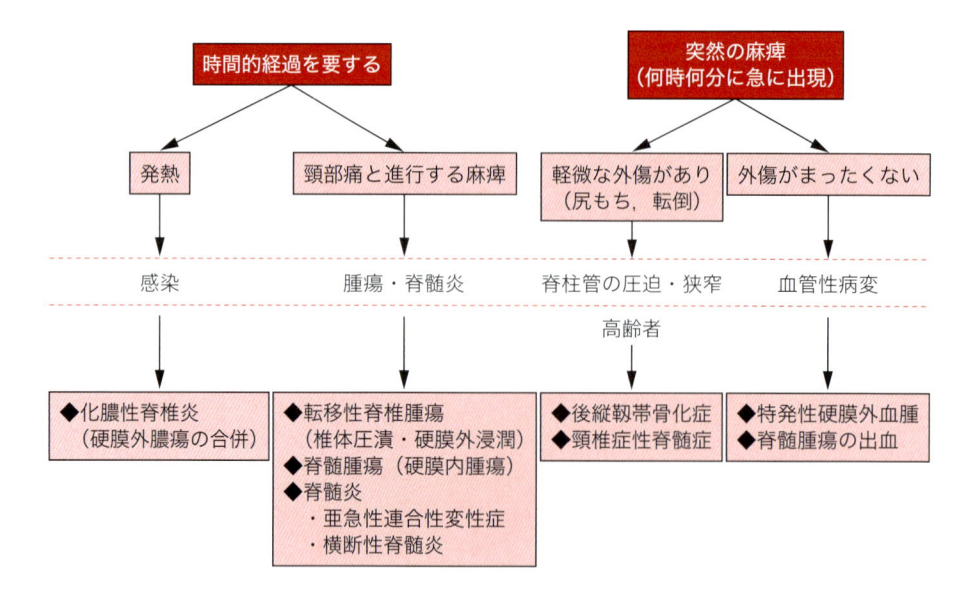

図1 明らかな外傷のない四肢麻痺のdecision tree

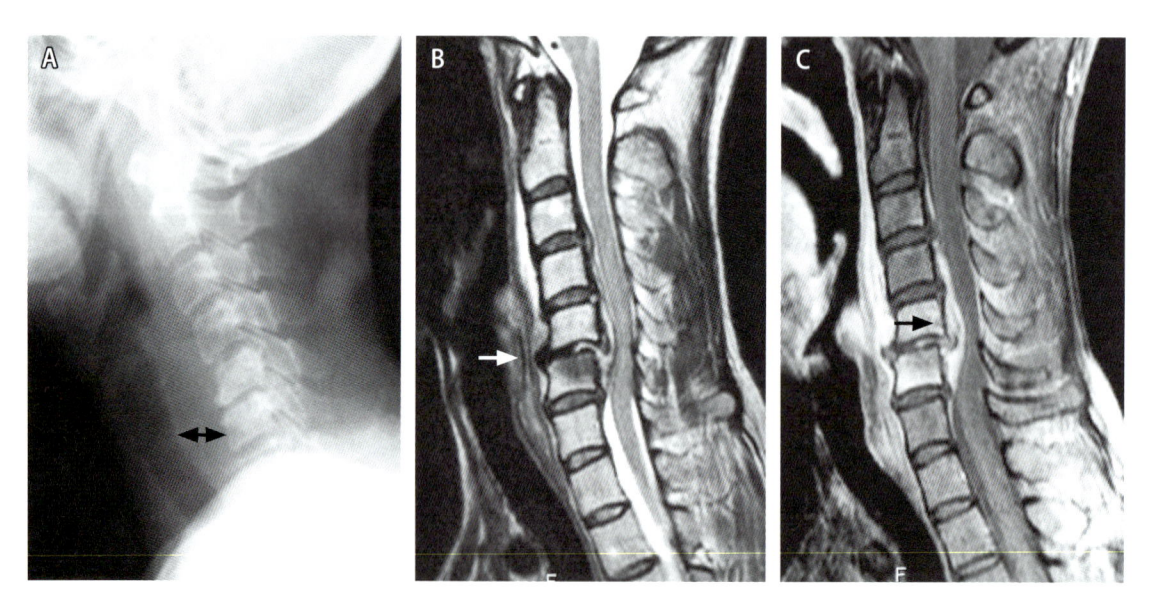

```
時間的経過を要する                    突然の麻痺
                              （何時何分に急に出現）
   ↓         ↓                 ↓           ↓
  発熱    頸部痛と進行する麻痺    軽微な外傷があり    外傷がまったくない
                            （尻もち，転倒）
   ↓         ↓                 ↓           ↓
  感染    腫瘍・脊髄炎         脊柱管の圧迫・狭窄   血管性病変
                              高齢者
```

- ◆化膿性脊椎炎（硬膜外膿瘍の合併）
- ◆転移性脊椎腫瘍（椎体圧潰・硬膜外浸潤）
- ◆脊髄腫瘍（硬膜内腫瘍）
- ◆脊髄炎
  - ・亜急性連合性変性症
  - ・横断性脊髄炎
- ◆後縦靱帯骨化症
- ◆頸椎症性脊髄症
- ◆特発性硬膜外血腫
- ◆脊髄腫瘍の出血

図2 症例1
A）初診時の単純X線（側面像）
B）緊急入院時の頸椎MRI（T2強調画像）
C）緊急入院時の頸椎MRI（Gd造影）

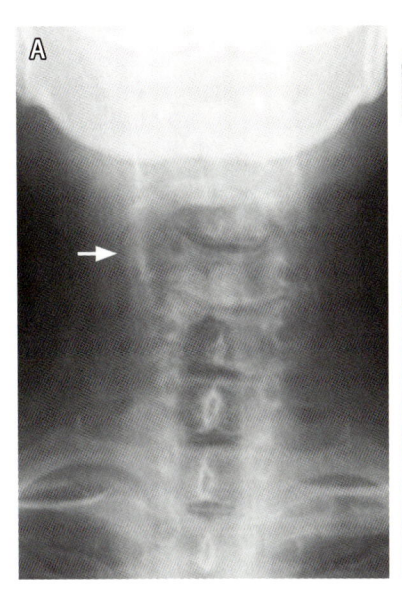

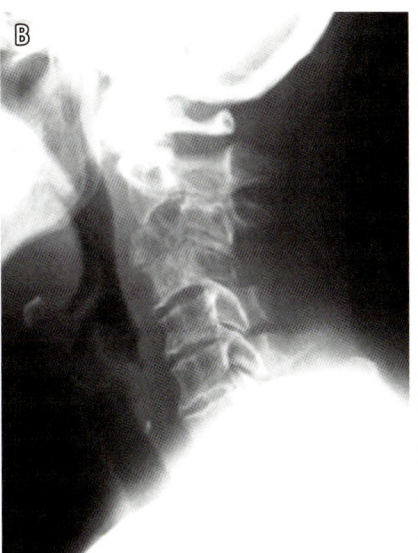

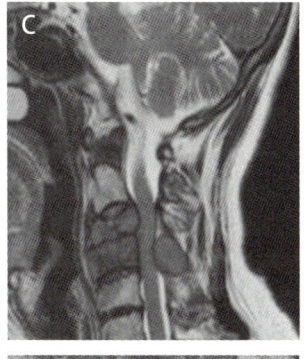

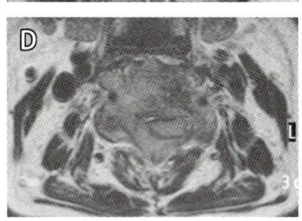

図3　症例2
　A) 初診時の単純X線（正面像）
　B) 初診時の単純X線（側面像）
　C) 頸椎MRI（矢状面像）
　D) 頸椎MRI（横断像）

2 転移性脊椎腫瘍

症例2（図3）

62歳，女性．
【主訴】頸部痛と上下肢しびれ．
【現病歴】頸部痛は2カ月前，上肢痛が2週間前より出現した．疼痛の増悪，歩行のふらつきも1週間前より出現し，受診となった．

　初診時単純X線（図3A，B）ではC3・C4において椎体の骨融解像・圧潰，椎弓の消失，椎弓根の消失（pedicle sign：図3A ⇨）を認め，転移性脊椎腫瘍を疑った．早急にMRI，PET-CTを施行し，乳癌が疑われた．脊椎腫瘍に対して2期的後方除圧・固定術－前方固定術を施行した．抗腫瘍治療が奏効し術後5年，乳癌の再発は認めていない．

3 後縦靱帯骨化症

症例3（図4）

77歳，男性．
【主訴】上頸部痛，上肢のしびれ・巧緻運動障害，歩行障害．
【現病歴】自宅フローリングでつまずき尻もちをついた後，上肢のしびれ，麻痺が出現し救急搬送となった．

　単純X線では軟部組織の腫脹は認めず頸椎椎間腔の狭小化，骨棘形成（図4A ⇨）といった頸椎症性変化を認めた．MRIではC3/4において硬膜管の強い圧迫と髄内輝度変化があり

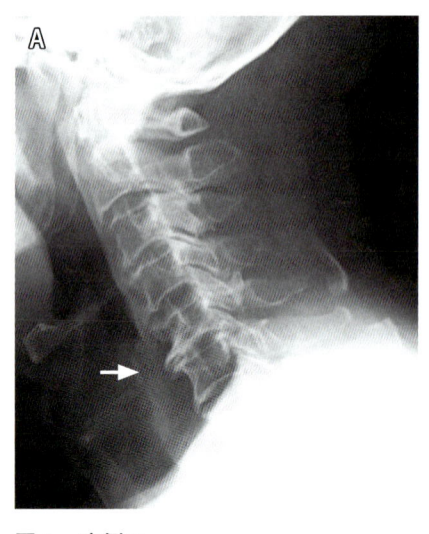

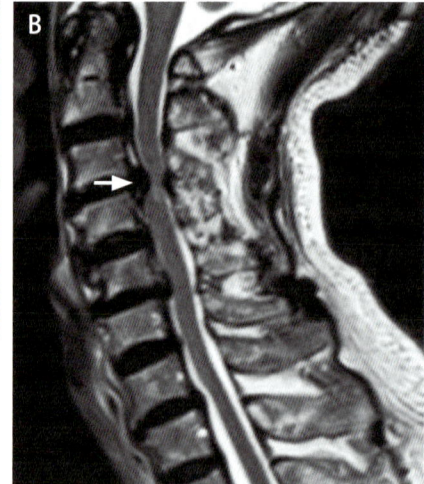

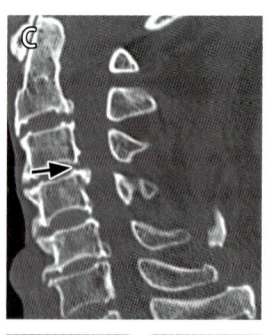

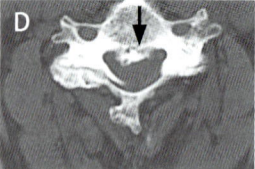

図4　症例3
A) 頸椎単純X線（矢状面像）
B) 頸椎MRI（矢状面像）
C) 単純CT（矢状面像）
D) 単純CT（横断像）

（図4 B ⇨），単純CTで後縦靱帯骨化症（図4 C, D →）を認めた．受傷4週間後，後方拡大術を施行し，歩行障害は改善したが，手指巧緻運動障害・疼痛は残存した．

4 神経鞘腫

症例4（図5）

33歳，男性．
【主訴】右上肢痛と右下肢しびれ．
【現病歴】右上肢痛と下肢のしびれにて近医受診した．MRIにおいて脊髄腫瘍を指摘され紹介となった．

【経過と解説】MRIではC3/4神経孔部より脊柱管内に砂時計腫（図5 A, B ⇨）を認め，神経鞘腫が疑われた．頸椎CTアンギオグラフィでは椎間孔は拡大し腫瘍は椎骨動脈を取り囲んでいた（図5 C, D →）．後方・前方より腫瘍摘出を行った．

2. 病歴聴取・身体診察

- 現病歴の聴取として，四肢麻痺の発症起点〔軽微な外傷の有無，明らかなon setがあるか（何時何分に急に痛くなり麻痺が出てきた）〕，また，麻痺の進行度について確認することが大切である
- 既往症として抗凝固薬内服の有無（特発性硬膜外血腫を疑う），癌・肉腫の既往（転移性脊椎腫

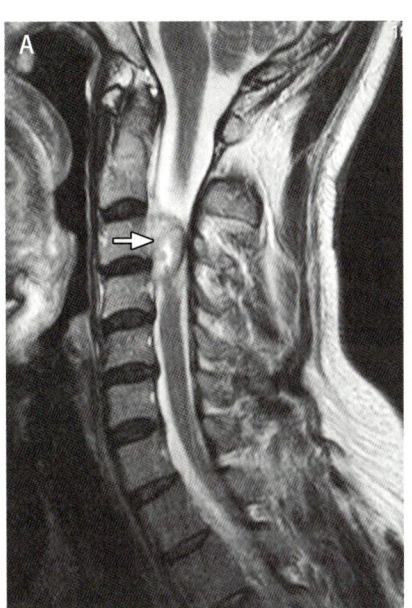

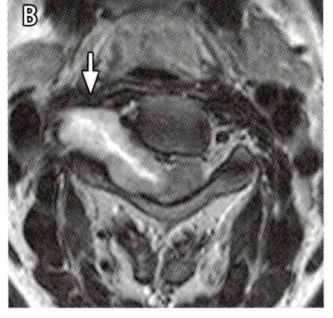

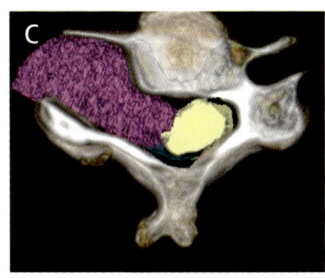

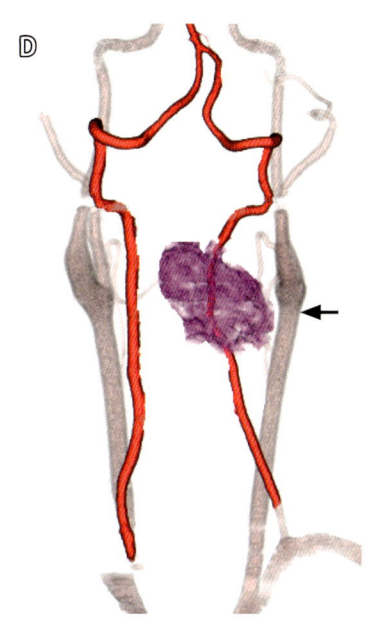

図5　症例4
　A）頸椎MRI（矢状面像）
　B）頸椎MRI（横断像）
　C）造影3D-CT
　D）頸椎CT angiography（造影CTより）

瘍を疑う），高齢者では発症前に階段昇降（特に下り）が大丈夫であったか・つまずきやすくなかったか（頸椎症性脊髄症を疑う）を聴取する
・身体診察では上肢と下肢の麻痺の程度（運動障害と知覚障害），反射の亢進の有無も重要である．原則として急性の進行性麻痺は弛緩性麻痺となる．反射が亢進している場合は狭窄性病変による慢性圧迫を疑う．また，手の骨間筋が委縮している場合は長期経過の狭窄性病変や末梢神経障害（肘部管症候群，多発性末梢神経炎，筋委縮性側索硬化症等）を疑う

3. 画像診断

・単純X線検査では頸椎（正面，側面中間位・前後屈の4方向）は最初の検査として重要である．特に症例1で述べた咽頭後隙（retropharyngeal space）の軟部陰影の拡大に注意する[1]．外傷では血腫を意味し，感染では膿瘍を意味する
・四肢麻痺の際は頸椎MRIは必須であるが，スクリーニングの段階では造影は必要ない

●ここがピットフォール
咽頭後隙（retropharyngeal space）の軟部陰影に注意する！
●ここがポイント
四肢麻痺の場合，感染では硬膜外膿瘍を，転移性脊椎腫瘍なら硬膜外浸潤を意味する！

表 明らかな外傷のない麻痺の鑑別診断

疾患	特徴	頸部痛	発熱	単純X線での検出	血液・画像およびその他の検査
化膿性脊椎炎	・60歳以上，易感染宿主（糖尿病）に多い ・頸部痛と発熱を認める	○	○	○〜△	CRP，WBC（左方移動）上昇，MRIにおいて椎間板を中心とした炎症・膿瘍像を認める
転移性脊椎腫瘍	・55歳以上特に癌の既往がある場合は注意する ・安静時の疼痛を認める	○	×	○	・画像として椎体骨折，pedicle sign を認める ・腫瘍マーカーは診断に有用である ・MRIにおいて椎体後壁の脊柱管への膨隆は転移性腫瘍の特徴である
脊髄腫瘍	・上位腫，星細胞腫が多い ・頸部痛と上下肢神経症状を呈する	○	×	×	MRIでのみ検出され，造影を要する
後縦靱帯骨化症 頸椎症性脊髄症	・60歳以上が多い ・巧緻運動障害・反射の亢進あり，軽微な外傷を伴う	○	×	○	単純X線，CTで狭窄が示唆される．MRIで狭窄部に一致した髄内輝度変化を認める
特発性硬膜外血腫	on setがはっきりとした，疼痛と麻痺	○	×	×	MRIで検出される
脊髄腫瘍の出血	on setがはっきりとした，疼痛と麻痺	○	×	×	MRIで検出される（腫瘍内にニボー像を呈することあり）
多発性硬化症	視神経障害の合併，症状の寛解と再燃（時間的多発性）がある	×	×	×	髄液検査（オリゴクローナルバンド，髄鞘塩基タンパク），MRIで多発する脱髄病変を認める
Guillain-Barré症候群	先行感染があり，頸部痛のない左右対称性の進行性の麻痺を認める	×	×	×	血液検査での抗ガングリオシド抗体の検出は診断に有用である
周期性四肢麻痺	20〜30歳代の男性に多い．甲状腺機能亢進症との合併に注意する	×	×	×	血清カリウム，心電図における異常の有無をチェックする

4. その後の処置・対応

- 血液学的検査で炎症の上昇〔血沈の亢進，WBC（左方移動），CRP上昇〕，電解質特にカリウムを調べる
- 鑑別診断を表に提示する[2〜6]．どの疾患であっても緊急を要し，個々の疾患に対する専門科の医師にコンサルトする

■ 整形的疾患に対する対処・治療法

- 硬膜外膿瘍は化膿性脊椎炎の合併を考慮する．化膿性脊椎炎は起因菌の同定が重要で，抗菌薬を投与する前に静脈血の血液培養を2セット行う．一般的には黄色ブドウ球菌が多いが，脊椎カリエス（結核菌）も念頭におく〔抗酸菌塗抹検査（ガフキー検査），喀痰・胃液の抗酸菌培養検査，ツベルクリン反応検査，T-Spot®．TB検査〕．筋力低下は緊急除圧の適応となる
- 硬膜外浸潤をきたす転移性脊椎腫瘍は，椎体の圧潰は脊椎不安定性を示唆し後方除圧固定術の適応となる．椎体への波及が軽微で圧潰がなく硬膜外浸潤が主体の場合は血液系の腫瘍，特に

悪性リンパ腫が多い．腫瘍の同定が重要で腫瘍マーカーの検査，造影CTによる全身スクリーニングを行う．麻痺が重症化する前に治療を行う
・脊柱管狭窄（後縦靱帯骨化症・頸椎症性脊髄症）に軽微な外傷がきっかけで発症する脊髄損傷は大量ステロイド療法の適応となるが，耐糖能異常・血栓塞栓症の発生率の上昇・易感染性の副作用を考慮し，慎重に判断する（上級医と必ず相談する）
・特発性硬膜外血腫は，発症16時間で麻痺の改善が認められない場合は発症24時間以内に緊急後方除圧術を行うことが望ましい（脊椎外科にすぐにコンサルト！）
・脊髄腫瘍は，硬膜内・硬膜外に大別され，硬膜内も髄内・髄外に分類される．硬膜内髄外腫瘍は神経鞘腫と髄膜腫が多く，髄内腫瘍は上衣腫，星細胞腫，血管芽細胞腫等がある．鑑別は難しく造影MRIを要する（脊椎外科，脳外科にコンサルト！）
・髄内腫瘍のうち，出血をきたすものは海綿状血管腫が多く，30歳代に好発する．麻痺の悪化をくり返すものもある
・脊椎炎と脊髄腫瘍，脊柱管狭窄による脊髄障害との鑑別は難しい．脊柱管狭窄ではベースに脊柱管内狭窄がありその椎間板高位に髄内輝度変化が存在する．明らかな圧迫がない部位にMRIにて髄内輝度変化がある場合は脊椎炎を疑う．脊椎炎と脊髄腫瘍を疑う場合は造影MRIを撮影する必要がある

Advanced Lecture

・高齢者は，自覚なく頸椎脊柱管の狭窄による痙性歩行を呈し，軽微な外傷（つまずきによる転倒・尻もち）を契機として麻痺が進行する．非骨症性（骨折・脱臼を伴わない）脊髄損傷はC3/4高位での障害が多く，C5以下の脊髄障害をきたす
・砂時計腫の多くは神経鞘腫である[7]

おわりに

　明らかな外傷のない四肢麻痺の診断は難しい．1人で解決しようとせず神経内科，腫瘍科，脳外科，整形外科（脊椎外科），放射線科，精神科との連携が大切である．

文献・参考文献

1) McLeod C & Stanley KA：Images in emergency medicine：retropharyngeal abscess. West J Emerg Med, 9：55, 2008
2) 小澤浩司：化膿性脊椎炎　疫学と最近の傾向．脊椎脊髄ジャーナル，21：1084-1090, 2008
3) Iimoto S, et al：Early complications after high-dose methylprednisolone sodium succinate therapy for acute spinal cord injury. 日本脊椎脊髄病学会雑誌，19：594-595, 2008
4) 國保倫子，他：脊髄硬膜外血腫．脊椎脊髄ジャーナル，27：656-662, 2014
5) Mukerji N & Todd N：Spinal epidural haematoma；factors influencing outcome. Br J Neurosurg, 27：712-717, 2013
6) 岩波明生，他：髄内出血をきたす脊髄腫瘍．脊椎脊髄ジャーナル，27：679-685, 2014
7) 平野健一，他：原発性脊髄腫瘍の疫学．臨床整形外科，44：355-362, 2009

プロフィール

今林英明（Hideaki Imabayashi）
防衛医科大学校　整形外科学講座指定講師
専門：脊髄脊椎（化膿性脊椎炎，転移性脊椎腫瘍）

第3章 非外傷性疾患での対応

5. 腰痛，背部痛

今林英明

Point

- 見逃してはならない重篤な脊椎疾患は感染（化膿性脊椎炎），腫瘍（転移性脊椎腫瘍），骨折（骨脆弱性骨折）である
- 危険信号（red flags）を有する場合は早期に画像検査，血液検査を行う

はじめに

　日本整形外科学会と日本腰痛学会が監修した腰痛診療ガイドライン[1,2]において「危険信号（red flags），（表1）」は腰背部痛を診察するうえで注意すべき項目であり，腰痛の診断手順が示されている（図1）．危険信号にあがった項目を満たさない（年齢が20〜55歳，動作時の腰痛，下肢症状がない）場合は原因が不明の非特異的腰痛とされる．日常診療の多くはこの非特異的腰痛であるが，思わぬ落とし穴（症例1参照）もあり，少なくとも初診時はX線検査を行い，症状が進行する場合は積極的に検査を行う．

1. 症例呈示

　以下に3例呈示する．

1 転移性脊椎腫瘍

症例1 （図2）
38歳，男性．
【主訴】腰背部痛．
【現病歴】他院で非特異的腰痛といわれ（X線検査施行されず）心配で当院を受診した．

　他院ではred flagsの危険因子を認めず非特異的腰痛とされたが，単純X線でT12椎体骨折（図2B →）があり，MRIは同椎体の脊椎腫瘍・椎体圧潰（図2C ⇨）・硬膜外浸潤（図2D →）をきたし，多発性骨髄腫であった．

表1　腰痛のred flags

危険信号（red flags）：重篤な脊椎疾患を疑うべき指標
・発症年齢＜20歳または＞55歳 ・時間や活動性に関係ない腰痛 ・胸部痛 ・癌，ステロイド治療，HIV*感染の既往 ・栄養不良 ・体重減少 ・広範囲に及ぶ神経症状 ・構築性脊柱変形 ・発熱

＊HIV：human immunodeficiency virus
文献1より引用

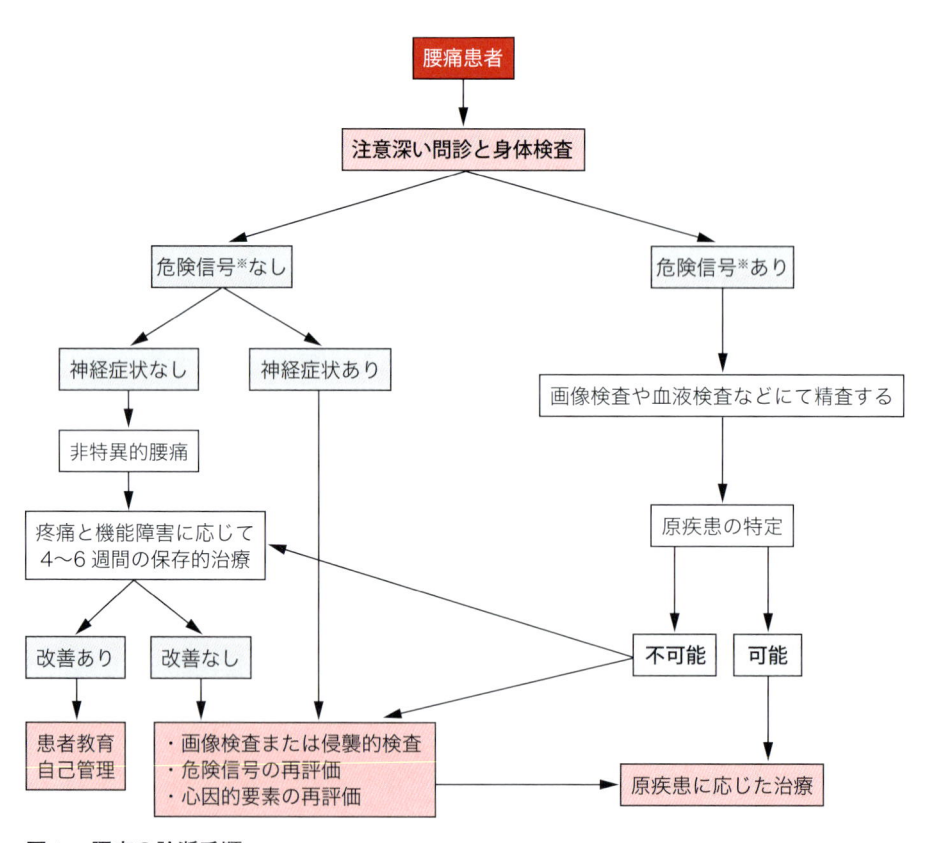

図1　腰痛の診断手順
　　※表1参照
　　文献1より引用

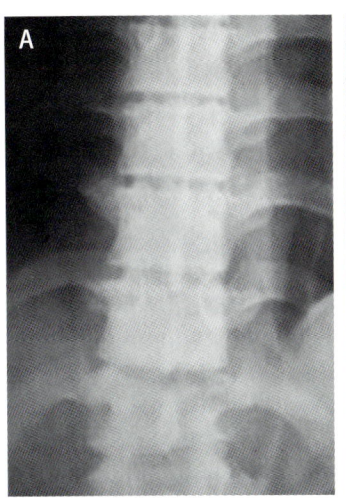

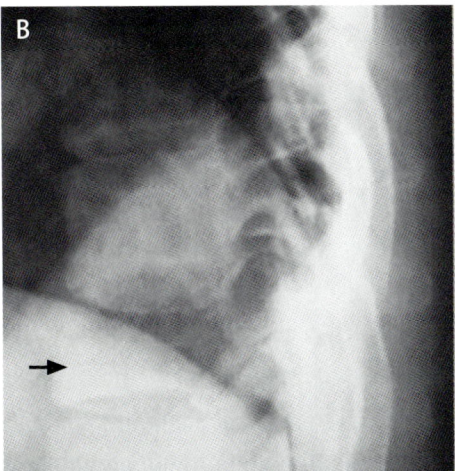

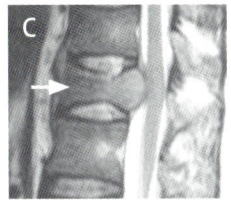

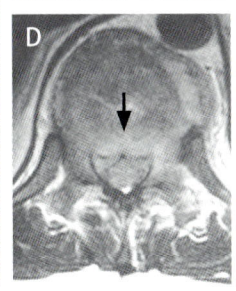

図2　症例1
A）胸腰移行部の単純X線（正面像）
B）胸腰移行部の単純X線（側面像）
C）胸椎のMRI（矢状面像）
D）胸椎のMRI（T12横断像）

2 突発性硬膜外血腫

症例2（図3）

56歳，男性．
【主訴】腰背部痛と下肢脱力感．
【現病歴】体をひねり，背部痛が出現した．疼痛が増悪し，近医の救急外来を夜間受診したところ腰椎MRIを撮影されたが，下肢症状がないため，帰宅となった．帰宅後歩行困難となり，早朝当院を受診した．既往症はC型肝炎と糖尿病性腎不全により3年前から人工透析を行っている．

図3Aは他院での腰椎MRIで，硬膜外血腫（図3A ⇨）を認めL1高位より頭側に血腫による硬膜管の圧迫を認めている．図3Bは図3Aより約9時間後のMRIである．硬膜外血腫は，尾側端はL1から頭側端はT10高位までの広がりを認める．図3C横断像（T11）は背側より圧迫を認め脊柱管は前方へ偏位し（図3C ⇨），単純CTも同様に脊柱管内に血腫様の陰影を認めた（図3D →）．当日緊急の血腫除去を行い，麻痺は改善した．

3 腰椎椎間板ヘルニア

症例3（図4）

36歳，女性．
【主訴】腰痛，両側下肢痛，左下肢筋力低下．
【現病歴】BMIが30超の女性である．くしゃみをした後両側下肢痛が出現，歩行困難となり救急搬送された．

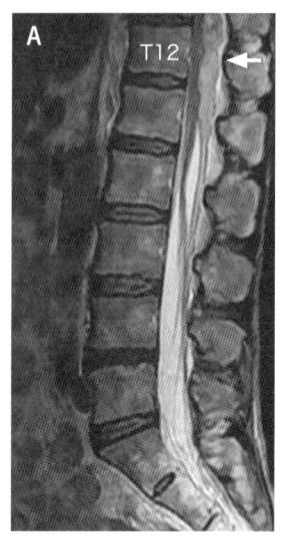

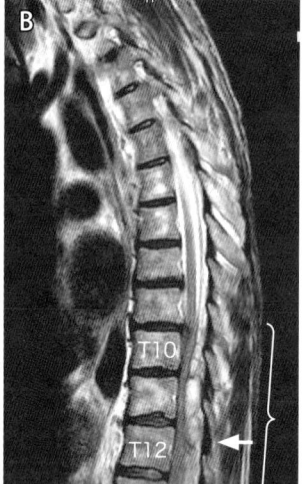

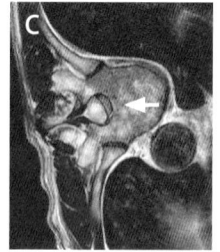

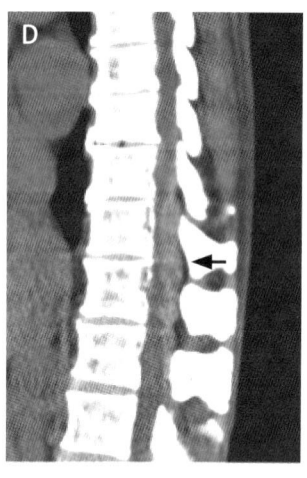

図3　症例2
　　A）他院での腰椎MRI（矢状面像）
　　B）Aより9時間後のMRI（矢状面像）
　　C）胸椎のMRI（T11横断像）
　　D）胸椎の単純CT（矢状面像）

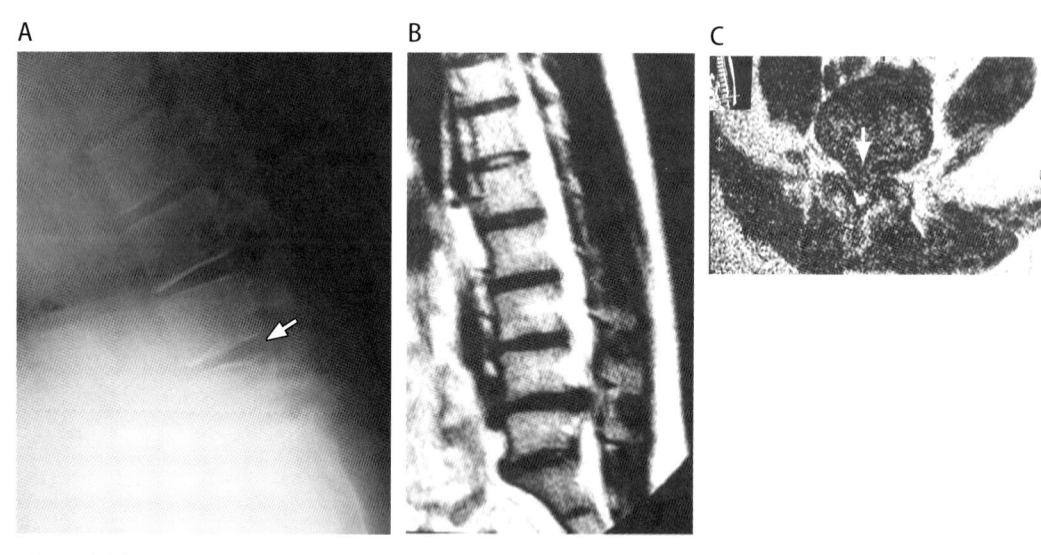

図4　症例3
　　A）腰椎単純X線（側面像）
　　B）腰椎のMRI（矢状面像）
　　C）L4/5のMRI（横断像）

表2　腰背部痛をきたす疾患

脊椎由来	神経由来
腰椎椎間板ヘルニア	脊髄腫瘍・馬尾腫瘍
腰部脊柱管狭窄症	内臓由来
分離性脊椎すべり症	腎尿路系疾患（腎結石, 尿管結石, 腎盂腎炎など）
変性脊椎すべり症	婦人科系疾患（子宮内膜症など）, 妊娠
代謝性疾患（骨粗しょう症, 骨軟化症など）	その他（腹腔内病変, 後腹膜病変など）
脊椎腫瘍（原発性・転移性脊椎腫瘍など）	血管由来
脊椎感染症（化膿性脊椎炎・脊椎カリエスなど）	腹部大動脈瘤, 解離性大動脈瘤など
脊椎外傷（椎体骨折など）	心因性
筋筋膜性腰痛	うつ病, ヒステリーなど
腰椎椎間板症	その他
脊柱靱帯骨化症	
脊椎変形など	

　SLRテスト（straight leg raising, 下肢伸展挙上テスト）は右側30°, 左側10°にて痛みが生じ両側陽性を示し, 左下肢に有意な筋力低下を認めた. 排尿遅延もあり, 緊急でMRIを撮影した. 疼痛が強く安静がとれないため, 画像が非常に粗いものとなっている. 単純X線側面像においてL4/5椎間板の後方開大を認めている（図4A）. L4/5に脱出型の椎間板ヘルニア（図4C ▷）を認め（図4B, C）, 早急に手術となった.

2. 病歴聴取・身体診察

腰背部痛をきたす疾患を表2に示す.

- 病歴聴取として**体動時痛・安静時痛**かどうか, **発熱**, **夜間のトイレの回数**（就寝より朝の起床まで2回以上の場合は排尿障害の可能性あり）の有無は大切である. また, **癌の既往**の有無も大切である
- 身体診察として, **上肢・下肢の筋力**, **知覚**, **腱反射**は診察すべきである. 上・下肢ともに反射の亢進がある場合は頸椎病変を疑い, 下肢のみ亢進する場合は胸椎病変を疑う
- **胸腰移行部での病変があっても, 腰痛を訴えることがある**. 痛みの部位と病変部が一致しないことがある. 叩打痛などの確認が必要である

●ここがピットフォール
疼痛の部位と病変部位が異なることがある！

3. 画像診断

- 単純X線画像は正面, 側面の2方向だけでなく可能であれば前後屈を含めた4方向撮影し椎間

板の動きを比較する．また，脊椎圧迫骨折では立位と臥位の側面像において比較すると椎体不安定性を見つけやすい
・胸腰移行部〜腰椎MRIは腰背部痛において必須である．血管由来，内臓由来の場合は造影CTが有用である

4. その後の処置・対応

　緊急を要する疾患は前述の通り化膿性脊椎炎，転移性脊椎腫瘍，椎体骨折である．また血管系（解離性大動脈瘤）も緊急を要する．

　化膿性脊椎炎，転移性脊椎腫瘍は「明らかな外傷のない四肢麻痺」（**第3章4，pp187〜194**）を参照してほしい．

Advanced Lecture

- 50歳代までは妊娠による続発性骨粗しょう症でなければ外傷なしで圧迫骨折が起きることは考えにくい
- 化膿性脊椎炎の治療の原則は，局所の安静と有効な抗菌薬の適切な投与である．発症早期から適切に抗菌薬が投与されれば保存的治療（ベット上安静）で治療できる．最近は麻痺が軽微で後方への炎症の波及がない場合は後方インストゥルメンテーションによる制動術を行い，早期離床を図ることもある
- 馬尾腫瘍は神経鞘腫が多いが，粘液乳頭状上位腫，類上皮腫も考慮する．特に脊髄円錐部における腫瘍は注意する[3]
- 下肢の筋力低下，膀胱直腸障害が出現する椎間板ヘルニアの場合は，早急に手術を考慮する．特に，尿閉，drop foot〔MMT（manual muscle testing，徒手筋力テスト）：2以下〕の場合は，24時間以内の緊急手術の適応である

文献・参考文献

1) 「腰痛診療ガイドライン2012」（日本整形外科学会，日本腰痛学会/監），南江堂，2012
2) 白土 修：腰痛診療ガイドライン-その策定の目的，意義について．脊椎脊髄ジャーナル，26：1102-1105，2013
3) 中村雅也，他：卒後研修講座 脊髄腫瘍の画像診断と治療．臨床雑誌整形外科，59：1357-1365，南江堂，2008

プロフィール

今林英明（Hideaki Imabayashi）
防衛医科大学校　整形外科学講座指定講師
専門：脊髄脊椎（化膿性脊椎炎，転移性脊椎腫瘍）

索引 Index

欧文

A～D

ABCS	25
ABPI測定検査	24
Allen test	86
alligator sign	32
A群溶血性連鎖球菌	177
Barré-Lieou型	102
Brown-Séquard型脊髄損傷	107
capillary refilling time	86
cleft	181
cock robin position	100
Colles骨折	111
Crandall分類	107
crowded carpal sign	32
Denisの分類	157

F～R

fat pad sign	27, 113
fat sign	32
FPL断裂	70
Garden分類	128
Horner徴候	102
Jackson test	99
MP関節ロッキング	140
NSAIDs	101
occlusive dressing	91
pedicle sign	32, 181
pianokey sign	137
PIP関節脱臼	141
red flags	195
retropharyngeal space	99
retrotracheal space	99
RICE	93, 95, 126

S～Y

sacral sparing	104
sail sign	27
Salter-Harris分類	109
scotty dog sign	32
shoe lace法	81
SLRテスト	199
snuff box	34
Spurling test	99
Terry-Thomas sign	32
Thompson test	79
three-column theory	133, 157
Volkmann拘縮	48
winking owl sign	32
X線オーダー	28
YAM値	179

和文

あ行

アキレス腱損傷	78
アキレス腱断裂	14
圧迫障害	46
アルフェンスシーネ	39
犬咬傷	70
異物混入	69
医療事故	66
院内暴力	57
腕相撲骨折	14
腋窩神経麻痺	135
壊死性筋膜炎	170
応召義務	62

か行

開口位	99
外傷初期診療ガイドライン	115
開放骨折	120, 124, 127
ガス壊疽	177
化膿性関節炎	162
化膿性股関節炎	52
化膿性脊椎炎	181, 187, 192
化膿性椎間板炎	181
環軸椎回旋位固定	100
関節液検査	23
関節可動域	21
関節血腫	146
関節穿刺	163
関節内骨折	127
偽関節	181
危険信号	195
偽痛風	164
球海綿体反射	104
筋弛緩剤	101
駆血	68
屈筋腱断裂	70
頸椎カラー	101
頸部痛	187
血液生化学検査	23
月状骨周囲脱臼	140
結晶証明	164
血斑	171
牽引法	40
肩関節脱臼	135
肩鎖関節脱臼	137
高エネルギー外傷	85, 143
行軍骨折	15
拘縮予防	46, 47
咬傷	70
鋼線牽引	122
後方脱臼骨折	155
硬膜外血腫	197
硬膜外膿瘍	192
肛門反射	104
股関節脱臼	145
骨萎縮	121
骨挫傷	126
骨質	186
骨折型	109

骨粗鬆症性脊椎圧迫骨折 ………… 179
骨代謝マーカー ………………… 183
骨端核 ……………………………… 51
骨端線 ……………………………… 51
骨端線損傷 ……………………… 114
骨頭壊死 ………………………… 145
骨軟骨損傷 ……………………… 93
骨密度 …………………………… 183
固定法 …………………………… 39
コンパートメント症候群 …… 80, 124

さ行

鎖骨骨幹部骨折 ………………… 115
坐骨神経麻痺 …………………… 145
挫滅症候群 ……………………… 82
止血 ……………………………… 69
四肢麻痺 ………………………… 187
指尖部損傷 ……………………… 91
膝蓋骨脱臼 ……………………… 146
膝関節脱臼 ……………………… 145
脂肪塞栓 ………………………… 122
重症軟部組織感染症 …………… 170
出血量 …………………………… 23
循環障害予防 …………………… 47
上腕骨顆上骨折 ………………… 113
上腕骨骨幹部骨折 ……………… 14
神経原性ショック ……………… 106
神経鞘腫 ………………………… 190
神経断裂 ………………………… 70
診療契約 ………………………… 63
髄内釘 …………………………… 123
水疱形成 ………………………… 171
スカプラY像 …………………… 30
ステロイド大量療法 …………… 106
砂時計腫 ………………………… 190
スピードトラック ……………… 40
スポークインジャリー ………… 53
脆弱性骨折 ……………………… 120
成長痛 …………………………… 52

脊髄ショック ……………… 104, 154
脊椎後方固定術 ………………… 186
脊椎前方固定術 ………………… 186
脊椎損傷 ………………………… 152
石灰性腱板炎 …………………… 15
切断肢 …………………………… 87
説明義務 ………………………… 64
洗浄 ……………………………… 69
前方脱臼骨折 …………………… 155
前腕切断 ………………………… 87
足関節顆部骨折 ………………… 147
足関節脱臼骨折 ………………… 147

た行

帯状痛 …………………………… 180
大腿骨頭すべり症 ……………… 52
大腿四頭筋訓練法 ……………… 47
多発性骨髄腫 …………………… 195
単純性股関節炎 ………………… 52
断端形成 ………………………… 87
知覚神経領域 …………………… 48
恥坐骨骨折 ……………………… 34
チャイニーズフィンガートラップ
 ………………………………… 112
肘関節脱臼 ………………… 138, 139
中心性脊髄損傷 ………………… 104
肘内障 …………………………… 51
超音波治療 ……………………… 128
椎体形成術 ……………………… 183
痛風 ……………………………… 164
痛風発作 ………………………… 166
デグロービング損傷 …………… 88
デブリドマン ……… 87, 124, 128, 176
転移性脊椎腫瘍 …………… 189, 192
橈骨遠位端骨折 ………………… 111
橈骨神経麻痺 …………………… 15
徳橋スコア ……………………… 183
徒手筋力テスト ………………… 98
徒手整復法 ……………………… 38

な行

尿酸塩 …………………………… 164
認知症 …………………………… 54
捻挫 ……………………………… 93

は行

敗血症 …………………………… 177
剥離骨折 …………………… 95, 127
破傷風 …………………………… 37
ハネムーンパルシー …………… 15
ハローベスト …………………… 133
非骨傷性脊髄損傷 ………… 152, 158
病的骨折 ………………………… 120
疲労骨折 …………………… 15, 120
ピロリン酸カルシウム ………… 164
不顕性骨折 ………………… 54, 126
閉鎖性骨折 ……………………… 124
ベーラー角 ……………………… 125
変形性関節症 …………………… 128
蜂窩織炎 ………………………… 170
縫合 ……………………………… 70
母指MP関節ロッキング ……… 141
母指切断 ………………………… 91

ま行・や行

松葉杖 …………………………… 47
麻痺 ……………………………… 22
モールディング ………………… 110
腰背部痛 ………………………… 199

ら行・わ行

ラウエンシュタイン像 …… 30, 144
隆起骨折 ………………………… 109
療養指導義務 …………………… 63
ログローリング ………………… 104
ロッキング ……………………… 155
若木骨折 ………………………… 109

編者プロフィール

高橋正明（Masaaki Takahashi）

【職歴】
1984年	慶應義塾大学医学部卒業，同年慶應義塾大学整形外科学教室入局
1985年	関連病院出張〔高岡市民病院，国立塩原温泉病院（当時），伊勢原協同病院，小田原市立病院，慶應義塾大学病院，国立東京第二病院（当時）〕
1994年	済生会横浜市南部病院　整形外科医長
1996年	小田原市立病院　整形外科医長
2000年	静岡市立清水病院　整形外科科長
2008年	国立病院機構東京医療センター　整形外科医長　　現在に至る

【専門分野】肩関節外科，脊椎脊髄外科

臨床のなかでも外傷治療に興味をもち肩関節周辺骨折の治療に力を入れてきました．また，臨床畑を歩いてきて関連病院の研修医を指導する機会を得たことで，これまでに医学生向けの「STEP整形外科」（監修，海馬書房）や研修医向けの「研修医のための整形外科診療　これだけは！」（編集，医学書院）の書籍作成にかかわってきました．
今回の増刊号は，編者が今までに経験してきた救急外来で遭遇する整形外科疾患を扱ううえで重要な注意すべき点をまとめた一冊になったので，これからの日常診療に役立てていただければ幸いです．

レジデントノート　Vol.17　No.11（増刊）

整形外科の基本
救急での診察・処置に自信がつく！

編集／高橋正明

レジデントノート 増刊

Vol.17　No.11　2015〔通巻213号〕
2015年10月10日発行　第17巻　第11号
ISBN978-4-7581-1558-2
定価　本体4,500円＋税（送料実費別途）

年間購読料
　24,000円＋税（通常号12冊，送料弊社負担）
　51,000円＋税（通常号12冊，増刊6冊，送料弊社負担）
郵便振替　00130-3-38674

© YODOSHA CO., LTD. 2015
Printed in Japan

発行人	一戸裕子
発行所	株式会社　羊　土　社
	〒101-0052
	東京都千代田区神田小川町2-5-1
	TEL　03（5282）1211
	FAX　03（5282）1212
	E-mail　eigyo@yodosha.co.jp
	URL　http://www.yodosha.co.jp/
装幀	野崎一人
印刷所	広研印刷株式会社
広告申込	羊土社営業部までお問い合わせ下さい．

本誌に掲載する著作物の複製権・上映権・譲渡権・公衆送信権（送信可能化権を含む）は（株）羊土社が保有します．
本誌を無断で複製する行為（コピー，スキャン，デジタルデータ化など）は，著作権法上での限られた例外（「私的使用のための複製」など）を除き禁じられています．研究活動，診療を含み業務上使用する目的で上記の行為を行うことは大学，病院，企業などにおける内部的な利用であっても，私的使用には該当せず，違法です．また私的使用のためであっても，代行業者等の第三者に依頼して上記の行為を行うことは違法となります．

JCOPY　<（社）出版者著作権管理機構　委託出版物>
本誌の無断複写は著作権法上での例外を除き禁じられています．複写される場合は，そのつど事前に，（社）出版者著作権管理機構（TEL 03-3513-6969，FAX 03-3513-6979，e-mail：info@jcopy.or.jp）の許諾を得てください．

増刊 レジデントノート バックナンバー

Vol.17 No.8 増刊（2015年8月発行）

呼吸器診療の疑問、これでスッキリ解決！

みんなが困る検査・手技、鑑別診断、治療のコツを教えます

肺炎の画像読影のコツは？喘息とCOPDの鑑別は？結核を疑う患者がいたら？抗菌薬の使い方は？ドレーン管理法は？など、みんなが困る呼吸器診療の疑問にエキスパートが答えます！具体的な解説で、現場ですぐに役立つ！

編集／羽白　高
- 定価（本体4,500円＋税）
- 244頁
- ISBN978-4-7581-1555-1

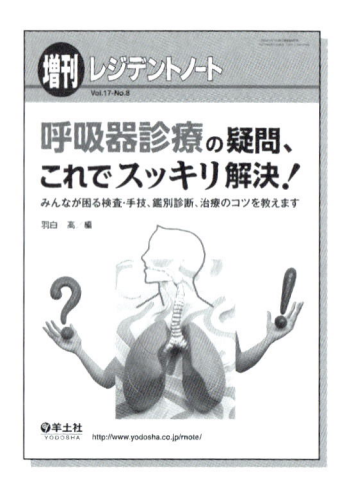

Vol.17 No.5 増刊（2015年6月発行）

救急エコースキルアップ塾

正確にサッと描出し、患者状態をパッと診るワザを伝授！

編集／鈴木昭広，松坂　俊
- 定価（本体4,500円＋税）
- 228頁
- ISBN978-4-7581-1552-0

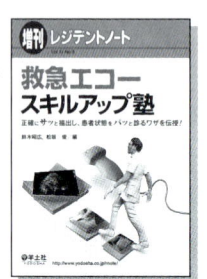

Vol.17 No.2 増刊（2015年4月発行）

新・日常診療での薬の選び方・使い方

日頃の疑問をズバッと解決！

編集／本村和久，徳田安春，岸本暢将，堀之内秀仁，本田　仁
- 定価（本体4,500円＋税）
- 308頁
- ISBN978-4-7581-1549-0

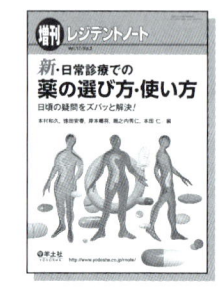

Vol.16 No.17 増刊（2015年2月発行）

糖尿病診療でみんなが困る疑問を集めました。

血糖コントロールがうまくいくコツ

編集／坂根直樹
- 定価（本体4,500円＋税）
- 245頁
- ISBN978-4-7581-1546-9

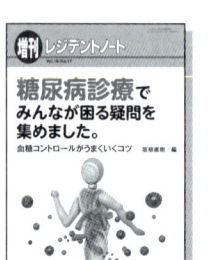

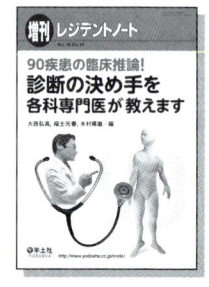

Vol.16 No.14 増刊（2014年12月発行）

90疾患の臨床推論！診断の決め手を各科専門医が教えます

編集／大西弘高，福士元春，木村琢磨
- 定価（本体4,500円＋税）
- 236頁
- ISBN978-4-7581-1543-8

発行　羊土社 YODOSHA
〒101-0052　東京都千代田区神田小川町2-5-1　TEL 03(5282)1211　FAX 03(5282)1212
E-mail：eigyo@yodosha.co.jp
URL：http://www.yodosha.co.jp/

ご注文は最寄りの書店，または小社営業部まで

今の研修科にぴったりな1冊がみつかります！

1つのテーマをより広くより深く
☐ 年6冊発行　☐ B5判

Vol.16 No.11　増刊（2014年10月発行）
知らないままでいいですか？
眼・耳鼻のど・皮膚・泌尿器疾患の診かた
救急・外来・病棟でよく出会う症例にもう困らない！
編集／岩田充永
☐ 定価（本体4,500円＋税）
☐ ISBN978-4-7581-1540-7

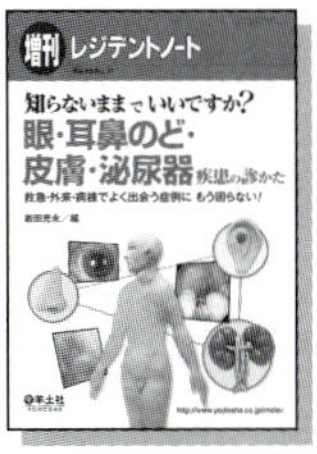

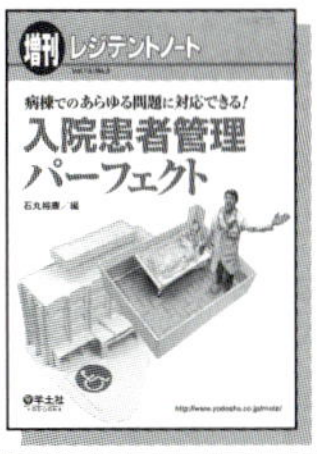

Vol.16 No.8　増刊（2014年8月発行）
わずかな異常も見逃さない！
救急での頭部画像の読み方
解剖をふまえた読影の手順からMRI適応の判断まで
編集／山田 恵
☐ 定価（本体4,500円＋税）
☐ ISBN978-4-7581-1537-7

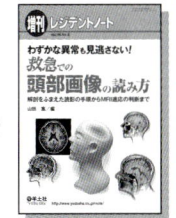

Vol.16 No.5　増刊（2014年6月発行）
病棟でのあらゆる問題に対応できる！
入院患者管理パーフェクト
編集／石丸裕康
☐ 定価（本体4,500円＋税）
☐ ISBN978-4-7581-1534-6

Vol.16 No.2　増刊（2014年4月発行）
疾患の全体像「ゲシュタルト」をとらえる
感染症の診断術
臨床像の核心とその周辺がみえてくる！
編集／西垂水和隆，成田 雅
☐ 定価（本体4,500円＋税）
☐ ISBN978-4-7581-0565-1

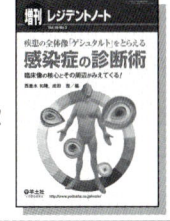

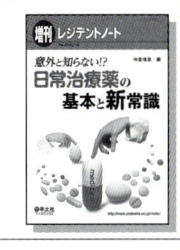

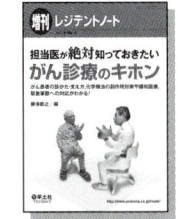

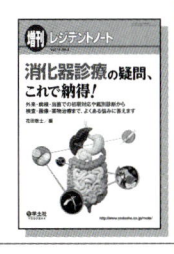

Vol.15 No.17　増刊（2014年2月発行）
見逃さない！
救急CTの読み方
急性腹症や頭部疾患などで誰もが悩む症例から学ぶ
編集／早川克己
☐ 定価（本体4,500円＋税）
☐ ISBN978-4-7581-0562-0

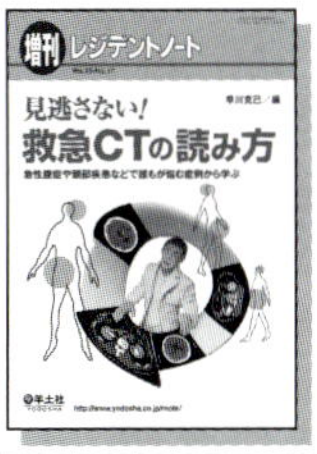

Vol.15 No.14　増刊（2013年12月発行）
意外と知らない！？
日常診療薬の基本と新常識
編集／仲里信彦
☐ 定価（本体4,500円＋税）
☐ ISBN978-4-7581-0559-0

Vol.15 No.11　増刊（2013年10月発行）
担当医が絶対知っておきたい
がん診療のキホン
がん患者の診かた・支え方，化学療法の副作用対策や緩和医療，緊急事態への対応がわかる
編集／勝俣範之
☐ 定価（本体4,500円＋税）
☐ ISBN978-4-7581-0556-9

Vol.15 No.8　増刊（2013年8月発行）
消化器診療の疑問、これで納得！
外来・病棟・当直での初期対応や鑑別診断から検査・画像・薬物治療まで，よくある悩みに答えます
編集／花田敬士
☐ 定価（本体4,500円＋税）
☐ ISBN978-4-7581-0553-8

Vol.15 No.5　増刊（2013年6月発行）
あらゆる科で役立つ！
麻酔科で学びたい技術
手にとるようにわかる，麻酔の基本概念と手技・周術期管理のポイント，知っておくべき病態の知識
編集／萩平 哲
☐ 定価（本体4,500円＋税）
☐ ISBN978-4-7581-0550-7

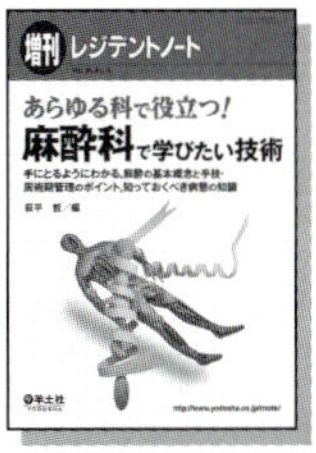

Vol.15 No.2　増刊（2013年4月発行）
輸液スーパー指南塾
経過を追う症例問題で実践力を鍛える！
編集／長浜正彦
☐ 定価（本体4,200円＋税）
☐ ISBN978-4-7581-0547-7

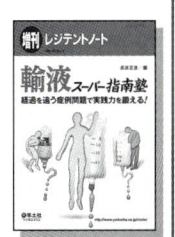

発行　**羊土社 YODOSHA**　〒101-0052　東京都千代田区神田小川町2-5-1　TEL 03(5282)1211　FAX 03(5282)1212
E-mail：eigyo@yodosha.co.jp
URL：http://www.yodosha.co.jp/

ご注文は最寄りの書店，または小社営業部まで

プライマリケアと救急を中心とした総合誌
レジデントノート

☐ **年間定期購読料**（送料サービス）
- 月刊のみ　12冊
  定価（本体24,000円＋税）
- 月刊＋増刊
  増刊を含む定期購読は羊土社営業部までお問い合わせ
  いただくか、ホームページをご覧ください。
  URL：http://www.yodosha.co.jp/rnote/

月刊　毎月1日発行　B5判　定価（本体2,000円＋税）

日常診療を徹底サポート！

医療現場での実践に役立つ研修医のための必読誌！

特徴
1. 医師となって**最初に必要となる"基本"や"困ること"**をとりあげ、ていねいに解説！
2. **画像診断、手技、薬の使い方**など、すぐに使える内容！日常の疑問を解決できる
3. 先輩の経験や進路選択に役立つ情報も読める！

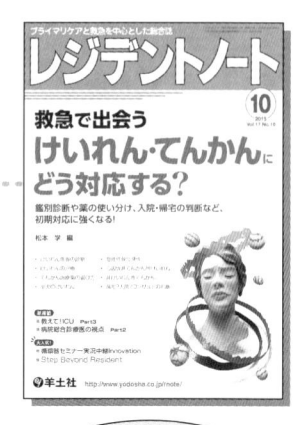

研修医指導にも役立つ！

詳細はコチラ ▶ http://www.yodosha.co.jp/rnote/

患者を診る　地域を診る　まるごと診る
総合診療の Gノート
General Practice

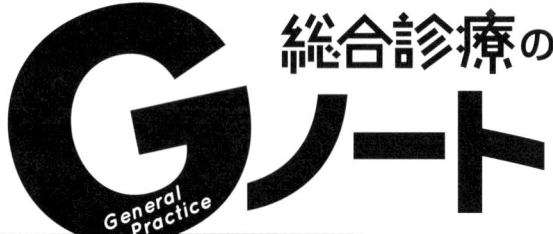

☐ **年間定期購読料**（送料サービス）
隔月刊　年6冊
定価（本体15,000円＋税）

隔月刊　偶数月1日発行　B5判　定価（本体2,500円＋税）

あらゆる 疾患・患者さんを まるごと診たい！
そんな医師のための「総合診療」の実践雑誌です

- 現場目線の具体的な解説だから、かゆいところまで手が届く
- 多職種連携、社会の動き、関連制度なども含めた**幅広い内容**
- 忙しい日常診療のなかでも、バランスよく知識をアップデート

2014年4月 創刊

詳細はコチラ ▶ http://www.yodosha.co.jp/gnote/

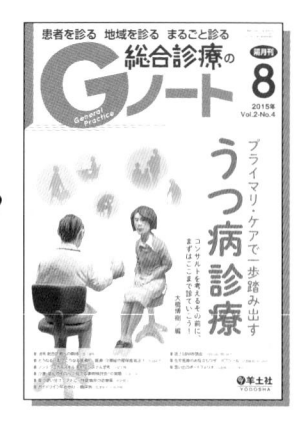

発行　羊土社 YODOSHA
〒101-0052　東京都千代田区神田小川町2-5-1　TEL 03(5282)1211　FAX 03(5282)1212
E-mail：eigyo@yodosha.co.jp
URL：http://www.yodosha.co.jp/

ご注文は最寄りの書店、または小社営業部まで

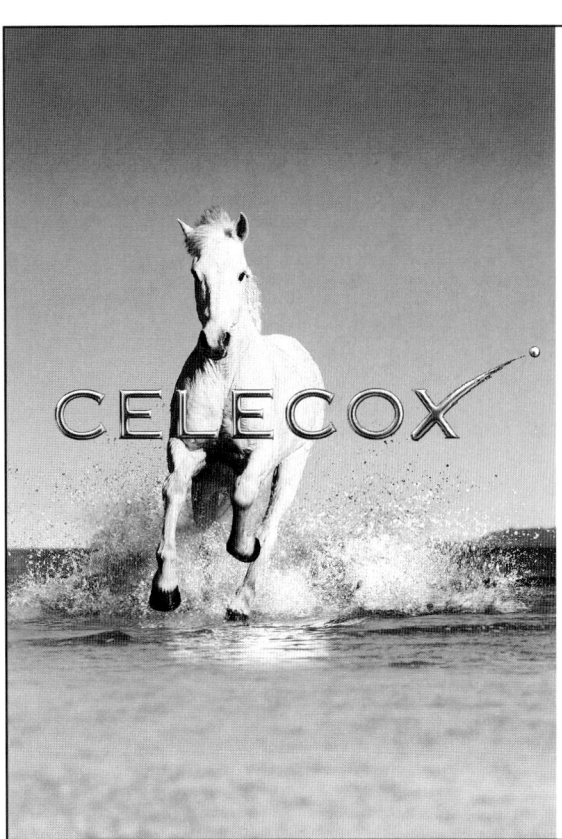

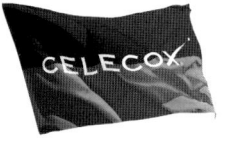

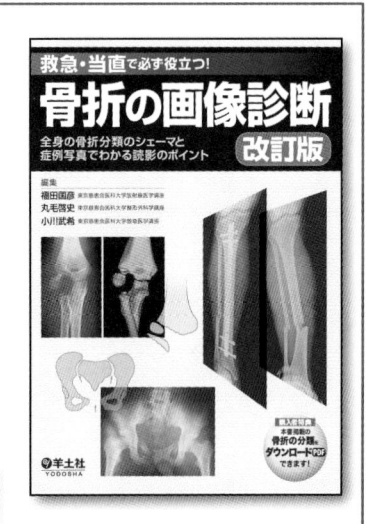

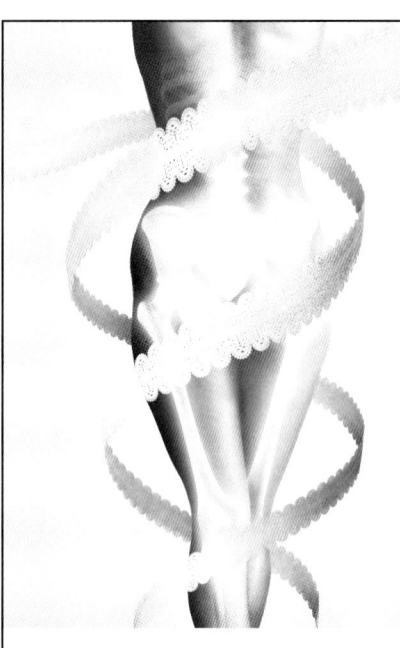

骨粗鬆症治療剤

テリボン® 皮下注用56.5μg

注射用テリパラチド酢酸塩

Teribone® Inj. 56.5μg

薬価基準収載

処方せん医薬品※

※注意—医師等の処方せんにより使用すること

「効能・効果」、「用法・用量」、「禁忌を含む使用上の注意」、「効能・効果に関連する使用上の注意」、「用法・用量に関連する使用上の注意」等については製品添付文書をご参照ください。本剤は自己注射はできません。

AsahiKASEI

製造販売元（資料請求先） **旭化成ファーマ株式会社**

医薬情報部　くすり相談窓口
〒101-8101　東京都千代田区神田神保町一丁目105番地
☎ 0120-114-936（9:00〜17:45／土日祝、休業日を除く）
URL:http://www.asahikasei-pharma.co.jp

2013.10

教えて！救急 整形外科疾患のミカタ

初期診療の見逃し回避から適切なコンサルテーションまで

斉藤　究／編

□ 定価（本体4,300円＋税）　□ B5判　□ 287頁　□ ISBN978-4-7581-1759-3

救急外来で整形外科疾患に悩む研修医の強い味方！よく出会う外傷や見落としやすい疾患を網羅し、各疾患の診療における重要点が一目でわかって見逃しを回避できる！さらに、悩ましいコンサルの判断もこれでばっちり！

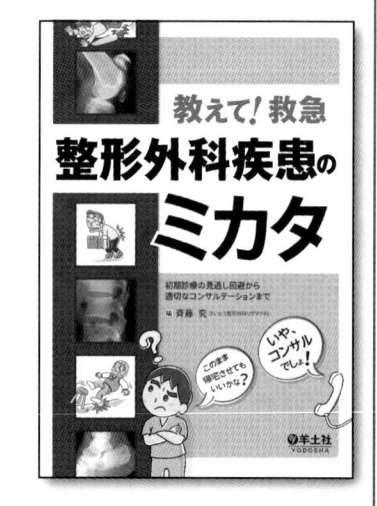

発行　**羊土社 YODOSHA**　〒101-0052　東京都千代田区神田小川町2-5-1　TEL 03(5282)1211　FAX 03(5282)1212
E-mail：eigyo@yodosha.co.jp
URL：http://www.yodosha.co.jp/

ご注文は最寄りの書店、または小社営業部まで